中医基础理论研究丛书

总主编　邢玉瑞

中医经络理论研究进展

赵燕平　陆　健　主编

全国百佳图书出版单位

中国中医药出版社

·北京·

图书在版编目（CIP）数据

中医经络理论研究进展 / 赵燕平，陆健主编 . —北京：中国中医药出版社，2021.5
（中医基础理论研究丛书）
ISBN 978-7-5132-6300-9

Ⅰ . ①中…　Ⅱ . ①赵…　②陆…　Ⅲ . ①经络—研究
Ⅳ . ① R224

中国版本图书馆 CIP 数据核字（2020）第 118051 号

中国中医药出版社出版
北京经济技术开发区科创十三街 31 号院二区 8 号楼
邮政编码　100176
传真　010-64405721
河北品睿印刷有限公司印刷
各地新华书店经销

开本 880 × 1230　1/32　印张 14　字数 291 千字
2021 年 5 月第 1 版　2021 年 5 月第 1 次印刷
书号　ISBN 978 – 7 – 5132 – 6300 – 9

定价　59.00 元
网址　www.cptcm.com

社长热线　010-64405720
购书热线　010-89535836
维权打假　010-64405753

微信服务号　zgzyycbs
微商城网址　https://kdt.im/LIdUGr
官方微博　http://e.weibo.com/cptcm
天猫旗舰店网址　https://zgzyycbs.tmall.com

如有印装质量问题请与本社出版部联系（010-64405510）

内容提要

经络理论是中医理论特有理论内容，自中华人民共和国成立以来，国内已开展大量广泛深入的经络研究工作。相关团队提出了循经感传说、生命场说、管道系统说、筋膜系统说诸多学说，对于现代科技技术的不断结合推动了经络机理诠释工作的深度与广度，所获成果对于阐释经络实质、推动中医理论和临床的实践具重要意义。在现代科技手段不断发展的今天，如何从整体观出发，立足临床和功能，合理诠释，进行多学科融合，是当代经络研究团队所需面对实际问题。

本书以经络文献学、经络研究方法学、经络实质等为主题词或关键词，检索中国知网（CNKI）、万方、维普、中国生物医学文献数据库，简要对中华人民共和国成立60年来国家级与省市部级经络相关科研项目及所获成果进行资料整理、分析与总结，以期为读者较完整地呈现中华人民共和国成立以来经络研究所获成果、探讨发展方向与未来趋势。在此基础上，为团队未来工作与临床实践提供更全面的审视角度与更多的诠释可能。

总序

在现代科学的研究中，恐怕没有哪一门学科像中医理论研究，至今为如何研究与发展而争论不休。特别是近年来，中医理论的研究得到中医界学者与领导的高度重视。一种基本的共识认为，中医理论发展的滞后，已经成为制约当代中医学术发展的瓶颈。但对如何开展中医理论的研究，则可谓仁者见仁，智者见智，争鸣不断。为此，有必要认真梳理现代中医理论发展与创新的方式，总结经验教训，理清下一步研究的目标、路径和方法。

一、现代中医理论发展与创新的方式

现代中医理论发展与创新的方式，大致可概括为以下几个方面。

（一）科学诠释——解析说明性研究

任何一种医学的发展都是一定文化的产物，与特定的思维方式相联系。中医学的产生、发展深深植根于中国传统文化的土壤之中，其演进和中国传统文化的发展之间具有同步的规律。先秦诸子学—两汉经学—魏晋玄学—隋唐佛学—宋明理学—清代朴学，中国传统文化的连续性发展，无疑是中医学术不断发展、壮大的根本保障之一。但是，鸦片战争以来，西方文化凭借着先进的技术与科学（包括西医学）之势，给数千年绵延不断的中国传统文化以前所未有的冲击，许多民族精英们也将中国落后的原因简单归结于传统文化而加以指责，造成了中国传统文化的式微、断裂。由此对中医学造成两方面的冲击：一方面，中医学的发展失去了固有文化发展的支持。诚如李致重在《从国学看中医》一文中所指出：“当扎在国学之中的研究方法的根系被切断的时候，中医的科学理论体系与临床技术体系将随之衰落。而当中医的临床治疗失去原有的科学与技术体系支撑的时候，中医便沦落为不见文化思想深根的浮萍草——游离于自身科学与技术体系之外的中医，所留下的只是原有体系中的经验部分了。然而经验是人类认知过程的初阶段，它是不能称之为科学的。”另外，患病人群文化、意识形态观念的更替变化，在就医选择中对中医和其学术的信任与理解，决定了中医的社会心理地位与真实发展的规模及潜能；同时，伴随着西医学的超速发展及占据科学与技术的高平台，中医学发展滞后，自然导致中医疗法受众对中医学理解的困难，以及随之而来的认可度和公信力的降低，中医学面临着话语权的不断丧失。

为了解决上述问题，中医人历经了百年的探索，从最早的中西医汇通，到中西医结合理论研究及近年提出的中医现代化研究，都是借用现代科学（包括现代医学）的理念、方法、知识等，来研究中医理论，试图揭示中医理论的现代科学内涵，取得现代科学背景的受众对中医学的理解、接受，当然也是为了借助现代科学及技术以促进中医学的发展。以中医肾的研究为例，沈自尹等从20世纪50年代始，历经数十年的研究，提出中医肾与下丘脑—垂体—靶腺（肾上腺、性腺、甲状腺、胸腺）轴相关的观点。“973”中医理论基础研究专项“基于‘肾藏精’的藏象理论基础研究”也是借助现代生物学理论与技术，试图证明“肾精命火”主要体现为干细胞、微环境和神经—内分泌—免疫（NEI）网络的动态平衡，“肾藏精”主要体现为干细胞及微环境的调和状态，补肾填精法主要通过调控干细胞、微环境和NEI网络发挥作用。

课题的理论创新是建立“肾藏精”藏象理论与干细胞和NEI网络关系研究的新思路。类似的研究无疑都是对中医固有理论的一种科学诠释性研究，即借用现代科学技术方法与知识对中医理论加以解析说明或论证。此类研究的问题主要有两个方面：一是由于现代科学技术的不断发展，对中医理论的科学诠释从器官、组织、细胞到分子、基因等，总是尾随其后，似乎难以穷尽；二是借用库恩范式理论的观点，中医学与现代科学范式具有不可通约性，对中医理论的科学诠释性研究的成果，绝大部分既不能纳入中医学的理论体系，为中医基础理论提供新的概念、理论，又无法归入西医学的范畴，在西医学已有的理论基础上提出新的假说、新的发现或西医学尚未注意到的新的事实，对西医学的发展也意义不大。因此，此类研究也受到了一些中医学者的批评。

（二）文献梳理——理论建构性研究

对文献的整理研究一直是中医学术继承与发展的重要方式，虽然《黄帝内经》确立了中医学理论体系的基本范式，但从形式而言，则不好说《黄帝内经》建构了中医理论框架。历代分类研究《黄帝内经》诸家，可谓从形式建构中医理论框架的最早尝试者，从唐·杨上善《黄帝内经太素》分摄生、阴阳、人合、脏腑、经脉、输穴、营卫气、身度、诊候、证候、设方、九针、补泻、伤寒、寒热、邪论、风论、气论、杂病十九大类，到明·张介宾《类经》分摄生、阴阳、藏象、脉色、经络、标本、气味、论治、疾病、针刺、运气、会通十二大类，明·李中梓《内经知要》分道生、阴阳、色诊、脉诊、藏象、经络、治则、病能八类，可谓古代中医理论框架建构的概况。

伴随着中医教育事业的发展，教材建设可谓中医教育事业的重中之重。古代中医教育大多以《素问》《神农本草经》《伤寒论》《脉经》《针灸甲乙经》《难经》《诸病源候论》《备急千金要方》《龙树论》《圣惠选方》等经典及名家著作为教材，还谈不上对中医理论的系统梳理。《医宗金鉴》作为清代皇家主编的专用教材，虽说具有综合性、经典性、先进性、实用性等特点，但从中医药理论建构的角度而言，恰恰是其不足之处。因为《医宗金鉴》缺乏对《内经》理论的扼要论述，也缺少本草药性部分，造成其在基础理论上有所欠缺。进入近现代以来，随着西方科学技术知识与教育模式的传入，中医教育与教材建设也发生根本性的转变，基于文献整理研究的教材建设，有力地促进了中医理论体系框架的建构。早在1928年，由秦伯未、蒋文芳等人提议，在上海召开了我国中医史上第一次全国性的中医学校教材编辑会，虽因参会人员学术见解不同，意见不统一，最终未能就课程、教材、学制等问题达成共识，但蒋文芳提出的“整理固有医学之精华，列为明显之系统，运用合乎现代的理论，制为完善之学说”成为之后中医学课程教材建设的指导原则。中华人民共和国成立后，中医教材建设的思路基本没有超越此原则。20世纪50—60年代，北京中医学院编著的《内经讲义》(1955)、杉原德行（白羊译）的《中医学基础简释》(1957)、南京中医学院编著的《中医学概论》(1958)、福建中医学院编著的《中医学基础》(1963)等，开启了运用现代语言文字整理、建构中医理论的新篇章。从《内经讲义》的原文选编与现代中医理论建构混合，分化出包含基础理论与中医诊断学的《中医学基础》，再到《中医基础理论》和《中医诊断学》的独立，统编 / 规划教材不断修编，至今已修编至第十版，加之 20 世纪 80 年代中后期，各地出版了《中医学导论》《中医藏象学说》《中医病因病机学》《中医养生防治学》等基础理论的分化教材，教材建设有力地促进了中医理论的发展，主要体现在以下几点：一是系统梳理了历代中医理论研究的成果，建构了富有时代特征的中医理论体系框架；二是定义、规范了中医理论的相关概念，并引入了一些新概念；三是丰富、完善了中医理论，补充了思维方法、精气学说、体质学说等内容。

另外，基于文献梳理或结合临床研究编著的中医工具书、制定的术语标准等，也是现代中医药理论研究的重要成果，其中有代表性的如《中医大辞典》《中医基础理论术语》《中医临床诊疗术语》等，为中医理论的规范化做出了重要贡献。

虽然文献梳理的理论建构性研究，对中医理论体系的丰富、完善具有重要贡献，但也存在着一些问题，主要表现为集成有缺漏，归真有变异，纳新有西化等，还需进一步研究。

（三）实践升华——理论创新性研究

临床实践经验是中医理论建构与不断发展的不竭动力，中医学术发展史上各种流派的形成，莫不是临床实践经验的总结和升华，中医学在现代社会的存在、发展，也以临床实践所取得的疗效与经验为根本保障。故邓铁涛指出：中医学的传统研究方法是继承前人的理论—进行临床实践—总结提高—创立新论。临床实践是传统研究最重要的一环，在继承前人理论的指导下诊察病人、治疗病人，给病人以治疗信息，进而收集接受治疗后反馈的信息，如是循环往复，总结提高，上升为理论，以修改、补充前人的论述。因此，从名老中医诊治现代重大疑难疾病的经验入手，总结创新中医理论，仍然是中医理论发展的重要途径。

例如，现代临床常见的脑血管意外、脑动脉硬化、癫痫病、帕金森病等多属于中医内风证的范畴，中医称之为中风、眩晕、痫证、颤证等。临床实践证明，这类病症除了具有动摇、眩晕、震颤、抽搐等风气内动的症状外，常常兼见舌质紫暗或舌下脉络青紫、面色晦暗或青黑、皮肤粗糙、血液黏稠度增高等瘀血症状。大量临床实践表明，内风证常兼有瘀血症状，活血化瘀可以治疗内风。何绍奇在《现代中医内科学》中总结临床实践经验，明确提出："瘀血阻滞，脉道不通，血行不畅，筋脉失濡而手足颤动，屈伸不利，此即瘀血生风。"刘昭纯等结合临床实践经验，总结出瘀血生风的发病特点为多见于老年患者、多继发于慢性病、多出现神志异常、多与其他内风证并存，进一步完善了瘀血生风的病机理论。

再如20世纪80年代后期日本学者运用黄连解毒汤治疗中风取得良好疗效，继而国内也有大量运用黄连解毒汤加减治疗中风的报道，清开灵、醒脑静注射液等运用于中风病急性期的治疗也效果显著。而清开灵、醒脑静注射液皆可谓集清热解毒药之大成，具有明显的清热泻火解毒之功。再者，临床观察发现，中风病急性期的转归与腑气不通有密切的关系，随着大便秘结或不通程度的加重，病程延长，病情加重，疗效降低。采用通腑、化痰、泄热法治疗中风急性期患者，常可取得良好的疗效，有较早减轻脑水肿的作用。一般认为，通腑、化痰、泄热法对中风病急性期的良好疗效是其发挥了畅利枢机，疏导蕴结之热毒、痰浊的作用，为内生之毒的清除打开了门户之故。这也为中风病毒损脑络病机假说的形成提供了临床经验的支持。在此基础上，王永炎提出了中风病“毒损脑络”的病机假说。

现代中医理论研究的重大课题，也无不与解决现代人类重大疾病及健康问题密切相关，特别是中医诊疗理论的研究，更是着眼于中医治疗的优势病种来进行。中医药类国家级成果奖绝大多数为临床研究成果，即使“973”计划中的中医理论基础研究专项，也多与临床研究密切联系。如“基于‘肾藏精’的藏象理论基础研究”，该项目六个课题中四个即着眼于临床研究，分别从不孕不育、骨质疏松症、老年性痴呆、障碍性贫血探讨有关“肾主生殖”“肾主骨”“肾生髓”“脑为髓海”等理论。再如“中医病因病机理论继承与创新研究”的九个课题均涉及临床研究，包括肝硬化、艾滋病、心脑血管血栓性疾病、甲状腺功能亢进症、出血性中风病、冠心病心绞痛、胃癌前状态性疾病，以及周仲瑛、颜德馨两位国医大师的经验总结。上述研究的基本路径为：第一，从名医大量临床病案中提炼科学假说；第二，考镜源流，寻找文献依据；第三，通过临床研究体现创新理论的实践意义；第四，通过实验研究揭示中医理论的科学内涵。

当代重大疾病的中医药治疗经验为中医理论的总结提供了经验材料，但从目前的研究状况来看，基于临床实践的中医理论总结创新明显滞后，由于课题研究的分散，结论的离散度很大，要将其提炼升华为逻辑自洽的理论还任重道远。如“中医病因病机理论继承与创新研究”的四个课题涉及毒——外毒、瘀毒、内毒、毒热，那么，作为此四种不同毒邪属概念的毒的内涵、外延如何？产生原因、致病特点如何？毒的现代科学表征是什么？与其他有关毒的研究成果之间如何整合？诸如此类的问题，至今尚未得到解答。

总之，人类防治疾病、促进健康，就需要提出种种实用性或技术性的问题，解决已有理论与经验事实的矛盾，寻找经验事实之间的联系并做出统一的解释，无疑是中医理论发展的永恒动力，也是中医理论研究永远的着眼点。

（四）科学问题——发现创新性研究

自然科学发展的历史表明，问题是科学发展的真正灵魂，贯穿于科学研究的始终。科学研究不但开始于问题，而且正是问题推动研究，指导研究。自然科学发展的历史，就是它所研究问题发展的历史，是问题不断展开和深入的历史。正如著名科学哲学家卡尔·波普尔在《猜想与反驳》中说："科学和知识的增长永远始于问题，终于问题——愈来愈深化的问题，愈来愈能启发新问题的问题。"

中医学历经千百年的实践所积累的经验，以及与中国古代哲学融合所形成的中医理论中，蕴含着许多大大小小的科学问题。从大的方面来说，如中医学在中国古代哲学"天人合一"整体思维指导下所形成的形与神辩证统一的思想，为研究人体生命活动与心理活动的关系提供了思路，围绕这一命题，现代学者在系统梳理古代文献的基础上，结合当代自然科学的相关研究成果，建构了中医心理学、中医情志学等理论体系。再如人类生活于空间与时间两个维度环境之中，相对而言，现代医学的发展主要着眼于空间维度，相关的研究也达到了很高的水平，但对于时间与生命的关系研究较为薄弱。而传统中医学更重视时间维度，在时间与生命活动及疾病的防治方面积累了较为丰富的实践经验，并从理论上进行了有益的探索，提出了时藏相关的命题。这一命题具有丰富的科学价值，但并未引起中医学界的足够重视和深入研究，大多只局限于古代文献的梳理和临床验案的报道，已有的实验研究也仅仅是试图证明有关经典理论的正确性，缺乏创新性的研究。现在，应当在临床流行病学调研和实验研究的基础上，系统总结和归纳中医有关人体生理、病理节律模式，探索时间节律的调控机制，建构新的时藏相关理论，进而指导中医临床诊断与治疗，并开发针对时间相关性疾病的治疗方法与技术。另外，王琦、匡调元等学者从中医文献梳理中提炼出中医体质的概念，结合临床与现代科学技术加以系统、深入的研究，建构了中医体质学理论。从小的方面来说，如《素问・六元正纪大论》提出“有故无殒，亦无殒”的观点，认为药物的效用、毒性反应与患者机体的状态相关，提示在完全符合辨证治疗的理想状况下，在一定的范围内，药物的耐受性及毒性反应是随着机体疾病状态的不同而变化的，由此开启了中药毒性评价的新思路与新方法。诸如此类，不胜枚举。对此，也可借用林德宏在《东方的智慧》中评价东方自然观对现代科学的价值时所说：“古老的东方自然观不能代替现代的科学研究，它的功能是为科学研究提供一种理论思想、思维的方法，提供某种思路和角度。”中医学经验与理论中所蕴含的科学问题，则为现代学者的研究提供了极佳的研究思路与方法。

综上所述，现代中医理论发展与创新方式可概括为科学诠释的解析说明性研究、基于文献梳理的理论建构性研究、通过实践升华的理论创新性研究、提炼科学问题的发现创新性研究四个方面，其中在总结历代学术思想基础上的教材建设与相关辞书、标准的编著，可以说是中医理论体系丰富、规范及框架建构的主体；面对现代重大疾病的中医诊疗实践，是中医理论创新的动力；凝练科学问题，结合中医临床，借用现代科学技术开展实验研究，是中医理论加速发展的必由之路。

二、新形势下中医理论研究的路径及重点

关于新形势，人们可以从不同的层面加以认识。从宏观层面而言，可以说我们正处于大科学、大数据、大健康的时代，也是一个大变革的时代。从与中医理论研究及发展相关的较为具体的层面而言，新形势主要体现在以下四个方面：一是伴随着生物化学、分子生物学、基因工程学、电子学、新兴材料学、信息技术等各种现代科学的迅猛发展，西医学突飞猛进，相比之下，中医学的发展不仅明显滞后，而且难以与现代科学技术形成互动共进的发展态势。二是随着西医学的迅速发展，依托于现代科学的西医学不仅拥有更多的话语权，而且导致中医临床阵地萎缩，特别是临床中西医混合治疗的普遍实施，使从临床总结理论的传统中医理论发展通道受阻或难度加大，阻碍了中医理论的发展。三是滋养中医理论发展的中国传统文化，自五四运动以后发生断裂，导致中医理论在当代科学及西方文化占统治地位的情况下，失去了应有的话语权，丧失了哲学理论的引导。四是现代疾病谱的变化，以及人类对健康需求的提升，又为中医学术的发展提供了良好的机遇。

反思 60 余年来中医理论上述四方面的研究成果，可以发现尚存在诸多问题，如科学诠释性研究存在难以回归中医理论体系，以及随着现代科学的发展而难以穷尽两大问题；基于文献梳理的理论建构性研究存在着集成有缺漏、归真有变

异、纳新有西化等问题，但归真、西化如何确定其划界标准，又难以达成有效共识，特别是对中医概念的研究相对滞后，理论体系的逻辑分析不足，体系建构有待进一步完善；基于临床实践的中医理论总结创新明显滞后，由于课题研究的分散，结论的离散度很大，如何将其提炼升华为逻辑自洽的理论还任重道远；着眼于科学问题的创新性研究，由于研究群体的知识结构、视野，以及相关学科研究人员的交叉较少等局限，并没有得到足够的重视，或没有凝练出准确的科学问题加以研究，理论的逻辑分析与论证环节十分薄弱。正由于上述问题的存在，以致王健教授在香山论坛上指出，中医“理论研究呈现零星化、碎片化，融合不够、开放不够、序贯不够、继承不够、创新不够、分化不够、引领不够”。

面对中医理论研究与发展的困境，结合中医药研究队伍的实际，以及未来社会发展的需求，中医理论研究可重点着眼于以下几个方面。

（一）面向古代传统的概念与理论框架研究

中医学作为中国传统科学的重要组成部分，是有别于现代科学范式的另一类科学体系，有其独特的概念、理论体系、思维方法等。现代中医理论体系的构建也是近几十年的事，还很不完善，有待于从概念、构建方法、理论框架、理论证伪等方面加以深入研究。

概念是理论构建的基本单元。中医学的概念富有自身的学术特征，主要表现为以自然语言为主体，名词繁多而定义很少，定义多为外延定义，具有多相性、形象性及辩证思维特征，概念的规范性弱，定义缺乏逻辑的严密性，发展形式为叠层累积，从语用角度看多有符号替代使用现象等。由此造成了中医一些概念的歧义、混乱，阻碍了中医学术的发展。因此，应以坚实的文献研究为基础，借用现代逻辑学方法等，对中医理论体系概念范畴进行“名”与“实”的源流考证，理清不同时代相关概念的发展演变，规范名词术语表述，准确揭示概念的内涵与外延，为构建新的中医理论体系框架奠定坚实的基础。

中医学思维及理论构建方法的独特性，造成了中医理论体系中人文科学与自然科学内容交融，实体概念与功能概念不分，理论的外源与内生、经验与推论、理论与假说并存等，其根本特征是高度抽象性和不确定性，难以证实，也不易被证伪，对未知的经验事实预见性较弱，理论与临床经验之间有一定程度的分离，二者缺乏良性循环加速机制。因此，有必要以中医基本概念（或范畴）、基本理论为基点，以哲学方法、逻辑方法、思维方法、科学方法论等为手段，从发生学的角度对中医基本概念、理论进行认真的研究，揭示其形成过程、本质内涵及方法论特点，以促进中医概念、专业术语的规范化及中医理论的现代语言转换，并为中医理论与现代科学包括现代医学的融通寻找切实可行的切入点和正确的方法论途径，搭建现代中医药理论体系构建的平台。

在对古今中医原始文献系统研究的基础上，提取中医理论的概念、命题并加以分门别类，确认其理论意义、实践基础、内在联系，结合上述概念及构建方法研究，从而建立结构合理、层次清晰、概念明确、表述规范，能够指导临床，体现学科内在规律的体系框架。

由于历史的原因及模式推理的广泛使用，中医理论中理论与假说并存的现象较为普遍，典型的如中医运气学说对现代疫病的预测等。故急需在坚实的文献与临床实践基础上，敢于正视问题，借用发生学、逻辑学、科学哲学等方法，开展中医理论的证伪研究，去伪存真，提炼科学问题，以促进中医理论的健康发展。

（二）面向临床实际的中医理论创新研究

历史的经验告诉我们，中医理论研究成果的取得，遵循了共同的规律：面向时代需求，源于临床实践，指导临床实践，在实践中检验。如关于冠心病的病因病机，代表性学说有血瘀说、瘀毒从化说、痰瘀互结说、心脾痰瘀相关说、脾胃相关说、络病说等。其中，血瘀说又有气虚血瘀、阳虚血瘀、气滞血瘀、痰阻血瘀等不同类型。其他如中风病的毒损脑络、肾脏疾病的毒损肾络、冠心病的毒损心络、慢性肝病的毒损肝络、消化性溃疡的毒热病机等，无不是基于临床实践的理论创新。另外，对 SARS、艾滋病、禽流感等古人所没有经历过的疾病的诊治，中医学就其病因病机的认识及相应的诊疗方法，无疑也是一种理论创新。因此，要坚持面对新问题，探索新规律，提出新思想，以防病治病的实际问题为中心，立足现代重大疾病的防治，总结和发展中医的病因病机及诊疗理论。

（三）面向当代科学的中医理论多学科研究

当代科学技术的迅猛发展，特别是现代系统科学、科学哲学、大数据技术等研究，既为中医学的发展带来挑战，同时也为中医理论的发展带来机遇。首先，信息科学及现代医学诊疗技术的迅猛发展，为中医诊疗技术的发明与借鉴提供了良好的机遇，在此基础上的临床实践无疑又为中医理论的总结、升华提供了实践基础。其次，现代科学特别是现代医学对相关疾病机理的认识，为中医理论的创新提供了支撑，如王永炎提出的中风病毒损脑络理论、陈可冀提出的冠心病瘀毒致病理论、周学文提出的消化性溃疡毒热致病理论等，其背后都隐含着现代医学对相关疾病病理认识的支撑。最后，对于一些创新性的理论，还需借助现代科学技术进一步研究，如中风病毒损脑络或多种疾病毒损脉络的病机，关于毒的本质、层级结构、脑络或脉络的具体所指、损伤的过程与机制等，以及中药活性部位和中药组分的药性实证研究等。因此，在现代科学技术环境及语境下，中医学术的研究应持开放包容的态度，既要保持中医的特色与优势，也应考虑中国文化的走向及中国人生活方式的变迁，同时遵循科学技术的一般规律，要准确理解中医理论的内涵，把握科学问题，借助学科交叉，利用多学科新知识、新成果，发展和创新中医理论，以更好地指导临床实践。

（四）面向未来需求的中医健康理论等研究

随着人们生活水平的不断提高及医学模式的转换，健康问题受到国人的高度关注，2013 年国务院即颁发了《关于促进健康服务业发展的若干意见》，2015 年又颁发了《中医药健康服务发展规划（2015—2020 年）》，党的十八届五中全会提出了“健康中国”的概念。中医学作为我国独具特色的健康服务资源，强调整体把握健康状态，注重个体化，突出治未病，临床疗效确切，治疗方法灵活，养生保健作用突出，故充分发挥中医药特色优势，加快发展中医药健康服务，是全面发展中医药事业、促进健康服务业发展的必然要求。与此相适应，中医有关健康的概念、思想与观念，以及健康状态的内涵、要素、分类等健康理论体系的研究作为中医理论研究的重要范畴，也应得到高度重视。此外，中医治未病、康复理论等，也需要从哲学观到具体的医学理论，乃至理论指导下的操作技术，进行系统而深入的研究，而不能仅仅局限于理念的层面。

习近平总书记在2014年《在文艺工作座谈会上的讲话》中指出："传承中华文化，绝不是简单复古，也不是盲目排外，而是古为今用、洋为中用，辩证取舍、推陈出新，摒弃消极因素，继承积极思想，'以古人之规矩，开自己之生面'，实现中华文化的创造性转化和创新性发展。"这也可借鉴为现代中医理论研究的指导思想。总之，要关注中医理论基本概念和基本原理的传承创新，注重重大疾病防治规律与理论提升的应用创新和以自由探索为主体的先导创新，弘扬主体理论，鼓励多样性探索，重视科学问题的提炼，围绕问题开展研究，同时也要重视对已有研究成果的综合集成创新，全方位地促进中医理论研究创新发展。

要理清中医理论研究的目标、路径和方法，就有必要对现代以来中医理论研究、发展状况予以系统梳理，搞清楚脚下之路的基本状况，即当代中医理论研究取得了哪些成就、存在哪些问题、走了哪些弯路等，如此，方可进一步搞清楚"我是谁，我从哪里来，我将走向何方"的问题，科学理性地选择研究路径和方法，少走弯路，促进中医学术的健康发展。为此，我们在国家重点基础研究发展计划（973计划）项目的资助下，对60余年来现代中医学术创新进行了理论分析与总结，较为系统地梳理了中医理论研究的基本情况，在此基础上，编著成《中医基础理论研究丛书》，包括《中医学概念问题研究》《中医哲学思维方法研究进展》《中国古代天人关系理论与中医学研究》《〈黄帝内经〉二十论》《中医藏象学说的理论研究进展》《中医藏象学说的临床与实验研究进展》《中医经络理论研究进展》《中医体质理论研究进展》《中医病因病机理论研究进展》《中医治则治法理论研究进展》《中医学的科学文化研究》《中医模型化推理研究》等12本。该丛书既是对陕西中医药大学中医基础理论学科所承担的国家重点基础研究发展计划（“973”计划）项目“中医理论体系框架结构研究”部分工作，以及国家社会科学基金项目“中国古代天人关系理论与中医学研究”的总结，也是作为国家中医药管理局与陕西省重点学科的部分工作总结。

陕西中医药大学《中医基础理论研究丛书》的编著，以陕西中医药大学中医基础理论重点学科团队人员为主体，山东中医药大学的王小平、鲁明源，华南师范大学的赵燕平，咸阳师范学院的蒲创国等同志也参与了编写工作。该丛书的出版，得到了陕西中医药大学领导的大力支持和陕西省重点学科建设经费的资助，中国中医药出版社华中健主任从选题到出版都给予了大力支持，在此一并表示衷心感谢。

邢玉瑞

2017年2月于古都咸阳

前言

中医学是中华民族在长期医疗实践中逐渐形成的原始创新、具有独特理论风格和诊疗特点的医学体系，中医学以完整的理论和明确的疗效保障了中华民族几千年来的繁衍昌盛。几千年来，不断发展的中医药学医学体系一直坚持整体观、因人而异的辨证施治等原创性核心理论，藏象、精气神及经络等独创性的理论则是中医学自身的理论优势，也是中医基础理论联系实践的根本。

经络学是中医学的重要组成部分，是我国少数几个拥有自主知识产权的学科领域之一，也是我国开展对外科技文化交流与合作的主要内容之一。以经络学说为核心的针灸疗法被世界卫生组织认可，并在全世界 120 多个国家和地区得到了广泛应用。作为针灸学的重要理论基础，经络理论是受到更多关注的中医核心理论之一，也是中医现代化研究的热点领域。经络理论，是中医基础理论的学术重要内容，是中华民族的宝贵文化遗产，经历了数千年历史的检验，至今仍有效地指导临床实践。以经络理论为核心的针灸学具有悠久历史，在其漫长的发展过程中，经历了原始经验积累、基本理论形成、专门学科创立、临床与理论全面发展等阶段，成为中医学的重要组成部分。2008 年 12 月国家中医药管理局科技司发布了《“九五”以来中医药学科发展报告（1996—2007 年）》，其中关于中医药文化部分提出：经络理论的发展始终循着中医学特有的理论体系，并且不断地吸收当时的科学成就（包括认识上和技术上的成就），使该学科得以不断地拓宽与深化。

当代中医学科发展的核心问题是如何把握中医理论发展的方向，在中医理论研究中，必须回答如何保持自身主体、体现理论价值、实现持续创新这三个核心命题。在当下中医学术与现代科技广泛结合、迅速发展的时期，立足经络理论基础，正本清源，结合现代医学认识，在保持自身主体的前提下，如何将现代科技研究成果准确纳入经典经络理论指导框架下，以期在更高的技术层面进行探索和发展，已成为当前经络研究亟待解决的问题。经络理论对于阐释经络的实质，推动中医理论和临床的发展具有重大意义，本书简要对中华人民共和国成立以来 70 年的经络理论研究进行总结与分析，为相关团队提供研究参考，为未来新的经络研究的内容和方向提供更多可能的诠释角度与创新空间。

编者

2021 年 1 月

目录

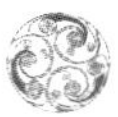

第一章　经络文献学研究

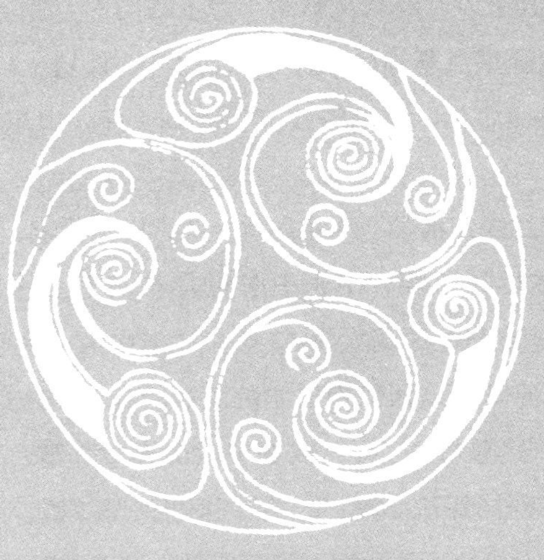

一、资料检索与分布情况

以“经络文献学”为主题词或关键词检索中国知网（CNKI）、万方、维普、中国生物医学文献数据库，时限为从该数据库最早收录时间至2017年7月，共检索到各类文献170篇，其中以“经络文献学”为主题词+“基金”检索，共检索到国家重点基础研究发展计划（973计划）3篇，国家自然科学基金1篇，国家科技支撑计划1篇，山东省自然基金1篇。

以“经络文献学”为主题词+“机构”检索，共检索到北京中医药大学38篇，山东中医药大学25篇，中国中医科学院19篇，广州中医药大学13篇，辽宁中医药大学11篇，新疆医科大学5篇，河南中医学院3篇，南京中医药大学2篇，黑龙江中医药大学2篇，成都中医药大学2篇，天津中医药大学第一附属医院2篇，长春中医药大学1篇，上饶县中医院1篇，天津中医药大学1篇，南昌市洪都中医院1篇。

以“经络文献学”为主题词+“学科”检索，共检索到中医学132篇，医学教育与医学边缘学科26篇，中药学8篇，临床医学3篇，中西医结合2篇，儿科学2篇，人物传记1篇，神经病学1篇，外国语言文字1篇。

1. 基金分布情况，见图 1–1。

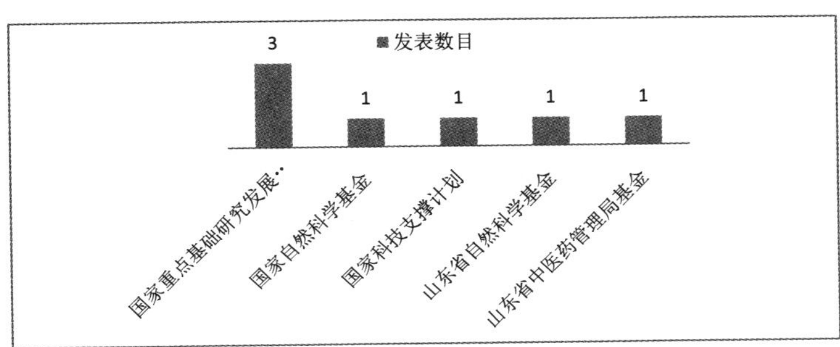

图 1–1　经络文献学研究基金分布情况

2. 机构分布情况，见图 1–2。

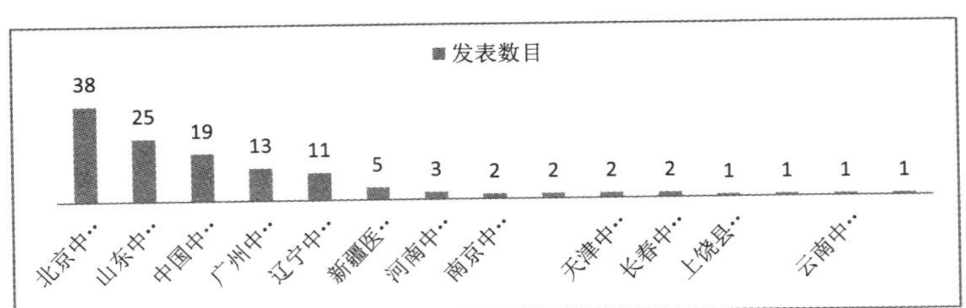

图 1–2　经络文献学研究机构分布情况

3. 学科分布情况，见图 1–3。

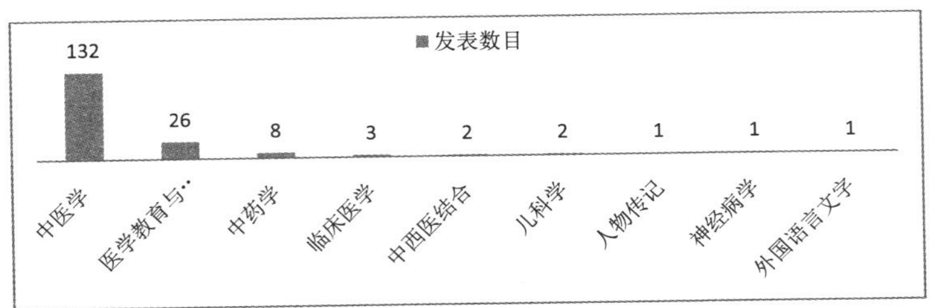

图 1–3　经络文献学研究学科分布情况

从上述分布情况可以看出，一方面，对经络的文献研究整理工作得到了一定程度的国家基金、国家计划支持，另一方面，经络文献学研究在多所中医院校、中医研究院得到了开展，反映了经络文献研究的研究热度及各单位对其研究的重视程度。在学科分布方面，主要集中于中医学学科，提示多学科的交叉融入、信息的交流共享仍有待进一步加强。值得关注的是，经络文献学研究是在进行了半个世纪而仍无公认突破性进展的大背景下开展的，自 2009 年开始，相关研究从每年保持一篇的文献量开始逐渐增加，2013 年后相关文献增加数量显著，到了 2014 年显著递增至每年 20 余篇的发表量，显示我国研究团队在以往的众多研究成果基础上，力图从不同于以往经络研究的视角来审视经络理论基础问题，也为未来创造更多新的诠释空间。

二、经络文献学研究概况分析

作为中医基础理论的核心内容与重要组成部分，传统的经络学说已有大量的古代文献与考古学佐证，亦因时代久远，有关内容存在文献错简与内容真伪等问题。后人在理解和研究这些古代经络腧穴理论文献时多存有许多迷惑和疑问，对于这些文献的诠释或有曲解和对于许多问题的回避。为重新认识经络学说、并对经络学说进行更深入研究，开展经络相关古代文献的梳理、厘清经络概念及其基础理论的源流发展工作实有必要。一方面，有关工作可为正确解读传统针灸理论、发掘与表达经脉理论的科学内涵提供新的诠释空间；亦为立足中医针灸学自身进行现代实验研究方法提供了文献与理论研究基础。另一方面，有关工作亦为学习针灸者、开展临床工作者提供重要的理论基础及指导，对针灸学术研究提供重要的思路和方法。

（一）考古文献与古代文献研究

南京中医药大学张树剑团队从文献学到学术学对针灸理论研究进行了立场与路径的研究，在其承担的国家重点基础研究发展计划（973 计划）、教育部人文哲学社会科学基金（13YJCZH255）的研究工作基础上，张氏提出针灸学术传承有明暗两条线索，包括理论性传承与经验性传承。发展至今，主流针灸理论与经验性临床的关系渐渐相乖，对新的临床技法更是无力解释。既有的针灸理论需要严格地重新检视，新的学术成果宜应审慎地纳入，张氏提出学术史考查、概念考证与文献整理是针灸经络理论研究的关键路径[1]。

1. 学术史考查

中华人民共和国成立以来，我国不断涌现了大量考古新发现，这些新出土的中医学相关文物以长沙马王堆帛书、成都老官山汉经穴髹漆人像、绵阳双包山漆人等文物为代表，极大地丰富了中医经络学的相关理论。从出土文物的相关文献上考察经络学说的形成和发展，对于当前经络学理论的研究提供了更多的思考和实践可能空间。

在经脉构建方面，《黄帝内经》与《针灸甲乙经》曾被认为是以文字记载的十二经脉构建及相关腧穴施灸的较早传统灸法文献，但中华人民共和国成立后湖南长沙马王堆汉墓中出土的《足臂十一脉

---

［1］张树剑．从文献到学术史：针灸理论研究的立场与路径［J］．中国针灸，2017，37（3）：229–231.

灸经》和《阴阳十一脉灸经》为现存最古老的灸疗文献。其中《帛书》“十一脉”被认为从成书年代、经脉的名称和数目、经脉循行、经脉与脏腑的关系以及经脉病候五个方面与《灵枢·经脉》相关内容不同。甘肃中医药大学中医胡蓉团队在承担甘肃高校基本科研业务费资助项目（2014-001）基础上开展了先秦两汉“和”思想与《黄帝内经》理论建构课题工作，先后对经脉的结合与分离等相关文献进行了梳理，探讨、考辨经气的组成、特点和作用，总结了经气自身的特点及对经络循行方向的影响，并归纳经络循行方向的多种模式及与经气的关系。胡蓉等认为《帛书》“十一脉”奠定了经络理论的基础，《灵枢·经脉》在一定程度上完善和发展了《帛书》的经络理论。该团队还从传统与现代两个角度列举不同医家的观点，总结出经络循行方向的历史发展及演变规律。该团队较近的研究结果显示《足臂十一脉灸经》和《阴阳十一脉灸经》关于足太阳脉循行的描述更为接近《灵枢·经筋》中关于足太阳之筋的描述，二者所述足太阳脉病证非常接近《灵枢·经脉》[1]。此外，山东中医药大学葛宝和团队应用文献学方法，从《十一脉灸经》开始，系统整理《黄帝内经》《难经》等早期文献，整理历代针灸医籍中腧穴排列顺序的演变，参考从古至今部分医家观点，剖析经络理论与临床

[1] 胡蓉，田永衍，赵小强，等.从马王堆文献看中医灸法理论的演变——以足太阳脉为例［J］.中国中医基础医学杂志，2017，23（6）：830-832.

结果[1]，其研究结果显示经络循行方向的变化受到经气的影响，既包含理论的扩展又存在实践的发现，是两者的统一体，现代进行经络研究时要分辨对待。

老官山漆人像是迄今为止我国发现的最早、最完整的经穴人体模型，其经脉循行情况为深入研究经脉学说的发展演变提供重要史料。成都中医药大学邱科团队在全面收集古代经脉循行相关文字和图片资料的基础之上，结合现代经脉循行相关研究论文，分析经脉相关古代文献 156 条、现代文献 323 篇，建立经脉循行相关“古代文献数据表”和“现代文献数据表”，研究采用文物、文献二重证据研究方法，以绵阳双包山汉墓经脉髹漆人像的线条刻画情况，马王堆汉墓出土帛书、张家山汉简、《内经》中相关经脉记载为主要参考，逐一比对老官山汉墓经穴髹漆人像刻画的白色线条与六阴经循行的相关性及交汇循行特点，探索老官山汉墓经穴髹漆人像学术价值，确定其经脉名称，总结其循行交汇情况。该研究项目共获得老官山汉墓经穴髹漆人像电子照片 149 幅，经脉腧穴绘制图 34 张；同时，团队对成都老官山经穴髹漆人像上阴刻的白色细线进行考证，共发现类似经脉线条 29 条，包括横行走向的 3 条、纵行分布的 26 条，其中纵行分布于四肢内侧面及胸腹部的 12 根线条类似于六阴经。有关结果显示与绵阳双包山漆人、马王堆帛书、张家山汉简中记载六阴经循行存在有同有异的差异性[2]。团队对于相关出土文献的研究所获成果为《内经》成书之前我国早期经脉理论的形成与发

[1] 梁振镇．经络循行方向与经气的关系探究［D］．济南：山东中医药大学，2013.

[2] 邱科．老官山汉墓经穴髹漆人像六阴经循行特点研究［D］．成都：成都中医药大学，2016.

展提供了第一手的实际佐证。

此外，复旦大学出土文献与古文字研究中心承担的国家社科基金重大项目“中国国家起源研究的理论与方法”对马王堆古脉书出土40年来相关的研究成果进行了文献学研究。团队除了对古脉书进行整理及释读工作外，对马王堆古脉书出土40年来的研究成果也进行梳理，基于马王堆古脉书并结合相关的传世文献，并在语言文字、经络理论、古书成书以及其他方面开展了相关的研究。实际上，在文字、考古等方面的多学科结合为经络理论研究拓展了研究的新途径、并提供更多的研究空间，有关工作方式与成果值得今后继续关注与跟进[1]。

《道藏》为明代编成的《正统道藏》和《万历续道藏》的合称，是道教的经典著作。全书共5485卷，分别收录了医经、养生、方剂、内丹、养性等各类文献近千种，其中仅存于《道藏》中属于孤本、珍本、秘本的医书是研究我国中医药文献的宝贵资料。现代关于针灸经络古代文献的研究，主要涉及经络与腧穴、处方与取穴、医家、医典古籍等方面，相关文献研究工作主要通过医学文献开展，从“医道同源”角度入手来开展的针灸古代文献研究仍相对薄弱。广州中医药大学王洪琦研究团队以《道藏》为研究对象，通过采用手工检索和计算机检索相结合的方法，收集、挖掘《道藏》中与针灸文献相关的史料，运用文献学的理论与研究方法，对

[1] 赵争.马王堆汉墓古脉书研究综述[J].中医文献杂志，2014，32(4)：60-64.

《道藏》中有关经络腧穴等方面的史料内容进行整理及研究，以期对针灸经络学的创造性研究提供理论，填补文献研究空白。研究结果显示《道藏》涉及中医学、卫生分类书籍共408部，其中医学专著共有16部，有9部涉及针灸学思想，非医学专著共有392部，其中气功类与性科学类均涉及针灸学中的经络、腧穴等。对于《道藏》中涉及的主要针灸文献归纳与整理工作则显示：道家思想不仅直接影响到各医家对医书卷篇的排次与分合，还直接影响到对原文的理解和注释。此外《道藏》中的奇经八脉与内丹修炼相关经验记录与理论，极大丰富了人体经络理论的内涵。丹书中还记载了不少针灸书籍未载的经外奇穴。团队认为尽管《道藏》中有的医学专著不是现存最佳版本，且某些观点方法有值得商榷之处，但丝毫不影响其承前启后的重要历史作用；道教内丹理论在其形成与发展过程中，广泛地借鉴了中医学中的经络理论，同时结合自身内炼实践体验，对经外奇穴、经脉尤其是奇经八脉等有了更为深入的认识，有关的文献研究也为拓展经络理论的研究空间提供了新的可能[1]。

2. 概念考证

黑龙江中医药大学相关团队根据整理的文献资料，撰文对古代中医文献中记载的经络及其相关的术语和概念进行诠释，具体包括如脉、血脉与脉道、经脉、脉气、脉诊、脉动、脉象等，剖析相关概念的含义，对经络概念产生的源流及发展进行整理，重新审视“经络”从源到流的发展，初步厘清了经络概念及其基础理论的源流发展。在此基础上辨析经络学说基本理论形成的原因及哲学文化

[1] 王馨悦，王洪琦.《道藏》中的针灸文献整理研究[D].广州：广州中医药大学，2014.

影响，对经络的基础理论进行深入剖析，以大量翔实的文献资料为引证，尽量还其本来面目；另外从历史的角度，在分析古代文献对经络理论的认知基础上，对经络学说中许多异同问题进行了探讨和发挥。相关研究发现古代医书中的经络与现行经典经络的内涵有所不同，对古代文献不加辨析地直接引用以阐述经络的病因证治，是导致经络学说概念或局限，或泛化或混乱不清的根源。经络学说存在理论上的虚设或假说的原因在于经络理论的形成既有长期医疗实践的体验与感受，也有古代哲学思想和自然科学思想的渗透和影响。古人发现和认识经络的过程经历了一个漫长的历史时期，各代的众多医家从不同角度，不同方面对经络现象进行观察研究和记述，因此经络理论存在多家学说并存的情况。研究显示从古文献中挖掘和认识古代经络理论的真实面貌，对于经络理论的研究和探索有重要的价值，可为临床针灸治疗提供不同思路和方向[1]。

在古代医学文献方面，除对《黄帝内经》经典医集研究外，《难经》也得到了团队的关注。《难经》一书丰富和发展了中医相关理论，所述基础理论涉及脉学、经络、藏象、疾病、腧穴、针法六部分，对中医学理论体系的形成与发展，产生了深远而重要的影响，然而《难经》全书以问答释难的形式编撰而成，其学术原书早已亡佚，考察版本源流，今所传本都是诸家注本，对于该书作者与成书年代的问题，学术

---

［1］ 刘清．经络概念及其基础理论溯源［D］．哈尔滨：黑龙江中医药大学，2017.

界众说纷纭，至今尚无确切统一的结论。在研究方法方面，历代研究《难经》的学者以注解为主要的研究方法。近50年，对《难经》研究的范围更加广泛，团队更是多层次、多角度开展相关研究。有些学者从《难经》与《内经》《伤寒论》《脉经》《仓公诊籍》等书之间的关系开展了研究探讨。广州中医药大学付漫娣团队首次提出《难经》一书并非《内经》的注解，而应是针对当时所存的多种医经，包括《内经》在内就广泛的医理特别是与本学派观点有争议的问题进行论辩以申其义的文集。书中有关医理的归纳和临床经验的总结，充分展示《难经》理论的学术价值和对临床实践的指导意义，具有突出的学术贡献。该研究团队结合现代《难经》的研究成果，主要采取分析比较、归纳论证等方法，通过系统研读相关著作，从《难经》的释名、成书与作者、基本内容、版本源流、学术思想等方面对《难经》进行一次全面的整理和研究，比较分析《难经》与相关医学古籍之间的联系，并剖析他们在学术观点上的异同，探求这些医学古籍之间的学术渊源关系，同时该团队还整理了《难经》相关学说对后世的影响及后人对《难经》的应用发挥，并就一些有争议的学术观点进行深入分析。例如：该研究显示《难经》首次提出“奇经八脉”概念，删繁就简，概括了冲脉、任脉、督脉的循行起止，还补充了带脉、阴阳跷脉、阴阳维脉的循行起止，完善了奇经八脉理论;《难经》还详述了奇经八脉的病候，补充了带脉、阴阳跷脉、阴阳维脉的主病；该研究显示《难经》还提出八会穴，首次提出五输穴的主治作用并深入阐述了原气通于原穴经络腧穴理论;《难经》扩大了十二原穴的主治范围，对俞募穴治病机理亦进行了概括；《难经》还首次以五行生克理论论述了五输穴阴阳五行属性、与天干、五行的配伍关系、对五输穴、原穴、八会穴、俞募穴等特定穴也提出了独到的见解和创建性论述，使针灸学术更加趋于完整和系统化[1]。

络脉的概念最早见于先秦至战国时期的医学著作《内经》，至今已有两千多年的历史。络脉学说形成于先秦，发展于汉后，鼎盛于清代，当代又成为中西医结合研究的热点之一。络脉学说历史跨度较长，各个时期学术发展侧重点不同，涉及文献、理论和临床多个方面，存在络脉概念内涵、外延不确定等问题。成都中医药大学梁繁荣团队从文献整理的角度对古今络脉文献进行了梳理，在全面收集资料的基础上，较为完整地总结出中医传统络脉学说的基本内容，包括络脉的组成与分布、气血流注特点、生理功能、病理变化、诊断和治疗等内容。在此基础上，用文献研究的方法对传统络脉学说和现代络脉及络病研究进行了评析，回溯了络脉学说的起源情况，分析了该学说形成的时代背景、形成标志、形成模式、学术发展特点，以及该学说与经脉学说和经络学说的关系；研究团队进一步对络脉概念进行了分析和研究，得出“络脉”概念由“脉”概念派生，并承延了“脉”的血脉和经络双重属性的结论，从而对络脉概念的内涵和外延作了初步界定[2]。

腧穴是传统经络理论中的重要内容，经络理论为腧穴的发展起了提纲挈领的作用，同时也制约着腧穴的发展，了

[1] 付漫娣.《难经》的针灸学术思想研究［D］.广州：广州中医药大学，2010.

[2] 李洁.络脉文献的整理与研究［D］.成都：成都中医药大学，2006.

解腧穴渊源，理解腧穴含义，完善经穴标准，有助于腧穴与经络等理论的发展。《黄帝内经》中在多个篇章曾明确提出腧穴数目有 365 个，但屡经争论，至今仍未确定符合《黄帝内经》本意的这 365 穴。北京中医药大学路树超团队承担的国家标准化服务项目（ZYYS-20060003）与国家支撑计划（2006BAI21B03）相关课题就腧穴内容展开了系统研究，该研究结果显示《黄帝内经》中出现的腧穴与当今 362 正经穴匹配的有 155 个。虽然各朝代腧穴的数目都有或多或少的变化，但仍在 365 个左右徘徊，而未被归经的奇穴或效应点的数量却迅猛增长并广泛用于临床。研究团队认为从《黄帝内经》中腧穴理论的整理研究所总结出的《内经》时期腧穴理论发生发展形态以及针灸治疗疾病的取穴、配穴规律，当今仍能很好地用于指导临床治疗与实验研究[1]。

在奇穴的文献研究现状方面，调研显示对于当代中国针灸奇穴文献研究所依据的文献，存在充分性不足、可靠性不高问题，研究基础非常薄弱，有关奇脉客观存在的实际问题为经络理论的发展急需解决的所在。在此方面，北京中医药大学黄龙祥团队承担了相关国家中医药管理局重大项目，开展了相关研究，并基于翔实的第一手资料，对中国当代针灸奇穴文献研究中存在的“名实不辨”“出处不明”“源流不清”等主要问题进行了条分缕析，并提出了解决问题的思路与方法[2]。

---

[1] 路树超，陈思思，刘炜，等.从《黄帝内经》腧穴数目演变看腧穴发展［J］.中华中医药杂志，2011，26（9）：1937-1939.

[2] 黄龙祥.解开如环无端的经络之链 突破针灸理论创新的瓶颈［A］.中国针灸学会针灸文献专业委员会.中国针灸学会针灸文献专业委员会 2006 年学术年会论文汇编［C］.中国针灸学会针灸文献专业委员会：2006.

3. 文献整理

（1）表里经脉文献整理研究

最早确立于《黄帝内经》的表里关系的经脉理论，是针灸学乃至中医学核心内容之一。它对于以表里经脉为考察基点的人体组织结构之间的联络规律的认识，及经脉脏腑病证的相互影响与诊候的把握，乃至针灸治疗思路及配穴方法的拓展等，均有着至关重要的意义。历代医家对此问题的研究，分别从不同的角度、层面进行阐述，在某些观点上有较大的发展或创新。中国中医科学院针灸研究所赵京生团队承担的国家科技部 973 重点基础研究发展计划相关项目，从研究方法与角度、研究内容与范畴两个方面综述了中华人民共和国成立 50 余年来经脉表里关系理论研究的状况，研究团队所获成果显示目前经脉表里关系理论研究已有若干成果，但现状不容乐观，存在的问题主要包括：专门、系统性研究缺失，研究方法、角度单一，研究内容及依据不足等 3 个方面[1]。同时，有关研究工作的深入开展为今后全面阐释表里关系经脉理论的真正内涵与核心要义及脏腑表里关系研究提供新观念的参照。

大量的经络现代科学研究表明患病个体经脉之间的相互联系大大减弱，这种减弱现象特别表现在表里经和同名经上，说明经脉联系出现故障与疾病的形成之间有密切的联系，中国中医研究院针灸研究所黄龙祥团队认为，实验研究的目的是更替旧的理论框架，而不是用实验数据证明旧框架的科学

[1] 刘兵，赵京生．经脉表里关系理论研究述略［J］．中国中医基础医学杂志，2011，17（5）：588-590.

与伟大。实验研究必须建立坚实的理论研究的基础之上，取得突破的关键在于实验室之外的“解读”“分解”“转换”“发掘与表达”等诸环节，即在“知其所以然”之前，首先要“知其然”。只有将中医理论中的经验事实准确而完整地分离出来，然后再准确地转换成实验室能够有效处理的符号系统，在此基础上进行实验研究。黄龙祥研究团队先后承担“九五”攀登计划预选项目等多项课题，该团队基于对古代经络学说史学研究的成果及科学哲学的分析方法，对传统经络学说中“不同性质与不同价值的两种成分进行构成剥离”，以期“呈现其本来面目”，并在此基础上提炼出一个准确、完整表达古代“经络学说”科学内涵的、一个既可以被证实，又可被证伪的科学命题，从而使“经络问题”成为一个能够被科学界普遍理解的科学问题”[1]。该团队通过系统研究认为：足厥阴脉“是动”病描述的是阴疝的症状，古人从阴疝发病部位特点及对该病的针灸诊疗经验中抽提出“足背－前阴－少腹－腰－（舌）之间相关联系”的规律，而所谓“足厥阴脉”则是古人对这一规律的直觉解释。这一新发现为考察经络学说的形成过程提供了关键证据，引导人们正确分析经络学说的构成要素并进而正确理解该学说的意义与价值[2]。

（2）经络－脏腑相关的经脉理论文献研究

中国中医科学院针灸研究所赵京生团队[3]通过系统考察古代相

[1] 黄龙祥.经络学说的理论结构与科学内涵［J］.中医杂志，2002（10）：746–748.

[2] 黄龙祥.从“厥阴脉”概念的形成过程看经络学说的意义与价值［J］.针刺研究，2003（4）：280–287.

[3] 赵京生，史欣德.论经脉理论的两种模式［J］.中国针灸，2009，29（12）：1016–1020.

关经脉文献，首次以时间为序纵向探究了表里关系经脉理论的历史发展概况。该团队系统收集、整理、考察了清代及以前有关表里关系经脉理论研究的文献或著作，梳理了表里关系经脉理论的萌生、确立、发展、应用及演化等；同时该团队以文献研究与理论研究相结合的方式，结合原理探究与应用分析方法，阐明了表里经脉的历史发展概况及不同理论学说之间关系，并基于两种经脉模式认识，对于表里关系经络理论的古代相关文献资料进行纵向与横向角度相联系的系统研究与诠释工作。这一系列研究从理论渊源与学术演变的纵向角度，以及不同理论学说之间关系的横向角度，全面阐释了表里关系经脉理论的真实内涵与核心要义。经过上述研究该团队发现，在历代医著（或医家）的探讨中存在着既有与脏腑相合而论的脏腑经脉表里，又有单纯的体现经脉本质认识的经脉表里，且在早期经脉学说中即已展现并形成了有着较大差别及不同应用的两大理论体系。同时，该研究突破前人在论述经脉表里时忽视早期经脉体现内隐规律的内容，结合后世医家论述而阐释经脉自身的表里关系，及脏腑经脉相合或脏腑主导下的经脉表里关系的理论构成与应用体系，对《内经》中不同观点进行了辨析。在该系列研究中，研究团队首次系统比较分析了足六经表里、手六经表里的共性与个性特点，为表里关系经脉理论的研究提供了另一新视角。该研究并提出诸如脏腑－经脉表里子系统存在中介结构（组织部位中介、腧穴中介、脏腑经脉中介），对不同模式下经脉理论的考察有利于解读药物归经的内涵，认清“归经”二字的实质等新见解。该团队围绕经络－脏腑相关的经脉理论的文献研究成果阐明了表里经脉的历史发展概况、不同方法论角度下理论构建与理论应用各个层面的基本认识与比较，完成古代文献中相关内容的规律性表达和现代诠释。有关工作为正确解读传统针灸理论，发掘与表达经脉理论的科学内涵，立足中医学针灸学自身进行现代临床研究和实验研究，奠定了翔实文献与理论研究基础[1]。

在经络–脏腑相关的研究中，如何从中医的理论特色和实践经验出发，围绕十二经脉的循行路线及其与人体功能调控关系这一经络学说的核心，寻找一个有效的研究途径，被认为是现代经络研究工作中的关键问题[2]。其中以“心与小肠相表里”为代表的研究一直以来都因缺乏确凿的理论依据而备受争议，国内不少团队就此从不同角度展开研究。承担国家自然科学基金（81574039）的湖南中医药大学郭宗耀团队从“心与小肠相表里”理论的文字起源、经络基础、生理基础、病理基础、临床运用及现代研究多方面系统阐释该理论，团队研究结果显示中医藏象理论特点是重功能而轻形态，其所包含的“心与小肠”与现代解剖学的“心与小肠”不可等同[3]。承担国家自然科学基金（30873306、81273858）安徽中医学院张田宁团队从古代文献及现代研究成果入手，分析了心与小肠的脏腑联系，心经与小肠经的表里经脉联系，以及心与躯体部位（穴位）、四肢百骸、五官九窍的组织联系等表里关系，阐释了其表里关系的内

[1] 刘兵.表里关系的经脉理论研究［D］.南京：南京中医药大学，2011.

[2] 张维波，经脉低流阻通道、针刺外周作用机理体表——体表相关规律的研究.中国中医科学院针灸研究所，2006.

[3] 郭宗耀，刘芸，高玉萍，等.”心与小肠相表里”理论的源流与发展［J］.中医杂志，2017，58（2）：96-99.

在机制，并就如何进一步开展心的表里关系研究提出一些设想[1]。现代经络研究者与研究团队较为一致地认为中医理论中的经验事实部分可以且必须进入实验室开展现代实验研究工作。在现代研究方面，该团队从穴位“活动论”、一穴对多脏器作用的规律、多穴/多经对一脏的影响、内脏疾病在体表经穴/经脉的特异反应、穴位注射药物的疗效优于肌肉注射、针刺对内脏细胞已知的特定蛋白表达影响、针刺对相关脏器全基因、全蛋白表达、磷酸化的影响、经穴与内脏相关联系外周途径、经穴与内脏联系中枢途径等 10 个方面回顾了近 10 年经穴－脏腑相关研究概况[2]，拓展了经络－脏腑相关的研究的深度和广度。

在经络－脏腑相关的研究，经气循行方面相关研究受到现代经络研究团队的关注。如《黄帝内经》中存在三大经气循行体系，原气循行体系在五输穴与原穴的向心性循行中体现得更为明显。其中的向心性循行体系由于散见于多篇，故未引起足够重视，而且这种向心性循行是属于原气的循行体系。后世针灸典籍中有大量关于五输穴与络穴的配穴记载，十五大络的内容首见于《灵枢·经脉》，后世医家在十五大络的组成与数目及任脉的络穴上尚有争议，但对其循行古代医家无过多分歧。现代文献中对其循行描述也不一致，观点较多，关键之处就在于在十五大络所依附的十二正经的循行间

---

［1］张田宁，周美启，吴生兵，等．基于经脉－脏腑相关研究心的表里关系［J］．针刺研究，2013，38（1）：78–82.

［2］刘清．经络概念及其基础理论溯源［D］．哈尔滨：黑龙江中医药大学，2017.

题上有争议。由于《灵枢·经脉》篇是多篇混合而成的集成式论述，后世因为十五大络内容记于《灵枢·经脉》篇就将其同样理解为半向心半离心的营气循行有待商榷。北京中医药大学于俊文团队对于古代文献中的络穴与五输穴、原穴的配穴规律进行系统梳理，着眼于将十五大络置于经脉几个循行体系中，运用分析、归纳、推理等方法进行相关理论的研究，从中探讨“十五大络”的循行体系。研究者发现《灵枢·本输》直接将五输穴与原穴列入条文中一并论述，而原穴是原气留止之处，故可知此向心性循行体系属于原气循行体系。团队认为十五大络的循行不管从生理与病理及根结的佐证来看，都更符合原气的向心性循行体系，古人应用广泛的背后是由于它们同属原气循行体系的结论，研究结果显示其理论基础就是五输穴–原穴–络穴同属原气循行体系[1]。

（3）腧穴及腧穴配伍文献学研究

腧穴处方是针灸学体系中的一个重要组成部分，针灸学随着以脏腑为中心、经脉为网络的整体观的形成和辨证论治方法的确立，以理法方穴施用于临床，对临床疗效有着直接的影响。历代医家都非常重视腧穴处方的配伍与应用，历史上不同时期的针灸腧穴配穴都有其不同的规律和特点。辽宁中医药大学张胜男团队开展了腧穴处方的相关文献学研究，团队选用人民卫生出版社 2012 年版《黄帝内经素问》《灵枢经》，整理分析散在于《内经》各篇中的腧穴内容，并对各篇中记录的腧穴名称、使用频次、归经、主治与针灸处方进行统计分析，以还原《内经》时期腧穴理论的发展状态。研究结果

[1] 于俊文．试论络脉的循行体系及络穴配穴的理论基础［D］．北京：北京中医药大学，2013.

显示《内经》中确切记载的有具体名称的腧穴共有148个，对腧穴出现频次进行统计显示常用腧穴有17个，分别为风府、足三里、气冲、人迎、天柱、上关、肩髃、上巨虚、下巨虚、大迎、天突、关元、伏兔、委中、委阳、阳陵泉、太冲，其中足经穴使用频次高于手经穴。《内经》中多以原穴、五输穴、络穴、背俞穴、下合穴、天牖五穴、水热俞、根结穴、标本穴、四海穴等穴组的形式记录腧穴的分布与功能主治。该研究结果还显示《内经》中针灸处方有353个，只言明所取经络的处方142个，有明确取穴的处方211个。其中多穴处方92个，单穴处方119个。研究团队认为《内经》显示了在组方选穴以辨证论治为原则、取穴精简、频用特定穴，并以经络理论、腧穴主治为基础、刺法为参考配穴组方等针灸腧穴处方的特点[1]。

此外，嘉兴市第一医院陈峰团队承担浙江省中医药管理局软科学课题“腧穴配伍理论形成与发展规律的研究”的相关研究，该团队对每一时代具有代表性的医家和其著作开展研究，系统整理总结了前人腧穴配伍的理论经验，以期从源头分析和探求腧穴配伍规律，总结传统中医在临床上运用腧穴的方法和规律。研究结果显示：成书于春秋战国时期的《内经》已有了较为完整的针灸配穴处方的理论及处方。而运用阴阳五行学说和脏腑经络理论作为针灸腧穴配伍理论的基础，使得腧穴配伍理论已经具备了较为完整的体系，形成一

[1] 张胜男.《黄帝内经》腧穴相关理论探析[D].沈阳：辽宁中医药大学，2014.

系列的腧穴配伍方法和常见病的治疗处方和治疗方案，对后世针灸的辨证、论治体系的成形和完善，及扩大针灸治疗范围、增加疗效等方面都有重要意义。课题组认为每个时期的针灸配穴处方都与当时的社会政治文化科技有着密切的联系，运用当时的思想观念来指导医学实践，对针灸学的发展有着巨大的影响。其中汉以前运用阴阳五行学说指导针灸处方，隋唐时期以灸法为主的针灸处方，取穴单一；金元时期针灸治疗提倡百家争鸣；明代的针灸学术发展较快，基本达到高峰，针灸配穴处方理论已经大体成形。文献显示古代医家有着出十分丰富的临床运用经验，能够充分运用自《内经》《难经》以来的各家针灸学术思想，进行辨证配伍处方选穴治疗，并沿用至今。

尽管古代文献中所记载的针灸处方配穴资料非常丰富，但对针灸辨证腧穴取穴处方的研究仍处于经验阶段，并且多数是病案和处方的记录，相关内容不外乎某病取某穴或某穴主某病，以歌赋的形式表现配穴方法和原则，未加以系统的总结和评价，亦未形成一定的规律和体系。近现代也有不少探索针灸处方原则或规律的论文、书籍，甚至已有《针灸处方学》问世，但内容多为配穴方法和历代针灸处方的罗列，仍未突破以往文献、教科书一证一方或一证数方的模式。发展至今，对于各腧穴主治的规律和配穴成方后穴位之间的内在联系及组方原则，在理论上尚不明晰，在辨证处方方面仍缺乏完整的理论和规律性研究，在临床应用上仍停留于经验总结层面，故取穴和刺法灸法的应用上同样处于经验阶段，这样就造成临床中“同症不同方”的腧穴取穴现象，在实际教学上导致临床与理论相脱离的问题出现，在教学效果上使学生难以适从，课堂上学到的理论知识与临床实际应用差距很大。部分团队认为经络腧穴配伍研究需从中医基础理论入手，对古代乃至近代有关腧穴配伍理论进行系统整理研究，找出规律，合理诠释，从而为临床实际工作提供有效的指导。而对针灸处方组成规律进行研究，并在理论上予以升华，可以为年青的针灸从业人员架起理论与实践的桥梁，为针灸临床诊疗规范化研究提供积极的参考。

承担国家重点基础研究发展计划973计划项目（2014CB543100）的长春中医药大学李铁团队基于对古今文献中针灸处方选穴思路的总结和分析，并结合现代临床实验研究结果，总结提出基于“三维＋时态”的腧穴配伍选穴思路，即以症状为切入点，基于文献研究确定的针对症状的“同功穴”；针对具体“点”（病因病机）、“线”（归经）、“面”（病位）和时态（病性），在同功穴中筛选尽可能满足要求的高频腧穴做为主穴，部分满足以上几点要求的作为配穴、加减穴。这种腧穴配伍中的选穴思路被认为符合临床的基本规律，对针灸临床选穴具有指导性[1]。

嘉兴市第一医院陈峰团队在总结归纳、汲取前人经验的基础上，结合临床实践，首次提出一套被认为更加适合临床上运用的针灸处方配穴原则，即：针灸处方中腧穴组合关系可归纳为以“主、客、辅、应”四者为基本组合，根据脏腑经脉等不同病症选取“俞”“募”“奇”穴，概括为“主”“客”“辅”“应”“俞”“募”“奇”七字诀处方法，从而形成理法方穴一以贯之、规范有序的处方，这一基本配穴原则

［1］ 李铁，王富春，曹方，等．基于“三维＋时态”的腧穴配伍选穴思路探析［J］．世界中医药，2016，11（2）：189-193.

的提出为建立完善的现代腧穴处方学提供了文献研究与理论基础。中国中医研究院针灸研究所首席科学家黄龙祥教授对该研究结果给予高度评价，认为“主”“客”“辅”“应”“俞”“募”“奇”七字诀处方比现行针灸教科书的针灸诊疗程式更加简明、实用，因而更具可操作性。有关处方程式适合实习医生、低年资针灸医生学习应用，也适合教学医院针灸临床带教老师应用。该研究成果2010年已通过成果鉴定，以论文和出版专著形式，并在国家级继续医学教育项目上以专题讲座形式进行成果应用与推广[1]。

（4）药物归经文献学研究

归经理论体系作为中医理论的一个重要组成部分，长期以来一直指导着中医临床实践。该理论体系的形成与发展，贯穿于中医理论和临床学发展的主要过程，其主要内容涉及脏腑学说、经络学说、药性理论等方面。药物归经是以经络理论指导用药的一种理论方法。其方法和内容蕴含着前人对经络的理解认识。以往对药物归经的研究，多为中药学的角度，研究重点在于中药功效方面。在另一方面，针灸界又将药物归经视为中药研究领域，事实上对古代药物归经的经络理论研究几为空白，一定程度上影响对传统经络内涵、经络理论的全面认识。

中国中医科学院吕金山研究团队从文献、医家和时代背景的角度，以文献、医史、理论研究方法为基础，对唐以前、宋金元、明清等中医历史上三个主要时期30余部相关医药古籍中药物归经有关经络内容进行了对比性研究；同时对药物归经形成以后不同医家之间相关学术思想进行比较分析，探讨药物归经经络理论运用

---

[1] 陈峰．腧穴配伍理论形成与发展规律的研究．嘉兴市第一医院，2008.

及认识。文献学研究的结果显示早在《神农本草经》成书时代，已有用脏腑经络来表达药物主治功效部位的认识。东汉《伤寒杂病论》、唐代《千金要方》《千金翼方》等著作所建立起的用药体系中均重视经络的意义。唐孙思邈《银海精微》根据“五轮八廓学说”和瞳神大小选方用药等眼科特色理论，重视“目为五脏之精华，一身之要系”认识，在这种认识基础上通过调理全身治疗目疾之药，对于理解眼科经络理论临床运用有着不可忽视的价值。宋代《和剂局方》《证类本草》《本草衍义》和《小儿药证直诀》中也已出现了较笼统的使用经脉概括方药功效的文字记录，并已开始出现阳经、足三阴经，具体如肾经、膀胱经、肺经、脾经、肝经及“脏腑气——脏腑经”这样涉及对方剂和药物作用的经脉表达形式。金元医家张元素临床用药言及藏象时刻不离经络，根据藏象经络系统辨证归纳病因病机，其用经络理论对药物主治功效进行归类的思想，被后世医家高度重视和进一步归纳发展完善，最终成为专门的药性理论。其弟子李东垣，以脾胃之气为理论核心，借助经络发挥对其他脏腑的功能影响，直接应用经络理论概述方药主治，按照气口与人迎对比脉诊分“经”用药。金元王好古师承张元素和李东垣，其著《汤液本草》“药物归经”方面则以药物配合三阴三阳及十二经脉，归纳阐述这些药物的归经认识与运用方法。明徐彦纯《玉机微义》以脏腑经络确定方剂主治，体现“方剂归经”与“药物归经”间相互影响。清叶天士在其多年临床实践中，形成独特的“药物归络”的络病诊疗理论。清沈金鳌在历代本草相关论述基础上，首次以药性名词，将“引经”“向导”“行经”“入”“走”“归”等名词统称为“归经”，模糊了前人归经概念。清严西亭《得配本草》中存在药物归“奇经”和归“十二经”等多种经脉认知方式，提示中医医家在临床中应用经络理论辨证选方用药时候，侧重理论思考角度不同，会出现不同的认识。清徐大椿在应用经络理论时候，主要沿着张仲景三阴三阳病的认识，将经络作为一种受邪传变的部位，用以概述疾病的发展阶段，进而为选方用药作准备。清王清任通过解剖实证，努力改正古人对于脏腑经络认识的错误及矛盾，对于经络理论认识有其独特之处。其创立的方剂应用甚广，包括按照手足三阴三阳脏腑经（包括手少阴肾经分出的命门）对药物主要趋向性进行归类，针对每一味药物按性味、所入脏腑及功效进行概述，从药物“归经”与“归脏”结合，并以经络统脏腑，对药物主要功效特点进行药性理论探索，较好解决了药物归经从其产生到发展过程中在归经与归脏之间一直存在的混乱模糊状态，被认为属于一种将经络理论及所属脏腑广泛应用到药物分类中的一种较为理性的思考，从某种程度上体现了当时医家在临床上重视经络理论指导用药的思路。清张鲁峰将十二经与五脏五行八卦结合以外，重视肝经和阴阳营卫气血升降理论辨证论治，采取经络与阴阳表里分部结合张仲景六经辨证，加强了藏象经络理论的整体关系性。近代喉科专著《喉科秘诀》在对于四张方剂的归属经络中体现“方药归经”的经络理论运用，极具有喉科临床代表性。清莫文泉从药物作用机制考虑对“药物归经”的概念提出质疑，强调“汤液治病，分气味不分经络，与针法大异”，在其所撰《研经言》中并没有认可药物归经理论。晚清医家周岩对药物所归属经络进行适当阐释思辨，体现了作者在西学东渐时期，对于传统经络理论更深刻的认识体会。

吕金山研究团队同时发现古代医家在药物临床应用中运用经络理论，主要有以经典的经脉循行和病候为归经依据，解读药物作用的说明——由血气经脉、方证对应、经脉脏腑关系推论，及引经药意义与所引之经等四个方面展开论述。对药物归经中所反映的经络理论也存在从药物与“脏腑”关系、对奇经八脉的运用与认识、经脉与脏腑的关系认识三个层面进行分析。经络理论与药物运用关系，早期主要应用在方证、药证分析上面，而药物归经的出现，体现了经络理论在临床用药上面的新的应用价值。研究团队认为，以往对于药物归经之“经”的认识，多是建立在将脏腑与经络理论孤立的基础上去进行对比，难免会产生药物“归经”和“归脏”之辨，而药物所归之经，已不完全基于经络循行部位和主治症候[1]。

实际上从经络学研究视角，探讨药物归经中对经络理论的运用，以及这种方法的形成及影响因素，将更全面地展现古人所认识的经络理论，深化今人对经络理论的理解认识，拓展经络理论研究的范围同时也是全面认识中医理论必不可少的一个重要方面。了解药物归经方法中蕴含的前人对经络理论的理解认识，为深入理解和正确解释经络理论，提供更宽阔视野和文献基础。

（5）临床医家经验及学说文献研究

随着国家对中医药传承与发展事业的重视，学术流派研

---

［1］ 褚宇帆，基于中医经络理论的整体观评估与维护体系的构建及实证研究．河海大学，2014.

究成为当今中医界研究热点。临床医家们以某种独特的理论为中心，运用独特的方法、技艺，从不同角度提出了不同的观点和理论，因而形成了众多的学说和流派，这对丰富和发展经络理论和针灸医学起到巨大的推动作用。

在古代临床医家学术流派研究方面，中国中医科学院赵京生、南京中医药大学张建斌研究团队承担了 2006 年科技部科技基础性工作专项资助项目（2006FY220100）并开展了相关研究，研究发现明代医家注重针灸理论研究，无论是研究方法、思路，还是对于相关理论的阐述，都值得当今借鉴。例如：明代医家高武对针灸理论的研究，以《内经》《难经》为准绳，对针灸经典理论进行立题分类和全面系统的分析，突出经络、腧穴、刺灸等理论的渊源和要点，尤其是理论专题研究、医家学术整理等方面，图文并用、理论联系临床，都值得当代针灸理论研究界关注和借鉴[1]。

近现代我国很多针灸学者及其学术思想在针灸学术界已具影响力，且拥有其继承人或拥护者。其中的代表医家承淡安创办针灸教育，结合西医学理论，对经络腧穴理论进行厘定，诠释刺法理论，并不拘古法，发扬灸法，改进针灸用具。同时，承淡安对于当代针灸学术流派的研究，特别是关于当代针灸学术流派发展源流，存在现状，传承、发展及所面临的问题等方面展开了系统研究。承氏以针灸临床疗效为起点，参考西方医学模式，吸收日本近代针灸研究成果，回归传统针灸经典理论，构建了现代针灸学科体系的基本框架。现代对于近现代医家临床文献研究多注重于某一本著作、某一

[1] 张建斌，赵京生．高武对针灸理论的研究与阐述［J］．中国针灸，2008，28（12）：926-930.

人物、某一种疗法或某个历史阶段的文献检索结果，但对大部分医家的研究，多数还停留在总结其学术思想及经验的层面，未曾从中整理出较为完整的理论学说，也未曾挖掘出其中存在的经络理论认识与针灸流派因素[1]。除著名澄江针灸流派、江苏的陆氏针灸学术流派及上海的杨氏针灸学术流派有较为完整研究之外，其他流派的研究几乎还处于空白的状况。

在新中国针灸学的开拓与革新者方面，20世纪中叶，中国中医科学院针灸研究所朱琏作为新中国针灸学的代表人，是西医学习中医的带头人。朱琏提出针灸治病的原理“主要是激发和调整人体内部神经系统，尤其是高级中枢神经系统（包括大脑皮层）的调节机能和管制机能的作用，从而达到治愈疾病的目的”。同时，她首次提出了针灸治病的3个关键，强调无菌操作，首创安全留针法、指针和艾卷灸法，并为19个新穴位的发现者。她的针灸腧穴学术思想已经成为我国中西医结合医学的重要内容，对中医针灸的科学化产生不可估量的影响[2]。

近现代由于西医传入的影响，中医学术发生了较此前更为激烈的变化，传统的学派在绵延，新学派在当代社会思想

---

[1] 张建斌，张宏如，金洵，等．以旧学为根据用科学做化身——民国时期澄江针灸学派科学化实践探析［J］．中国针灸，2014，34（2）：199-202.

[2] 马兰萍，薛崇成．新中国针灸学的开拓与革新者——记中国中医科学院针灸研究所创建人朱琏同志［J］．中国针灸，2007，27（11）：845-848.

文化与科技条件下产生。立足中医传统而融会现代科技成为现代中医学派形成并发生影响的新特点。名老中医的特色经验、观点、思想既来自传统，又有所创新，并通过某种可靠的方式绵延，最终形成新的学派。作为我国地域色彩浓郁的中医流派之一，岭南医学因其发展历程、针灸医家经验与经络理论多以期刊文献的形式呈现，论述较为简略，规律性的现象尚未得到系统总结。广州中医药大学李莹团队对西周至秦汉、晋代至清代、清末民初、民国后期至现代医家的学术经验及传承情况进行了梳理。据学术发展的繁荣程度尝试对岭南针灸医学进行了萌芽期、平稳发展期、没落期、以及当代繁荣期的阶段划分。团队筛选出葛洪、鲍姑、刘昉、丘濬、叶广祚、叶茶山、陈复正等 7 位古代医家，曾天治、周仲房、梁湘岩、陈主平、苏天佑 6 位近代医家，司徒铃、韩绍康、靳瑞、庞中彦、陈全新、杨文辉、张家维、刘炳权、林秀芬、丘汉春、梁庆临、袁业煊 12 位现代医家，建立古代、近代与现代针灸医家的入选标准，并对现存的针灸资料进行古今对比，有关研究结果显示岭南针灸具有古代重灸轻针，现代以针为主的特点，同时具有传承、创新、开放、致用等文化特点[1]。

在近现代发展的特殊穴位文献研究方面，耳穴名称与定位经历着从少到多，由繁化简的过程。北京中医药大学周立群团队[2]承担科技部“关键技术标准推进工程”项目（2006BAK04A20），团队通过中国与法国、美国等耳穴系统、耳穴名称和定位及方法学的对比，

---

［1］李莹 . 岭南针灸医学发展源流及名家学术传承研究［D］. 广州：广州中医药大学，2015.

［2］王磊，周立群，赵百孝 . 关于耳穴名称与定位国际标准研究的思考及对策［J］. 中国针灸，2011，31（2）：165-168.

进行了国内外耳穴名称和定位文献的整理工作，指出，耳穴命名指导思想的差异是出现不同耳穴命名体系的重要因素之一。《耳穴国标》的制定及修订的历史过程，显示该标准已具有充分的理论和临床基础，并经临床检验具有学术代表性，符合标准的制定要求。从实行后的整体情况看，该标准起到了交流的平台、入门的阶梯、继续研究的基础等作用。团队系统整理了国内外有关耳穴名称、定位及临床报道的相关研究文献，建立耳穴文献信息库，比较中、法、美等流派的主要耳穴以及国际上公认有医疗价值的耳穴名称及定位的形成及演变，对国内外主要分歧区进行重点分析以及归纳总结，澄清三大流派中耳穴命名与定位的实际差异，将归纳出的国内外存在名称或定位分歧的穴位首次绘制在同一蓝本的耳穴图谱上，用不同的标识标记出来，并用文字加以说明，为国际耳穴标准提供了有益的借鉴。该团队还首次从标准化的角度展现耳穴名称和定位的发展全貌，为"耳穴国标"的建立提供基础支持，为该标准的完善搭建框架，并提出针对性建议。虽然中国、法国、美国三个耳穴体系在耳穴分布和诊治思维上存在差异，但制定统一的耳穴名称国际标准已具备一定条件。"耳穴国标"是中国耳穴诊疗学术发展的产物，也成为适合中国耳穴诊疗学科应用的工具[1]。

（二）文献学研究手段的研究

广州中医药大学李赛美研究团队，以文献学方法为主，

---

［1］ 刘红琴．以新《国家标准耳穴名称与定位》为基础中外耳穴名称与定位考辨［D］．北京：北京中医药大学，2009.

结合访谈实录及信息采集模板，以“十五”“十一五”立项的“名老中医学术经验传承研究”课题中200多位名老中医为筛选对象，根据其所属专业不同，从中筛选出17位针灸核心医家为本课题研究对象。研究团队梳理这17位针灸名老经络理论学术流派发展现状及传承状况，从流派的角度分析经络理论与针灸学术的发展状况，并基于对17位针灸名老中医的研究，运用“当代中医学术流派评价指标体系”，解决当代各针灸学术流派的形成背景、创始人、当代代表人物、代表著作、学术特色、临证特点、师承关系、学术地位、学术影响、对当今临床实践的指导意义及临床疗效等问题，总结出流派分布图（包括师承脉络、地域分布等）。通过初步研究，研究人员总结出7个较为突出的学术流派，分别为郑氏家传手法、靳三针、澄江针灸学派、陈氏飞针、石氏针法、孙氏腹针、王氏针刺手法。通过分析各流派之间的关系，研究者发现岭南针灸学术流派强调辨证论治归经施针，同时注重选穴配穴组方，灵活运用五输穴、原络穴、俞募穴、八会穴、八脉交会穴等特定穴和经外奇穴，互增功效[1]。

广州市中医医院、中山大学、广州中医药大学多家不同学科单位合作，共同申报了广东省科技计划项目（2012B060500015）、广东省自然科学基金（2014A030309013）、广东省第二批名中医师承项目（CS2015030），联合开展多学科文献学研究。研究团队陈楚云等成员根据针灸古籍数据的特点，提出根据针灸学诊治疾病的模式，采用多种数据挖掘技术提取、整合、展示散布于古籍数据中的理、法、经、穴、术知识，构建一个通过B/S方式提供给用户使用的针灸古

[1] 杨秋晔．当代十七位针灸名家学术传承及流派探讨［D］．广州：广州中医药大学，2011.

籍数据库平台。陈氏等阐述了针灸古籍经验平台的框架、模块的功能、实现各功能的方法，并通过对以“中风”为检索词的检索结果作了演示，显示了总结、归纳和构建针灸古籍经验推荐平台的体会及该平台在针灸古籍数据开发中的优势。有关技术为今后经络文献学的研究新模式提供了可行性的新平台[1]。

（赵燕平）

[1] 陈楚云，李伟林，洪佳明，等. 针灸古籍经验推荐平台构建方法及功能展示［J］. 中国中医药信息杂志，2017，24（8）：4-8.

第二章 经络理论研究方法学研究

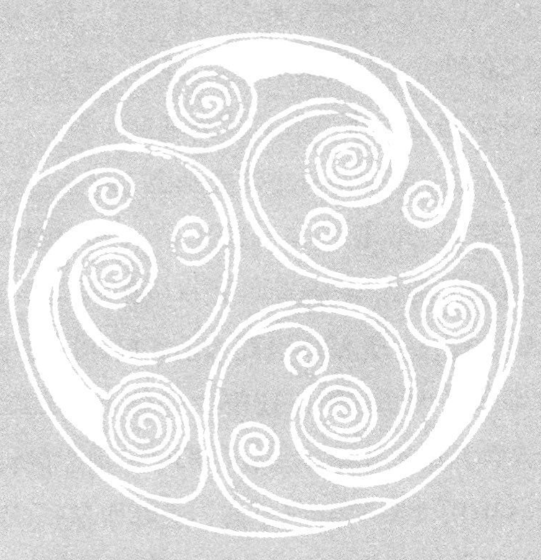

一、资料检索与分布情况

以“经络理论认识方法”为主题词或关键词检索中国知网（CNKI）、万方、维普、中国生物医学文献数据库，时限为从该数据库最早收录时间至2017年7月，共可检索到各类文献112篇，其中以“经络理论认识方法”为主题词+“基金”检索，共检索到国家重点基础研究发展计划（973计划）3篇，国家自然科学基金3篇，国家社会基金1篇，广东省科技攻关计划结果1篇，卫生部科学研究基金1篇。

以“经络理论认识方法”为主题词+“机构”检索，共检索到广州中医药大学18篇，北京中医药大学18篇，中国中医科学院8篇，黑龙江中医药大学6篇，山东中医药大学6篇，南京中医药大学5篇，辽宁中医药大学3篇，南方医科大学3篇，陕西中医学院3篇，中国中医科学院针灸研究所3篇，安徽省中医文献研究所2篇，成都中医药大学2篇，北京化工大学2篇，西安交通大学2篇，福州大学1篇。

以“经络理论认识方法”为主题词+“学科”检索，共检索到中医学99篇，体育3篇，中西医结合3篇，中药学3篇，基础医学2篇，医学教育与医学边缘学科2篇，生物医学工程1篇，仪器仪表工业1篇，人物传记1篇，儿科学1篇，外国语言文字1篇，预防医学与卫生1篇，自动化技术1篇，计算机软件1篇。

1. 基金分布情况，见图 2–1。

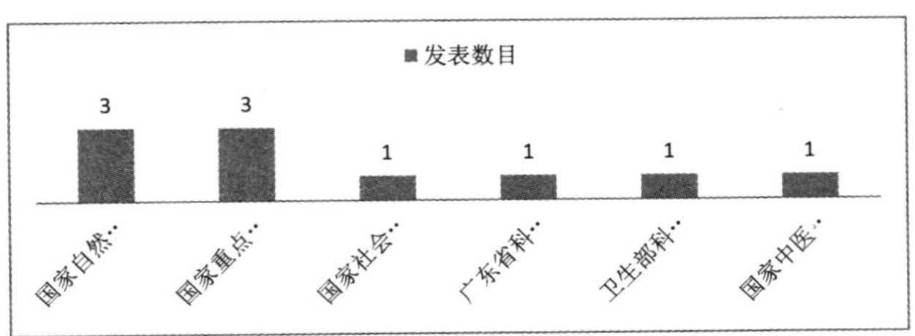

图 2–1　经络理论认识方法研究基金分布情况

2. 机构分布情况，见图 2–2。

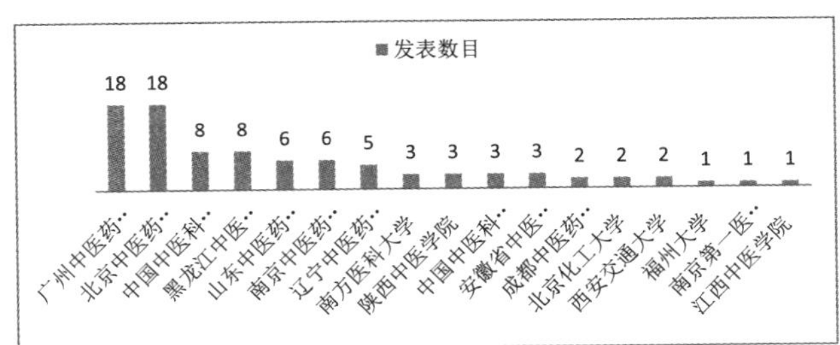

图 2–2　经络理论认识方法研究机构分布情况

3. 学科分布情况，见图 2–3。

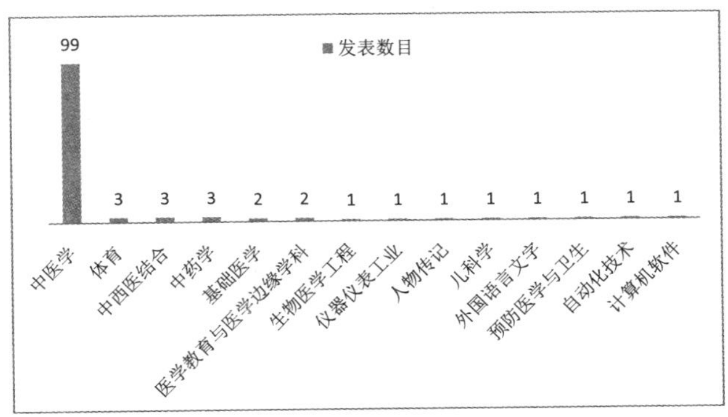

图 2–3　经络理论认识方法研究学科分布

从上述分布情况可以看出，一方面，对经络理论研究方法学工作得到了相关国家基金的支持，另一方面，关于经络理论研究方法的讨论工作在多所中医院校与科研机构得到了开展，有关工作主要集中于中医学团队自身的研究工作中，并在中西医结合等多学科开展了交叉合作。值得关注的是，文献考证方法、人群普查方法、实验研究方法、以及多学科研究方法是当代中医经络研究方法的常见形式与演化形式[1]，与之相应，随着现代经络理论的研究，从1960年到1988年，相关正式发表的工作论文年平均发表量为个位数，自1992年后，关于经络理论研究方法学相关论文文献量逐渐增加，2012年后相关文献显著递增至每年20余篇的发表量，显示了关于经络理论的研究方法的讨论开始受到各研究团队的关注。

二、经络理论研究方法进展概况分析

中医药传统研究方法是由历史沿传而来的伴随中医药学形成发展的一种基本方法，以思辨和逻辑等方法运用为特征，梳理并论证中医理论体系的演进历程和当今学术传承主要依托的传统研究方法。经络学说是中医基础理论的重要组成部分，是针灸推拿的理论核心，在其形成和发展过程中体现着中医独特的思维方式，在现代科技尚难整体介入之时，对于中医传统研究方法的深度拓展和广泛应用尤为紧迫。坚持中医学自身的学术规律，将现代科学探索的方法和方式融于中

[1] 孟庆云.当代中医基础理论研究的发展趋势[J].中国中医药信息杂志，1994，1（6）：41-42+11.

医学独特的研究方法和思维体系中，形成适于中医经络理论学术发展的研究方法则受到各方团队广泛认同[1]。

（一）概念特征研究与解读

概念是理论构建的基本单元，中医学的概念富有自身的学术特征，主要表现为以自然语言为主体，名词繁多而定义很少，定义多为外延定义，具有多相性、形象性及辨证思维特征，缺乏逻辑的严密性。中医学产生并成长于中国文化的土壤中，早期中医学领域的许多概念便是直接借用了哲学范畴概念，概念内涵与外延与哲学意义上的概念差异并不大。近现代中医理论被认为较多偏重脏腑研究，对经络的研究较少，特别是对经络经典理论的解读和研究更少，造成了针灸学理论的滞后，影响了针灸学术的发展。承担国家重点基础研究发展计划“973”计划（2013CB532002）的陕西中医药大学邢玉瑞团队开展了相关的研究。该团队研究认为：认识中医学概念的特征，对于正确认识中医理论的特质，构建新的中医理论体系框架，开展中医术语的标准化与中医理论的现代化研究，促进中医学术的健康发展，具有重要的意义[2]。此外，长春中医学院王富春、李铁研究团队从学说和理论概念差异的对比入手，依据科学理论的实践性特征、抽象性特征和逻辑系统性特征，对经络理论的特点进行系统分析。李铁团队认为经络具有科学理论的各种特征，属于科学理论，把经络定义为科学理论对于经络实质研究、针灸规范化研究和针灸学理论体系创新等方面均具有重要的现实意义[3]。

---

［1］茅晓．论中医传统研究方法［J］．中医杂志，2005，46（6）：409-411.

［2］邢玉瑞．中医学的概念特征研究［J］．中医杂志，2015，56（19）：1621-1624.

［3］王富春，李铁．经络是“学说”还是“理论”［J］．中国针灸，2006，26（6）：446-448.

中医学语言的模糊性、美学性、形象性、隐喻性等特征被认为不利于中医概念内涵与外延的清晰。中国中医科学院马晓彤研究团队依托国家重点基础研究发展计划973计划（2005CB523505）开展相关工作。马氏将《黄帝内经》中出现的经脉、络脉、经水、经气、血络、节、会、腧、穴、脏腑、经筋、皮部等12个核心经络相关概念彼此进行联系，并构成“经络是脉动的流体”“经络是由气血驱动的，以脉动形式运动的流体”“经络是由气血驱动的，以脉动形式运动的流体，经分支成络处为气血互动的交界，谓之节（会），具有重要调控功能”“脏腑生成与转化气血，并通过经络传输与调控气血，以保持自身的机能以及彼此间的平衡”“脏腑生成之气血通过经络传输于经筋，使之得以正常运动，从而使机体获得了行为的能力”“脏腑生成之气血通过经络传输于皮部，与环境信息进行交换，使机体内外得到和谐统一”6个层层递进的命题，他认为这些命题可进一步整合成一个有助于理解经络功能的完整认识框架，在这个框架中，能够更为准确地解析每个概念的内涵，避免误读或随意解释[1]。

范畴化是分类的心理过程，概念是范畴化的结果，词义演变的稳定性与灵活性使得范畴的内部成员、成员地位、甚至原型均随着文化的发展而产生变化。团队认为传统的语言研究方法如训诂学、文献学等，在研究注释的过程中更注重的是在不同语境中对词语表象进行描述性分析，却忽视探讨

---

[1] 马晓彤.《黄帝内经》所涉经络相关概念间基本关系的系统解读[J].中华中医药杂志，2008，23（4）：277-279.

词义之所以如此变化的内在心理机制以及概念内涵与外延在历史进程中的动态演变过程，其研究角度较为单一，存在概念词义演变内在机制研究不深入等实际情况。中医许多概念范畴在中医学发展早期偏向属于医经家经络学、针灸治疗学领域范畴，而后逐渐向药物治疗学领域发展，在此过程中中医以“虚”“实”范畴为代表的成员地位也逐渐发生了变化。在《内经》中“虚”“实”既包含可以大量表示气出气入、气不足气有余等用以指导针灸治疗的经络学概念成分，又包含表示五脏虚实、总体气血阴阳虚实等用以指导药物学治疗的药物学概念，二者均位于范畴的中心地带。而后期，表示脏腑阴阳气血虚实的药物学概念的中心地位日益突出，表示经络虚实与天时天运虚实的经络学概念则呈逐渐向边缘地带发展的趋势。现代中医“虚实”概念的研究过程中被认为普遍存在研究方法单一、史料收集范围狭窄、概念词义演变内在机制研究不深入等问题，北京中医药大学王洪弘团队认为，范畴化是逐步发展的过程，《内经》只是范畴化发展的一个阶段。在此过程中，从“虚”“实”范畴诞生，到《内经》的“虚”“实”范畴，到后期《伤寒杂病论》《神农本草经》等的“虚”“实”范畴，再到现今中医学的“虚”“实”范畴，中医“虚”“实”范畴经历了内部成员缩小、成员地位变动，与词义范畴原型转移等变化。与此相应，由理论所指导的临床实践也发生变化，并将继续变化下去，王氏团队借助认知语言学的词汇演变理论为中医概念的研究提供了新的解决思路[1]。

中医临床术语分类标准框架是中医临床术语标准化的基础，在

---

[1] 王洪弘. 基于认知语言学词汇演变理论的秦汉以前中医虚实概念历史考察[D]. 北京：北京中医药大学，2013.

国内乃至国际上传统医学领域中均无先例和具体的方法指导。在当前世界性的医疗信息标准化发展潮流中，中医临床术语标准化工作势在必行。上海中医药大学科技信息中心袁敏等研究团队承担上海市科委科技发展基金软科学项目（11692104900），并开展了“中医药临床术语分类与代码标准示范研究”研究工作，课题组通过调研一体化语言系统、SNOMED、ICD 等国外分类代码标准，以及我国的中医药信息标准化的相关工作，研究分析中医学与西医学的理论体系特点和临床诊疗思路的异同点，借鉴 SNOMED CT 的构建模式，以中医药学自身独特理论及学科特点为核心，较早进行了构建中医临床术语分类标准框架的相关研究工作[1]。

（二）传统经络理论的解读

经络理论是学习针灸的基础，正确理解经络理论对针灸学术发展意义重大。在现代经络研究成果仍与传统经络理论存在明显差距的现实条件下，如何解读经络理论受到现代针灸临床研究工作者的关注。上海中医药大学、上海市气功研究所吴焕淦团队认为从临床角度解读经络理论十分必要。团队依托上海市教委预算内项目（2011JW84）、上海市自然科学基金（13ZR1439400）等项目，以临床为视角，解读经络理论，结合《十二经脉理论临证指要》一书，从临床角度阐释十二经脉理论的构建和内涵，论述古代医家基于临床对十二

［1］ 袁敏，施毅，许吉，等．中医临床术语分类标准框架的思考与构建探索［J］．世界科学技术（中医药现代化），2012，14（3）：1599-1603.

经脉理论的认识和发挥[1]。

中国中医科学院王居易[2]从事针灸临床教学近 50 年，在研究《内经》等经典经络理论的基础上建立了腧穴结构理论，并提出了"经络医学理论"这一全新概念。该研究从经络解剖结构、生理功能、经络气化功能及特点等四个方面对其进行全面解读，提出"认祖寻根"是培育、构建经络医学理论的源泉这一重要观点。在承担北京中医药薪火传承"3+3"工程、王居易名医传承工作站建设项目（2012–SZ–C–44）基础上，王氏并提出了"经络缝隙"理论。该理论认为经络必在"皮、脉、肉、筋、骨"之间，在"缝隙"之中，为全身气血津液运行的通道，是生命活动赖以存在的条件，这与《道德经》的"无为而为"思想不谋而合。根据这个理论，经络的异常反映了疾病虚实，调整经络是治疗疾病的重要手段，而保持经络畅通为重要的养生之法[3]。

经络理论的形成和发展体现出典型的中国传统文化特有的整体思维方式，经络不仅是流通血液的"脉"或"血脉"，更是气血运行的主要通道，而经络运行气血的功能则是对阴阳、五行、藏象、气血等理论学说的必要补充和整体诠释。《黄帝内经》确立了以十二经脉的气血循环流注作为经络系统的基本框架，从而在传统中医理论的整体构建中起到了至关重要的作用，经络理论实际上成为整个

---

[1] 窦传字，吴焕淦，赵继梦，等．以临床为视角，解读经络理论：兼评《十二经脉理论临证指要》[J]．环球中医药，2014，7（5）：348–350.

[2] 王居易．"认祖寻根"是培育、构建经络医学理论的源泉和坚实的基础[J]．北京中医药，2013，32（10）：723–727.

[3] 骆璐，王居易．从《道德经》谈王居易教授的缝隙理论[J/OL]．中国针灸，2015，35（10）：1069–1072.

中医理论体系的主体结构[1]。第二军医大学附属长海医院尤艳利团队承担部队院校教育与科学研究专项基金资助等项目（JYC2009016、JYC2011036），研究团队的成果进一步揭示了经络系统是局部与整体的统一、经络的致病与治病、经络学说中的恒动律、经络学说中共性与个性的认识和经络学说的对立统一观等方面内容。

当前关注经络现象揭示经络本质仍应立足于中医基础理论这一基石的团队逐渐增多，如何正确解决经络理论研究中存在的问题，以便深入经络现象、掌握规律、探求其本质为现代相关团队关注重点。各研究团队多客观接受并充分认识到中西医学理论在认识论方面的存在差异性与相对性的事实，而如何从哲学维度探析现代中医发展走向，调适中西关系、明晰分合关系、区分道术关系的观点，以此厘清中医发展中存在的认识论方面的矛盾，是开启经络学说等中医基础理论现代系统性与独立性研究的全新视角和新途径的重要先期条件。

（三）经络理论方法学现代研究

1. 取象思维的现代研究

研究事物不能脱离它最初产生时的思维模式，西方哲学对认识论的研究历史是伴随着感性与理性、经验论与唯理论的反复争论的历史。现代的“体验哲学”是在身体经验的基础研究人类的心智与认知，同时兼具经验主义与理性主义的

[1] 尤艳利，周爽．经络学说中辨证思维浅析［J］．江苏中医药，2013，45（11）：9-10.

成分，属于一种全新的哲学理论，体验哲学被认为是两代认知科学的分水岭，主要包括心智的体验性、认知的无意识性和思维的隐喻性这三项基本原则。

“取象比类法”是中医学思维方法中最为独特与核心的一种。“象”是中国独特的文化符号，中医理论中的“取象”是采集表象，寻找事物之间的相似性，并将感性认识上升到理性认识的过程；“比类”则是由此及彼、由点及面的跨越的认知过程。可比的基础是所取之象与要比类的事物之间的相似性，“象”的来源之处是始源域，要比类的事物是目标域，象其实是联系二者之间的纽带，也就是相似性，或是某种从始源域提取出来，具有高度概括性和广泛指导性的符号，所指导的事物就是目标域，之所以能够指导，依据的是始源域与目标域之间的相似性。“取象”思维贯穿整个中医思维过程，对经络、腧穴理论的形成和应用有重要意义。中医经络理论为经络学说与藏象学说、气血津液学说在古代哲学思想指导下结合临床实践经验所形成，具体表现在其对经络、腧穴命名的构建作用，在经络理论的基本概念、腧穴的位置、五输穴的命名、穴位得气的判定等很多方面也有广泛体现。

现代团队被认为由于不理解经络等概念的由来，实际进行了很多错误理解经典的科研工作，从而陷入诠释的困境[1]。针对有关研究困境，著名科学家钱学森提出了“发展中医要从中医唯象论着手研究”的建议。河南中医药大学曹大明研究团队通过分析、对比，认为“象思维”与经络的发现有着密切的联系，“象思维”与十二经

[1] 刘霁堂，冯承飞．钱学森中医现代化思想探究［J］．科技管理研究，2015，35（22）：253–257.

脉（脏腑）表里关系的建立有一定关联，用“象思维”可以阐释腧穴主治原理，“象思维”对针刺手法的操作有一定的指导作用。研究结果显示“象思维”在中医针灸的起源、形成和发展中起到了重要的作用，而且“取类比象”的思维方法贯穿于中医学的方方面面，对于中医理论包括针灸理论的研究和应用有着重要的指导意义[1]。由第二军医大学尤艳利研究团队承担了上海市第3期本科教育高地建设和上海市重点学科等相关项目（P03110）并开展了相关研究。结果显示对于中医相关理论的研究既要学会“取象比类”，又要学会“异类不比”，而对于通过取象比类得出的结论，必须经过实践的检验[2]。西安医科大学第二临床医学院黄枢等认为与西方思维模式相比较，中国古代的经络是人体通道的表象形式，具有“重叠”性，通过结合现代对经络的研究手段与方法，归纳和对比古代经络和现代研究结果的规律性，对经络的起源和产生动态地历史地分析，可揭去了其神秘外衣，将运用现代的方式具体展现经络的内涵[3]。

2. 发生学在经络理论中的应用

“发生学”（genetic）一词，源于生物学领域的“遗传学”，本来是指17世纪以来逐渐形成的胚胎学，用来探讨动

---

［1］ 曹大明，路玫．从“象思维”浅谈对中医针灸理论的再认识［J］．中国针灸，2013，33（1）：75–78.

［2］ 尤艳利，王颖晓，姚斐．取象思维对中医经穴命名的构建作用［J］．江苏中医药，2010，42（1）：10–11.

［3］ 黄枢，刘建民，陈红．经络探源与争论［J］．中国社会医学，1994，20（3）：73–75.

植物的发生、发育和演化的问题。后来被广泛地应用于自然科学领域、社会科学领域、哲学领域、史学领域……成为具有普遍意义的研究方法之一。发生学研究方法，即是指反映和揭示自然界、人类社会和人类思维形式发展、演化的历史阶段、形态和规律的方法，它的出现和应用迄今约有250年的历史。发生学研究的主要特征是把研究对象作为发展的过程进行动态的考察，着重揭示导致对象发生、发展、变化的最重要的、本质的、必然的因素，探讨对象发生的根源、发生的基础和发生的过程。同起源研究的实证主义与经验主义相比，发生学更具有认识论和方法论的意义，其研究更具有客观性和历史性[1]。

20世纪80年代，云南省中医研究所王文敏等研究团队最早将发生学方法引入中医研究领域，王氏认为在研究中医理论时，必须非常注意整体联系，团队运用发生学方法，探讨了中医理论的形成过程[2]。20世纪90年代以后，中医理论发生学研究受到业内普遍关注，研究涉及领域不断拓宽，涵盖藏象理论、命门学说、经络学说、解剖学、精气血神、脉诊证候、病因、治法、相关概念等方面。辽宁省中医研究院梁茂新团队提出：在分析中医规范化、标准化和客观化过程中的种种症结及问题后，要消除症结、促进发展，首先必须正本清源，对传统中医学做出比较客观而确实的阐释，并进一步提出开展中医理论发生学研究的基本构想[3]。在经络理论的发生学

[1] 苏妆.《黄帝内经》腧穴理论的发生学研究[D].沈阳：辽宁中医药大学，2013.

[2] 王文敏.从发生学观点看中医理论的形成过程[J].云南中医杂志，1984（3）：10-12.

[3] 梁茂新.开展中医发生学研究的基本构想[J].中医研究，1994，7（2）：3-5.

研究方面，张天奉研究团队的研究工作则表明经络学说的发生与古代医家大量临床实践以及传统文化和哲学思想的影响密不可分。临床实践决定其产生的必然性，所受中国传统文化与哲学的影响，则决定其以什么样子呈现。前者决定其具有永恒的生命力，后者使之具有鲜明的特色[1]。

2011年国家中医药发展论坛（珠江论坛）第四届学术研讨会[2]在广州召开，5位国医大师及许多与会专家在该会上取得如下共识：发生学研究应作为中医基础理论研究的重点，让中医基础理论研究回归中医本源，厘清中医基础理论的结构框架、概念体系、思维模式，清晰揭示中医基础理论的发生、发展规律，使中医药基础理论的本质得以诠释和阐发。2013年，陕西中医药大学邢玉瑞团队全面、系统地总结了中医理论的发生学研究现状，包括藏象学说、精气血神理论、经络学说、病因病机理论、中医相关哲学理论、中医理论发生与先秦诸子的比较、诊法与方药理论的发生学研究等七个方面，发生学由此被全面界定及引入中医学研究过程。邢氏并剖析了中医理论发生学研究中存在的问题，主要包括缺乏总体规划，研究很不均衡；研究水平不高，创新急需加强；逻辑思维混乱，推理过程错误；理论诠释错误，文献引证不准等四个方面。此外，邢氏亦指出中医理论的发生学研究不能替代中医理论的创新研究，而应该与之紧密结合，以促进

[1] 关晓光．经络概念的文化发生学研究［J］．大自然探索，1992，11（39）：117-122.

[2] 陈斐然．发生学应成中医基础理论研究重点［N］．中国中医药报，2011-08-04（3）.

中医理论的现代发展[1]。

中医理论的发生学研究被认为丰富了中医理论研究的手段，深入地触及中医理论的科学内核，有关研究工作为与现代科学技术的结合提供了有利条件。中国中医科学院基础理论研究所所长潘桂娟认为，中医理论研究的重点任务，应包括理论溯源、理论归真、理论建构。中医理论发生研究即是解决这一问题的重要方法之一[2]，或成为今后研究中医理论的方向与趋势。

3. 认知语言与隐喻学知识系统在经络理论研究中的应用

如果人类基本的躯体经验具有普遍性，那么人类的语言也应该具有共性。语言在很大程度上依赖于人类的躯体经验，这种经验包括物理的、认知的以及社会的经验。认知语言学是最早真正研究大脑中语言机制的学科，该学科经历20世纪60年代末后现代主义思潮洗礼，诞生于70年代，发展于80—90年代，至21世纪逐渐成为主流的新兴语言学流派，涉及诸如哲学、心理学、逻辑学、认知科学等学科。该学派产生于对形式语言学转换生成语法的反对，相对于从结构上描绘“语言是什么，怎么样，它更关注于阐释语言事实背后的认知规律，即“语言为什么会这样”。目前认知语言学仍处于蓬勃发展期，尚未最后形成一个完整的系统学科[3]。

隐喻是人类认识世界的基本思维方式和认知事物一种不可或缺

---

[1] 邢玉瑞．中医理论发生学研究述评（四）[J]．陕西中医学院学报，2013，36（3）：1–4.

[2] 赵争．马王堆汉墓古脉书研究综述[J]．中医文献杂志，2014，32（4）：60–64.

[3] 曹燕萍，姜孟，陈丽慧，等．认知语言学内部转向——认知社会语言学的兴起[J]．重庆工商大学学报（社会科学版），2011，28（4）：125–131.

的工具。它将两个或两类具有相似性对象进行比较，透过熟悉认识的事物来了解不甚熟悉的事物，从已知的领域跨越到未知领域。随着认知语言学的兴起，隐喻研究成为认知语言学的热门领域和认知范式的研究焦点。近年来，有关隐喻研究如火如荼，从传统修辞学逐渐成为语言学、哲学、心理学、文学批评、翻译学、符号学等众多学科的研究对象，越来越多的学者尝试从多学科的角度探索隐喻的性质、功能和运作机制。从自然科学、社会科学等对隐喻的各项研究表明，人们越来越深切地意识到隐喻在人类认知活动过程中具有不可低估的作用。事实上，认知语言学具有可以跟其他学科进行交叉性研究的特点，隐喻理论也为中医语言和概念的研究提供了独特而崭新的视角[1]，被认为既是东西方文化交融的一个重要载体，也是自然科学与社会科学的一个十字交叉点。研究者认为从隐喻角度研究经络等中医经典理论，对于针灸学术与文化的诠释、理解、传承与交流在未来大有裨益；同时，因为隐喻可以创造相似性，对于经络经典理论的创新性理解与现代创新性研究也可以起到相应的推动作用。

中医语言是一种基于隐喻认知的语言，中医理论学家认为在今后相当长的一段时间内需要做的主要工作，可能就是对中医语言的分析。北京中医药大学贾春华团队依托国家自然科学基金项目（30772699、30973971）、国家中医药管理局资助项目（06-07JP07）等课题，重点开展了基于认知科学相

[1] 肖建喜.隐喻对针灸学经典理论建构的研究［D］.广州：广州中医药大学，2011.

关理论、应用隐喻认知语言学方位隐喻、实体隐喻、结构隐喻等相关概念对中医语言进行分析的研究工作。该研究团队基于《内经》“五脏之道，皆出于经隧，以行气血，血气不和，百病乃变化而生，是故守经隧焉”等相关理论，提出中医通道理论，以人体五脏、经隧、行气血，这三个组成要素就是中医人体通道系统的主要架构，其中经隧则指人体内部的通道，人体的内部道路从不同角度将通道的类别加以界定，就有不同的形式，但概念内涵是相同的，都泛指气血津液运行和代谢的道路，三焦、经络两者皆具有通道的特性[1]。

在隐喻的逻辑角度方面，北京中医药大学王顺治所在研究团队从以五脏为核心的脏象系统，在过程中以相似性为前提，通过逻辑推理，类比替换和映像让人体的通道系统和自然界之水文气候系统两者形成类比关系，进行两类对象之间比较，能类比的部分包含两者间的结构、功能、模型等方面。后期在类比迁移的过程中，进而推导出中医体系中构建出的三焦、经络，也就是人体气血津液运行的通道，具有从已知来推导未知，获取新知识的功能。“气化”理论体现对人体结构和功能的统一，加上人体内部的通道联系，可以建立起人体通道系统，该系统主要在气化理论的基础上，以三焦、经络为通道主体，作为气血津液循行路线及循环往返过程[2]。

在针灸经络学研究方面，广州中医药大学许能贵教授研究团队在对国际国内隐喻认知及其与中医学的研究进行综合文献研究的前提下，开展针灸学“取象比类”与隐喻对比研究，以国际研究热点

---

[1] 贾春华.中医理论思辨录[J].北京中医药大学学报，2010，33(7)：441–443.

[2] 王顺治.“中医通道理论”的隐喻认知研究[D].北京：北京中医药大学，2016.

隐喻为研究工具，基于隐喻的建构理论，以针灸学经典理论中的《内经》和《难经》为主选择部分语言和思维为研究对象，再运用隐喻理论对与针灸学密切相关的中医基本学说及经络理论体系本身进行还原性解构，从多学科角度对针灸学运用隐喻建构自身经典理论体系的原因和意义进行探讨。研究最终结果显示：中医学的取象比类被认为是一种隐喻认知思维，隐喻思维建构了与针灸经络学密切相关的阴阳学说、五行学说、藏象学说、精气说等中医基本概念。而经络的本义，即古人所指的“经脉”，为“天人相应”思想指导下隐喻的血脉，是在一定的临床观察和解剖实践的基础上，依靠隐喻建构而成与藏象一样的中医学方法论工具。

团队有关隐喻的工作被认为从根本上建构了针灸学经典经络学理论体系，而通过运用现代隐喻学知识系统使针灸学经典理论得到了进一步的梳理，从而还原经络学的本来面目。“得气说”和“标本说”为许氏团队所提出的两种现代经络新学说，其中“得气说”认为经络的起源与“气”大有关系，中医学上的“气”概念由自然界的云气隐喻而来，因其与后者在具有流动性而无形可见方面构成相似，喻指一种具有流动性而无形可见的物质或能量。而“得气”的“气”是对施行针灸或练功后体内具有传导性的酸、麻、胀、重、热、凉等甚至一种无可名状感觉的隐喻，“得气”本身也是一个隐喻，喻指被一种无形的物质所吸住，也叫“气至”；导引或行气的功法叫作“气功”，而气运行的径路隐喻为“经”。研究团队认为，经过长时期的临床观察和实践总结，包括腧穴主治功效的积累，体表病理现象的推理以及解剖生理知识的启发等，医家们逐渐了解到人体内部具有复杂而有规律的联系通路，从而有了“经络”的起源。

研究团队所提出的“标本说”认为十二经标本原是脉诊部位，因下部腕踝处脉可诊人体远处病症故称“本”，相应的上部脉则称作“标”或“末”。人们后来发现，上下标、本脉可以诊断相同的病症，而刺灸这两处又能治疗相应的病症，所以就认为上下标、本脉皆出于同一条脉。研究团队认为，古人将上下相应的标、本脉相联系，形成最初简单的“两点连一线”的经脉循行线。之后在最初的经脉循行线上发现了更多的脉动处，连接同一条线上的这些脉动标志，从而使得经脉循行线的描述更加具体，于是其循行线从最初只有起点、终点两点连一线的最简单形式逐渐形成两点以上的多点连线，从而形成经络概念。

应用阴阳学说来进行建构的经络学说亦被研究团队认为是一种结构性隐喻，而“十二脉”与“二十八脉”的流注模式被认为是在“天人相应”思想下削足适履隐喻比附十二天之大数与二十八宿而来。在许氏团队看来，建构针灸学经典理论的阴阳、五行、藏象、精气学说到针灸学经典理论体系中的经络、腧穴、刺法灸法、治疗学等子系统方面无不被认为与隐喻密切相关[1]。

（四）经络理论现代科学实验与实地调查法应用

1. 科学实验研究方法

经络研究领域一直受到现代生命科学研究的关注，国内外学者在各个科学领域内应用不同的手段和方法、从不同的角度对经络进

---

[1] 肖建喜，许能贵，易玮．论经穴命名中隐喻思维的应用［J］．长春中医药大学学报，2011，27（5）：697–699.

行了深入的研究。南京中医药大学第二临床医学院张树剑团队追踪近现代针灸学者朱琏的学术思想，并与同时代针灸学者进行比较，研究结果显示民国以来针灸学术思想呈现着明显的科学化实践倾向，而以朱琏为代表，这一科学化的思想延续至中华人民共和国成立早期。研究团队认为基于经络学理论的针灸学其所体现的学术思路与以朱琏为代表的科学化方向殊途，而针灸学教育与学术理论的基本路径由此转折[1]。

自20世纪50年代开始，我国现代经络团队结合不断发展的现代科技实验研究手段，寻找经络的客观指标，以揭示其客观实质。其中以“七五”“八五”“九五”国家攀登计划、973计划等标志着现代经络研究遂达到高潮。相关研究过程大致可分为3个历史阶段：① 20世纪50年代中期至60年代中期，主要进行经络形态学研究和皮肤电现象的观察；② 20世纪70年代初期至80年代末期，主要进行循经感传等经络现象及其机制的研究、经穴脏腑相关及其联系途径的研究、经脉循行路线的客观检测及其物质基础的研究；③ 20世纪90年代初至今，结合多种现代科技手段对经络的实质进行研究。

多年的现代经络现象研究结果显示，现代科学技术与方法一方面在一定程度上肯定或再现了经络现象，对引起这种现象的科学机理的初步探索取得了一定进展。但另一方面，经络的本质和针灸的机理尚不能完全被现代科学所解释，基于现代科学体系的经络理论构建亦未完成。因此，讨论对经

---

[1] 张树剑. 近现代针灸科学化实践与转向——以朱琏为中心[J/OL]. 中国针灸，2014，34（10）：1009-1015.

络理论的研究方法学自身的新进展、新发现，一直是为今后更好地理解经络的本质等命题的重要前提[1]。

20 世纪 80 ～ 90 年代，运用科学实验方法成为中医基础理论研究的发展趋势。研究者主要通过建立动物模型来阐明和发展理论，实验研究的应用改变了以往以临床经验升华为理论和注疏文献发展理论的动力机制。孟庆云等研究者认为以动物模型为核心的实验研究，使中医学充分利用现代生物学知识，将中医“证”的认识与形态学乃至微观结构、生化、免疫等有关学科结合起来，扩大了中医学理论的内涵[2]。

另外，中医理论现代研究被认为存在着以下 4 个误区：①过分强调中医理论的现代实验研究，这一误导冲击了对中医理论自身规律的研究，动摇了对传统中医理论如经络实质、经络现象的科学性的信念，削弱了经络等中医理论对临床的指导作用；②在中医基本概念尚不清晰的状态下进行现代实验研究，中医理论的现代研究不能脱离中医固有的概念，而在弄清这些概念的内涵之前，为此而进行的一切现代研究都可能是徒劳的；③追随西医学的发现，亦步亦趋的证实性研究，这类研究从根本上抛弃了中医理论的优势，不仅不能使中医学的理论得以证实、得以发展，反而会使经络学理论等中医学术在西医学面前越来越萎缩，显得苍白无力；④缺乏明确目的的研究，部分团队认为目前所进行的某些中医基础理论现代研究，缺乏明确的研究目的，对传统中医理论、对中医临床治疗、对现代

---

[1] 刘荣．经络研究方法之刍议［J］．黑龙江中医药，2010，39（5）：37–38.

[2] 孟庆云．当代中医基础理论研究的发展趋势［J］．中国中医药信息杂志，1994，1（6）：41–42+11.

西医学，乃至对未来整个生命科学研究均无意义[1]。

2. 实地调查法

实地调查法，又称现场调查法、现场研究法、田野调查法等，为针对某一社会现象或问题，按照事先确定的计划，在一定范围内进行实地考察，搜集资料，从而发现社会事实、探寻社会现象或问题的原因及其内在规律的研究方法。在维基百科中相关的定义为“实地调查法是指在实验室、图书馆等以外收集信息的一种研究方法”[2]。实地调查法强调在实际社会生活中的亲自观察和访问，侧重对少数调查对象或个案、典型案例等进行深入、细致的调查，以期获得直接的感性认识，然后上升到理性认识。实地调查法不太关心群体特征，不将总体的一般性特征作为研究的终极目标。实地调查的方法形式主要包括现场直接观察、访谈、座谈等方法，被广泛应用于社会学和经济学、动物学领域。如社会学家通过访谈以了解地方语言和社会关系，经济学家对个人消费行为的观察，生物学家在野外观察动物在自然环境下的行为。近年来该方法也逐渐应用于公共卫生领域，如健康行为、健康管理要素的调查等。

实地调查法也受到中医理论研究人员的关注，中国中医科学院胡镜清研究员承担国家重点基础研究发展计划（2014CB542903）“实地调查法在现实中可与现代的研究方法

---

[1] 刘昭纯．论中医理论现代研究的误区［J］．山东中医药大学学报，1997，7（4）：35–39.

[2] 胡镜清．实地调查应该成为中医基础理论研究的基本方法之一［J］．中国中医基础医学杂志，2014，14（12）：1597–1599.

互为补充”研究工作[1]。团队相关课题研究结果显示该方法有助于进一步汲取民间中医药鲜活的实践经验与原创思维的营养，有助于进一步培养实事求是的科学精神，营造学术争鸣的研究氛围。经络为大量临床经验基础上所发现的沟通体表与内脏的具有相对性的联系，实地调查法有助于进一步理解经络理论产生的背景与其特征。

长期以来，对于经络的实质以及如何解释临床的经络现象为国内外学者所关注的核心问题。经络基础理论具有中医学独特的研究方法和思维体系，现代经络中医基础理论体系的研究则融合了不断发展的现代科学探索方法和思维方式[2]，现代经络学研究方法除传统的文献整理研究方法外、亦包括临床研究方法、实验研究方法、理论思维方法以及哲学、文化或艺术的方法等。相关团队并认为加大基础研究的经济投入，而建立开放式研究基地和专家咨询机构则被认为是保障经络基础理论现代研究的工作基础[3]。

（赵燕平）

---

[1] 任秀梅．中医哲学发展走向论辩［J］．中医药导报，2010，16（9）：3-5.

[2] 李德新．论中医基础理论现代研究的基本方法、研究重点与工作机制［J］．世界科学技术，2004，6（4）：39-43+86-87.

[3] 马路，刘红．论中医学的科学性与艺术性——关于中医基础理论研究方法的思考［J］．中国中医基础医学杂志，2002，8（8）：30-32.

第三章　经络实质研究

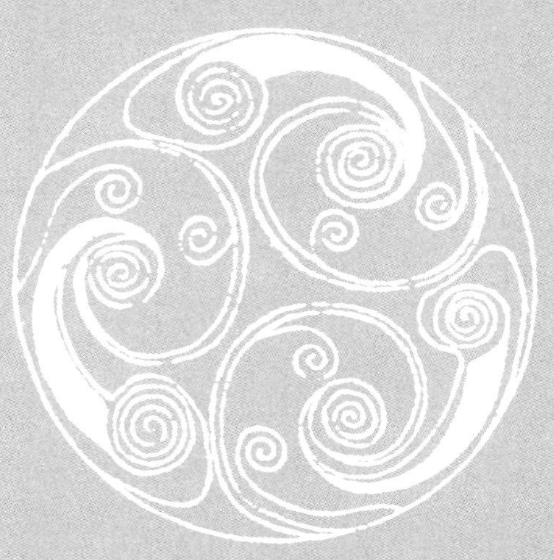

一、资料检索与分布情况

以“经络实质”为主题词或关键词检索中国知网（CNKI）、万方、维普、中国生物医学文献数据库，时限为从该数据库最早收录时间至2016年9月，共可检索到各类文献1447篇，其中以“经络实质”为主题词+“基金”检索，共检索到国家自然科学基金68篇，国家重点基础研究发展计划（973计划）26篇，攀登计划13篇，上海科技发展基金6篇，福建省自然科学基金4篇，国家高技术研究发展计划（863计划）3篇，福建省科委基金3篇，上海市重点学科建设基金3篇，陕西省自然科学基金3篇，北京自然科学基金3篇，国家科技支撑计划2篇，国家科技攻关计划2篇，国家科技支撑计划2篇，江苏省普通高校自然科学基金2篇，广东省科技攻关计划2篇，高等学校学科点专项基金2篇，科技基础性工作专项计划基金2篇，天津市高等学校科技发展基金2篇，江苏省自然科学基金2篇，山东省中医药管理局基金2篇，江苏省科委社会发展基金2篇，中国博士后科学基金2篇，湖南省自然科学基金2篇，湖南省社会科学基金2篇，黑龙江自然科学基金2篇，霍英东教育基金2篇，教育部留学回国人员科学基金2篇，贵州省科学技术基金2篇，广东省中医药管理局基金1篇，陕西省科委基金1篇，天津市科学基金1篇；以“经络实质”为主题+“机构”检索，共检索到安徽中医学院40篇，中国中医研究院针灸研究所29篇，北京中医药大学28篇，上海中医药大学27篇，福建省中医药研究院22篇，广州中医药大学21篇，南京中医药大学20

篇，天津中医学院20篇，陕西中医学院19篇，南方医科大学18篇，中国中医科学院针灸研究所16篇，天津中医药大学16篇，中国科学院生物物理研究院15篇，皖南医学院15篇，辽宁中医学院15篇，湖北中医学院15篇，中国中医科学院14篇，成都中医药大学14篇，河南中医学院14篇，河北医科大学13篇，山东中医药大学12篇，中国中医研究院12篇，辽宁中医药大学11篇，北京中医医院11篇，山东中医学院10篇，西安交通大学10篇，华中科技大学同济医学院9篇，厦门大学9篇，北京农学院9篇，贵阳中医学院8篇；以“经络实质”为主题词+“学科”检索，共检索到中医学1034篇，医学教育与医学边缘学科52篇，生物医学工程22篇，畜牧与动物医学21篇，生物学15篇，医药卫生方针政策与法律15篇，外科学14篇，仪器仪表工业11篇，神经病学11篇，基础医学10篇，人物传记9篇，自然科学理论与方法8篇，中西医结合7篇，临床医学6篇，肿瘤学5篇，科学研究管理4篇，心血管系统疾病4篇，电信技术3篇，高等教育2篇。根据预先设定的纳入排除标准，剔除重复出现的文献，最后纳入以经络实质为主题词的论文73篇。各基金、机构、学科具体分布情况如下。

1. 基金分布情况，见图3–1。

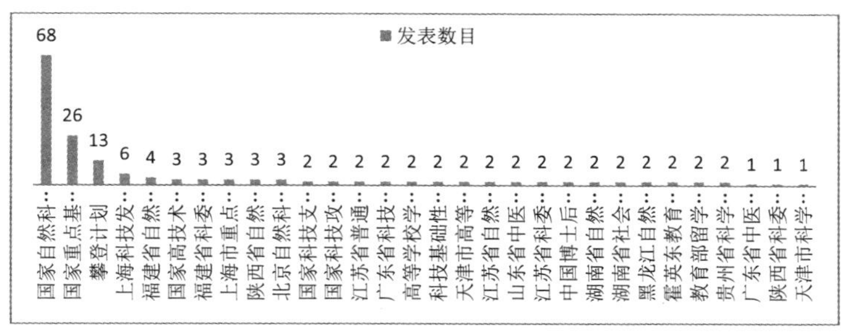

图3–1　经络实质研究基金分布情况

2. 机构分布情况，见图 3–2。

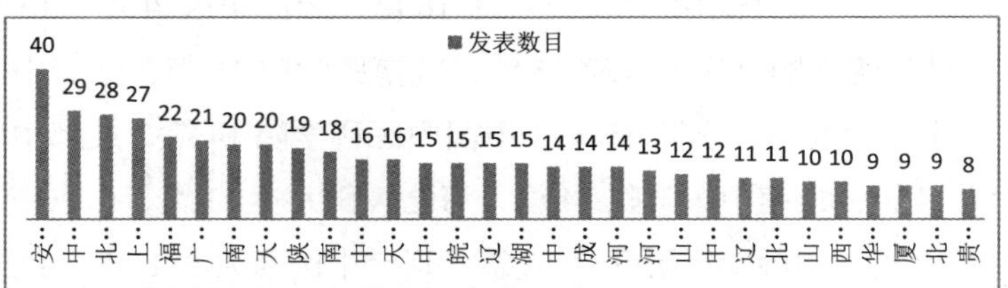

图 3–2　经络实质研究机构分布情况

3. 学科分布情况，见图 3–3。

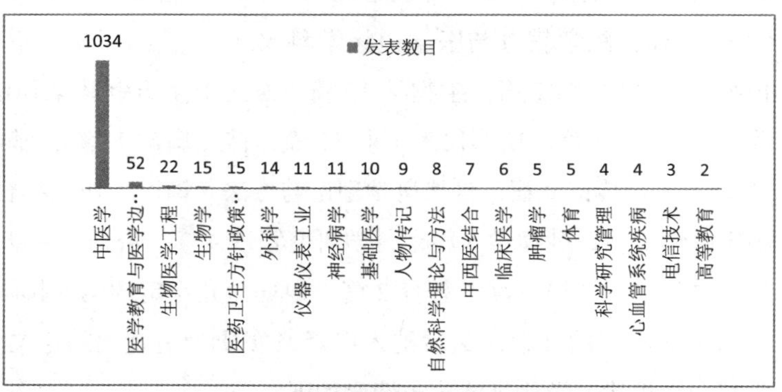

图 3–3　经络实质研究学科分布情况

从上述分布情况可以看出，在所获相关基金检索结果中，仅国家基金、国家计划对经络实质的研究就占了 68%，一定程度反映了国家对经络实质研究的重视。另一方面，经络实质研究并未局限于某些大型研究机构，而是各所中医院校、中医研究院百花齐放，反映了经络实质的研究热度与各单位对其研究的重视。在学科分布方面，主要集中于中医学学科，提示多学科的交叉融入、信息的交流共享仍有待进一步加强。

二、经络实质研究概况分析

经络实质研究一直是中医学现代化研究的重要课题，1956 年经络实质研究首次列为全国自然科学发展规划重点项目，1964 年中医研究院专门成立了针灸经络研究所，负责开展针灸经络的专项研究。在当时针刺麻醉在世界范围内引起巨大反响的背景下，1986 年“十四经的循经感传、循行路线的检测及经络实质的研究”被列为国家科委“七五”攻关课题。1990 年“经络的研究”被国家科委列入“八五”和“九五”攀登计划……数十年以来，有关经络实质的研究项目已开展百余项，中医学、西医学、物理学等多学科学者们尝试着从不同的视角、应用不同的研究方法试图解释经络现象相关问题，并先后提出了几十种假说。近年来，随着科学技术的发展，对于经络实质的研究创新层出不穷，体现在多学科交叉、多中心研究、多机构参与等方面，大大丰富了经络实质的理解与认识。然而，纵使有关经络实质的各种假说已深入研究多年，学术界对于其形成的组织基础、确切机制尚未有统一的结论，但对经络实质的存在基本持肯定态度，并针对经络现象提出了多种假说。纵观这数十年已有的研究成果，可总结为如下内容。

（一）经络与电磁理论学说

中华人民共和国成立以来关于经络的电磁实验研究层出不穷，许多学者通过不同层次的实验仪器都观察到在“循经感传”的过程中机体发生着一定的电磁变化，经络现象被认为与机体生物电磁变化密切相关。

1. 生物电现象

现代生物学理论认为机体内充满着各种性质不同、大小不等、速度不一的生物电解质，机体的全部液体（血液、淋巴液、组织液、胞内液）都具有不同程度的导电性。机体中全部胶质粒子都具有性质不同、能量不一的电荷，机体中无论何种组织、器官、系统无一不具备着对与其本身相应的适宜的电刺激发生反应的特性。1963 年，湖北省中医学院、湖北医学院刘绍篪等[1]研究者较早提出经络现象的本质就是机体的生物电现象。经络现象的本质被认为是整体性的生物电现象，其同有的规律表现在：生物机体体表的生物电流有一定的方向、强度、空间上的稳定性和时空上的易变性。其在内与各个内脏的变化紧密相关，在外与宇宙间强大的电磁场随时感应。研究者认为，经络中的“气”不是什么别的，正是自然界中包括人体本身内部的电磁波。所谓阴阳乃指阴电阳电之电学现象。而从电针的确切疗效、得气的触电感等现象则可论证生物电在经络现象中的主导作用。与此同时，程建等研究者提出生物电的理论基础在于机体的所有体液都存在电荷粒子，电荷粒子通过细胞内外的电荷平衡发挥着电刺激的作用，从而产生一定的生物电现象，古代科学受限于条件，故只能暂时称为经络。程氏[2]根据《内经》记载的和太极拳修炼者真气在体表运动时的生理现象，结合现代医学的研究成果，运用生物电原理对真气、经络、经脉和循经感传的实质开展了研究工作。研究通过检测太极拳修炼者真气在体表

[1] 刘绍篪，刘建军．从现代关于经络现象的研究来看经络的生物电学本质［J］．上海中医药杂志，1963（11）：11-14+42.

[2] 程建．真气、经络、经脉和循经感传实质研究［J］．中国中医药现代远程教育，2015，13（23）：145-149.

运行时的状态所获结果，认为真气是钙离子运动的结果，钙离子与 α－肾上腺素共同构成人体的先天真气，经络是皮肤中的肾上腺素分泌的循环系统。经络针刺时会引起皮肤中的交感神经系统和血管中的自主神经系统兴奋，在大脑皮层会形成感觉投射系统，产生钙离子运动，从而形成循经感传，直到机体的生物电运动和内分泌达到下一个平衡才停止。

2. 电磁振荡与电化学震荡论

北京市第六医院、兰州医学院、北京市第六医院等多家研究单位合作，开展了相关工作，其中李定忠团队[1]等以 50 年的临床实践和大量的实验研究为基础，汲取国内外的相关资料开展研究，团队认为：经络是按照先天基因固有程序和规律客观存在的，并且经络存在的状态并非一成不变而是动态过程，循其固有程序和趋病模式相对稳定的低阻通道运行。经络运行方式以十四经为主干线呈对称性或交叉对应性，如环无端地双向传输。经络实质是电磁振荡和电化学振荡的循行流，经络现象是通过人体物质系统发挥电磁振荡和电化学震荡来实现。同时，团队认为经络的物理特性具有类似“量子”的波粒二象性特征及海森伯原理的不确定性。经络的运行方式则是以十四经为主干线呈对称性或交叉对应性、如环无端地双向传输，循其固有程序和趋病模式相对稳定的低阻通道运行。李氏还指出经络的调控机制包括电磁场对“振荡网络”的自反馈调控、大脑的宏观调控、体液－神经系统调控以及钙离子调频波和钙调素为介导的调控。经络通过这样的调节作用，实现机体物质和能量信息的

[1] 李定忠，傅松涛，李秀章 . 关于经络实质的探讨——关于经络的理论与临床应用研究之三［J］. 中国针灸，2005，25（1）：57–63.

沟通联动，从而达到双向调节机体器官、系统生理功能和调制病理状态的作用。

3. 电生理线路系统论

北京中医药大学朱汉章研究团队[1]综合前人对经络实质的认识，提出经络是人体另一个重要的生理系统，即电生理线路系统，其物质载体是微量金属元素链，并以此传递信息与电能，从而保证全身气血、能量的流通与运行。朱氏对经络的认识首先是从进化论角度，解读电生理线路系统的起源和发展，他认为，电突触这种功能单位就是经过漫长的进化从神经系统中分离出来并不断完善独自形成电生理线路系统，并与神经系统密切联系、分工合作。研究者发现在十二经脉和任脉的 324 个穴位中，其穴位下或针体附近有神经支配者为 323 穴（99.9％），充分证明了二者的密切相关性。同时，朱氏应用电生理线路系统理论，解释经络现象并解读经络诊治疾病的原理。他认为电生理线路从脑部分出后其主干线的分布就是古典医籍提到的十八条经脉线，线路的主干线又分出各级支线就是经脉的各级分支（络脉、孙络、浮络、经别等），各线路间存在复杂而不紊乱的联系。朱氏亦认为穴位是电线路的交叉点和控制器，对本经以及本经和其他经脉之间起着调控作用，故穴位处易出现问题而导致电线路紊乱出现局部或全身症状，因此在穴位处施以某种刺激就可以将紊乱的电线路进行调整而达到治疗疾病的目的。在正常情况下，

[1] 田存好，朱汉章．关于经络实质的探讨［J］．科学之友，2007（4）：58-59.

电生理线路与其密切联系的神经及其他组织协调工作，各自发挥自己有用的正常功能。

4. 神经电场论

上海中医药大学谭春雨研究团队[1]承担上海市教育委员会科研项目（08CZ047）、上海市重点学科建设项目（T0305）等研究工作团队在探讨感传经络的循经性带电小分子富集、低电阻、同位素迁移、肌电现象、导声性、热辐射、磁现象、光电特征等物理性生理病理现象基础上，提出循经感传“实则是一种神经兴奋反射活动，带电生物小分子物质通过刺激相应经络，形成感传性神经电活动”等相关理论。该理论认为形成经络感传性神经电活动的直接刺激因子是机体感传相应部位带电生物小分子物质的富集。导致循经性带电生物小分子物质富集的根本原因是人体神经纤维因为其独特的电生理学机制及其分布走行规律，形成了能够促使带电小分子物质循经性富集的生物性电源电场，循经性电场是由经络临近部位不同空间多条神经生物电活动所形成的一条等电势平衡线。该团队根据此现象总结出神经电场论相关概念与理论，并提出不同空间的多条神经生物电活动共同构成一条等电势平衡线，即循经性电场。

5. 生物电能论

天津464医院商振德[2]团队利用人体细胞膜电学特性对十二经脉的循行路线、针刺镇痛和针刺麻醉的机制、感传循经停顿现象、感传性质及感传宽度等经络现象进行解释，并提出经络就是独立于人

---

[1] 谭春雨 . 基于神经电场理论的经络本质探讨［J］. 中国针灸,2010,30(10):835-839.

[2] 商振德 . 经络的本质——人体生物电循环传导系统［J］. 中国针灸，2011，31（3）：277-280.

体已知九大系统的另一个系统——人体生物电循环传导系统，经络则是通过生物电能实现“循经感传”。商氏并认为细胞膜放出的正电能量是穴位产生生理作用的物质基础，而细胞间的蛋白多糖及胶原蛋白则是生物电能的传导载体。生物电能够依照特定的蛋白质按照特定的线路、方向在人体进行传导，形成的路径与经络相吻合。这种特定的传导线路也就是经络的传导方向。同时，他们认为穴位就是周围神经同其伴行血管形成的神经血管束发出分支切入组织的点，针刺这些神经组织使这些神经支配的靶细胞群细胞膜产生大量的膜电容放电，所释放的正电能量就是针灸治病防病的物质基础。

6. 电磁辐射场干涉理论

山东省医学科学院韩金祥[1]研究团队基于德国生物物理学家 Popp 等提出的相干性理论假说（生物系统内高度相干的电磁场可能是活组织内通讯联络的基础），通过简化模型的理论计算与实验研究，推测经络存在一定的光子辐射场，具有非局域相关性的特点。该经络干涉假说提出经络现象实质为机体内发生干涉的现象，其干涉聚束构成整体的立体性网络，而经络则是其在生物体表（当相半反射面）形成的强弱相间的条纹（聚束），这些条纹携带相关脏器的生物信息，从而将机体内组织器官有机联系起来。

7. 321 集成理论

广东省中医药科学院、广东省中医院、湖南师范大学生

[1] 韩金祥．基于生物光子相干性理论的经络本质探讨［J］．生物医学工程研究，2010，29（3）：147-151.

命科学学院蛋白质化学与发育生物学教育部重点实验室等多家机构合作，共同承担了湖南省科技厅重点项目（06FJ3001）：羰基应激在衰老机理与睡眠生化中的重要作用、国家高技术研究发展计划（2008AA02Z411）：针对亚健康的药物分子设计等课题的研究工作。项目成员印大中等[1]研究者通过实验分析比较动物神经系统的进行衍进，特别是日渐成熟的植物信息传导系统的研究成果，将生物体信息传导系统分为“三个系统”“两种类型”，简称“321 集成理论”。其中，三个系统（水平）为：大脑相关高级神经系统（神经水平）；没有神经结构但可以传递生物电信号和递质的导管相关信息传导系统（导管水平）；细胞间以及细胞与环境间的电信号与理化物质传导系统（细胞水平）。“两个类型”指生物体内的信息及其传导媒介主要可分为电信号以及化学信号两大类型。研究团队认为经络相关的信息传导机制为上述“三个系统”“两种类型”作用的一个有机整体集成，该理论能够解读错综复杂的经络现象及针灸防病治病的机制。即在“321 集成理论”框架下，针灸通过对所有 3 大信息传导调控系统发生作用，通过电子、化学物质把调节信号传送到机体各个组织中，使相关区域或病变区域内组织改变内分泌性状、恢复机体平衡和增强应激防御反应，来抵御失衡所造成的损伤以便恢复健康。

（二）络病学说与三维立体网络系统

中华人民共和国成立后几十年来经络的实质研究主要围绕经脉的结构基础、循经感传现象等内容为主体展开，络脉的研究和讨论甚少。河北省中西医结合医药研究院、国家中医药管理局重点研究

[1] 印大中，赵林立．从“植物神经生物学”和动物神经进化看经络的生物学本质［J］．世界科学技术（中医药现代化），2009，11（5）：670-678.

室（心脑血管络病）、河北省络病重点实验室吴以岭[1]院士牵头的研究团队通过20多年对经络络病理论的研究，在《内经》和《难经》的基础上，提出经络是广泛分布于脏腑组织间的庞大网络系统，其基于一定的空间分布规律，通过不断细化分层，按一定的时速与长度发挥其“行气血而营阴阳”的生理功能，即所谓“三维立体网络系统”[2]，有关工作获得国家重点基础研究发展计划资助项目（2005CB523301；2012CB518606）等相关课题的资助。吴院士通过深入解读络脉、脉络的概念内涵，提出《难经》“十二经皆有动脉”中所言“脉”即为血管，与现代医学的血管系统具有高度相关性。脉络作为经络中的分支，包含了现代医学的细动静脉乃至毛细血管输入与输出之间的血管襻。气为血帅，血为气母，气作为维护血液运行的动力，其内涵不仅包括了心脏的收缩泵血功能，也包括了血管正常的舒缩功能，以及参与血管舒缩与血液运行的多种神经体液调节功能。在此基础上，继承叶天士对络脉的认识，即“凡经脉直行，络脉横行，经气注络，络气还经，是其常度”。立足于经络运行的时间、长度、功能与现代医学的神经传导速度、血液流速相似，根据三维立体网络系统，提出了络病学说，并建立”络病证治”体系，从而对不同络病开展辨证论治。吴院士根据上述理论，立足于“以通为用”，研制出流气畅络药、化瘀通络药、散结通络药、

[1] 吴以岭，魏聪，贾振华，等.脉络学说概要及其应用[J].中医杂志，2014，55（3）：181–184.

[2] 吴以岭.络病理论体系构建和其科学价值[J].前缘科学，2007，2（2）：40–46.

祛痰通络药、祛风通络药、解毒通络药、荣养络脉药等七大类药物，其中通心络胶囊、参松养心胶囊等药物更是在海内外取得良好的治疗效果。

（三）经络与筋膜学说

筋膜学说是近年来由我国学者南方医科大学原林教授团队提出的经络新概念。原林团队[1]依托于国家重点基础研究发展计划973计划课题（2007CB512705）与广东省科技攻关项目（2006B35605013）的支持，开展了相关的研究工作。团队基于对筋膜结缔组织的发育生物学回顾，提出一个独立于人体传统九大系统之外的新功能系统，即筋膜系统的新理论。该系统能够发挥机体的自体监控修复与支持储备功能，其细胞学组成为结缔组织中的活性细胞（间充质细胞等），组织学构成为结缔组织，解剖学结构为全身的筋膜支架。其基本功能是使生物维持较长的生命周期并通过细胞信号传导、分子扩散、神经反射调节、神经内分泌调节、自身免疫调节和细胞组织修复等环节维持机体内环境的稳定。人体筋膜系统被认为可能是中医学中经络的生物学基础，其中“穴位”是筋膜支架上富含神经感受器和活性细胞而能接受刺激产生较强生物信息的部位，“经脉”为“穴位”间具有解剖学结构相连或神经传入接近的筋膜结构，各种针灸疗法通过对人体筋膜结构产生机械刺激，从而激活、强化筋膜系统发挥自体监控修复与支持储备功能探讨中医经络实质及针灸作用机制。原林教授团队开展了大量的关于经穴的数字解剖学实验研究，如在国家“863”计划数字人项目研究过程中，采用高精度冰冻切削、数

---

[1] 王春雷，吴金鹏，王军，等．筋膜学说解读中医经络实质及针灸作用［J］．中国中医基础医学杂志，2008，14（4）：312-314.

码图像采集方法收集整理了正常人体的整体形态学数据信息，并结合人体图像数据库系统完成了人体特定组织成分的三维重建，特别是筋膜组织的重建。通过这一数字解剖学技术，开展了国标人体 14 条经络 361 个经穴的进针部位和深度研究工作，结果发现人体绝大部分穴位的针刺部位均位于筋膜内的不同层次，其中位于肌间隔和肌间隙结缔组织者最多，其次是真皮致密结缔组织层和皮下疏松结缔组织层，少数位于肌肉表面疏松结缔组织（深筋膜）和内脏器官内、被膜和内部间隔结缔组织。团队进一步对该筋膜支架断层图像上筋膜汇集区进行选择性标记和三维重建，发现了与古代经络记载走行相似的线性结构，并得到随后的影像学、解剖学、分子生物学实验印证。从筋膜学的观点看，针灸疗法的作用机制就是通过各种机体外部理化因素（针灸等）刺激筋膜上较强生物信息点，从而激活、强化筋膜系统，促进其发挥自体监控修复与支持储备功能，期间可能有来自机体内部高级神经中枢的神经调控参与的成分（如气功、导引等配合意念锻炼的疗法）。针刺等各种针灸疗法使受刺激穴区局部筋膜结构发生生物性态改变，产生生物信息（主要是神经电信息和化学信息，包括机械牵拉引起筋膜内丰富的神经末梢和各种感受器发放神经电信号，促进组织细胞释放化学信号），造成微循环、基膜通透性、受体构型、通道开闭、信号转导等一系列生理生化改变，激活并增强筋膜系统的自体监测与调控功能，调动筋膜中储备的干细胞向功能细胞分化发挥修复损伤作用，在神经系统和免疫系统的参与下，调节人体功能细胞的生命活动（修复和再生）和机能活动（活性程度），从而达到针灸治疗疾病的作用与之相应。温州医学院楼新法团队[1]依托温州市科研计划资助课题（S2002A076）在前期穴位解剖研究的基础上，选用经红色乳胶灌注固定的成人男女标本各1例，进行穴位定位和断层解剖研究，结果发现穴位的分布多集中在神经血管束或含有血管神经的筋膜结缔组织，这些部位能完成气血输注的过程，针刺时的刺激能够使相应血管神经的结缔组织筋膜牵拉震动产生得气感。

（四）经络与循环相关性学说

1. *微循环血流灌注论*

福建省中医药研究院经络研究室许金森研究团队[2]等通过血流动力学监护仪，对针刺内关穴时心包经线上的经皮氧分压、二氧化碳分压、微循环血流灌注量、心功能进行测试，研究结果发现常态下心包经线上的微循环血流灌注量、氧分压高于其两侧旁开非循经对照点，而经皮二氧化碳分压却低于其两侧旁开非循经对照点。电针内关穴能够增强相关组织的能量代谢，调节脏腑功能，提示经络的功能可能有其他未知的因素参与，是一条具有多元结构的物质、能量和信息转换传递的通道。许氏有关工作并获得国家“973”课题（2005CB523308）、国家自然科学基金（30973720）、福建省科技厅（2009R10007）、福建省中医药科研一般课题计划项目（WZY0926）等多个国家级与省厅级项目的支持。中国中医科学院针灸研究所徐

[1] 楼新法，梅劲，蒋松鹤，等．小腿经络区体被组织的血管形态学研究［J］．中国针灸，2006，26（9）：641-643.

[2] 许金森，胡翔龙，陈铭，等．经络调控机理初探［A］．中国针灸学会经络分会．中国针灸学会经络分会第十二届全国针灸经络学术研讨会论文集［C］．中国针灸学会经络分会：中国针灸学会，2012.

青燕研究团队[1]依托国家自然科学基金项目（81173346）、科技部“十一五”支撑项目（2008BAI53B063）开展了相关工作。团队来用激光多普勒血流成像技术观察健康人刮痧前后穴位及所属同侧经脉线上皮肤微循环血流灌注量的变化情况。研究结果显示穴区刮痧后血流量升高，本经同侧经脉线上的血流量也相应升高，所获结果说明刮痧不仅可以改善局部微循环，还可以改善经络远端的微循环状态，体现了经络的循经感传效应和经络的整体性。事实上，各团队通过类似大量的临床或动物实验研究，从局部经脉和经穴的微循环血流灌注特异性上，证实了经络系统的客观存在，同时这种微循环血流与经络功能密切相关。

2. 有序微血管网络论

北京农学院牧医系穆祥[2]等研究者认为经络的物质基础极大可能是已知组织构成的未知结构系统，并通过动物实验论证经络的实质是有序毛细血管网络的假说。该研究使用针灸经络定位仪，利用激光多普勒微循环血流仪记录不同经线区域的微血管活动，发现同一经线的不同部位微血管网络舒缩活动具有基本一致的频率，而非经线区的微血管舒缩活动则无同步性。同时，研究者详细地观察了毛细血管舒缩的节律性、振幅频率特点、毛细血管壁细胞间连接的方式等结构

[1] 徐青燕，杨金生，杨莉，等．委中穴区刮痧对本经同侧经脉线上皮肤微循环血流灌注量的影响［J］．针刺研究，2013，38（1）：52-56.

[2] 穆祥．经络实质探讨——有序态毛细血管网络假说［J］．北京农学院学报，1990，5（1）：79-84.

特点，并同经络腧穴的功能类比，并提出体表经络的实质可能是皮内呈有序态的微血管网络的假说。该假说认为控制有序态毛细血管网络的毛细血管前括约肌可能是构成腧穴的关键性结构。该网络能使以毛细血管壁生物电的变化为基础的节律性舒缩－生物波进行迅速和较长距离的传递，从而完成经络感传的有序方向性传递。

3. 经络与淋巴相关论

上海中医研究所龚启华研究团队[1]在20世纪70年代末较早从形态学角度探讨经络实质，龚氏采用电泳法显示经穴“穴位”和“经脉”的形态，并比较了古代经脉和淋巴系统的生理解剖特性。研究通过电泳法、X线显微照相术发现在“少冲”穴附近感染所致的急性淋巴管炎的炎症发展走向与心经的循行路线一致，进一步则发现不仅手少阴心经，上肢阳经、下肢阴经都与淋巴管的分布具有一定的相似性，尤其是奇经八脉中的冲脉分布区正是全身绝大部分淋巴管汇集的地方，这与胸导管的解剖分布大体一致。团队并认为针灸治病的原理可能是通过令局部血管形成炎症反应区，从而刺激小淋巴的聚集，最后通过淋巴信息的传递反馈给中枢神经系统，发挥其特异的经络特性现象。

4. 组织液通道论

卫生部北京医院为了研究来源于穴位区的皮下组织液定向流动通道的组织形态和解剖学依据，通过在实验兔的太溪穴皮下注射两种示踪剂，再分别利用磁共振和荧光成像技术开展研究工作，发现示踪剂在进入静脉血液循环和淋巴管的同时，能够显示沿着下肢

---

[1] 龚启华，曹及人．论经脉与淋巴管系的关系［J］．上海中医药杂志，1979（4）：35-40.

静脉分布的“血管旁间隙”样组织液定向流动通道，其与经络的走向具有一定的相似性。该探索性项目为深入研究古典十二经脉和组织微循环系统提供了新的依据和研究方法[1]，并获国家科技部2009年应用技术成果。该团队成员上海中医药大学丁光宏等[2]在前期实验动物研究的基础上，继续以人体下肢深部胆经和胃经的穴位为观察和研究对象，观察了在人体小腿穴位深处骨间膜等毛细血管相对缺少的结缔组织中的组织液流动，发现了人小腿穴位处骨间膜上毛细血管和胶原纤维的分布呈与经络方向一致的平行排列等实际情况，并据此建立了组织液流动二维渗流动力学模型和数值模拟研究，采用多孔介质来模拟平行胶原纤维等细胞外基质所构成的组织间隙，通过计算流体力学数值计算，获到了血压、组织压、毛细血管间距、毛细血管壁渗透系数以及多孔率等参数对流场的影响，所获结果都与经络生理现象相吻合。因此，该团队提出了经络的组织液通道假说，并认为该假说设定的循经组织液定向流动模型可以很好地解释循经感传等经络现象。相关理由如下：首先，该模型计算出的组织液循经流动速度与循经感传及核素迁移速度相符合，且不与血液循环、神经传导和淋巴回流不同具有独特的方向性；其次，其循经感传也与神经传导方式不同；再次，当血液循环停止时循经感传也随即停止；第四，在循经输运的过程中物质迁移会逐渐被

---

[1] 卫生部北京医院．来源于手足部十二输穴的皮下线状迁移通道的初步研究［Z］．北京市，2009.

[2] 丁光宏，杨静，陈尔瑜，等．人体组织液定向流动与经络［Z］．国家科技成果 .2001.

血液循环所吸收；最后，循经的组织液定向流伴随血液循环与毛细血管渗透而存在。

（五）经络与红外辐射学说

福建省中医药研究院胡翔龙研究团队[1]依托国家攀登计划（JL93006）与福建省科技厅、卫生厅和教委等多个国家省部级资助项目，应用红外辐射成像技术追踪人体体表循经分布的红外辐射轨迹特征，结果发现人体的十四条经脉都存在一定的红外辐射，且循经的红外辐射量明显高于其两侧对照点；不仅如此，所获针刺能够循经激发更多的红外辐射量，可以诱发出沿经的皮肤高温带的结果则说明经络上的热力学特性不同于其他皮肤表面，经络下的相关组织可能是一条具有多元结构的物质、能量和信息转换和传递的通道。中国科学院生物物理研究所、北京市崇文区前门医院、北京市崇文区东晓市医院、北京中医研究所等多家单位合作团队亦开展了相关的工作。团队成员严智强[2]等人总结前人经验，并加改进创新，获得显性和隐性两大类循经感传现象观察结果。相关研究表明人体体表存在着高强度发光线，而发光线的分部与十二经络在体表的循行相一致。试验中还测量了隐性感传线，低电阻线，发现其与高发光点线重叠，有关结果进一步证明了经络的结构客观性，也说明这是一种普遍存在的正常生命现象。该研究团队提出今后研究方向有必要进行包括测量皮肤电特性在内的一系列体表经络测量工作。

---

［1］ 胡翔龙，汪培清，许金森，等．人体体表循经红外辐射轨迹的主要特征和显现规律研究［J］．红外与毫米波学报，2001，20（5）：325–328.

［2］ 严智强，田力，林伟力，等．人体经穴经线高发光等生物物理特性的研究［J］．中医杂志，1983，24（10）：69–71.

（六）细胞因子与经络相关性学说。

1. 细胞缝隙连接理论

细胞是构成生物体的基本结构和功能单位，细胞与细胞通过缝隙连接的作用，相互沟通信息，从而使细胞与细胞形成稳定的整体组织结构。上海中医药大学周钰[1]通过简要介绍细胞缝隙连接功能，回顾了有关缝隙连接与经穴低电阻、循经感传以及经络形态的研究，在经线上的细胞间有丰富的缝隙连接存在。作者推测，对一组细胞而言，其缝隙连接数越多，面积越大，这组细胞的电阻将越低，这可能就是经穴低电阻的解释。而进一步研究缝隙连接细胞胞间通讯（GJIC）的循经性特征或许就可以解释循经感传现象，特别是 Ca^{2+} 通过缝隙连接在异种细胞间也可进行转导，更是引人瞩目。这表明 Ca^{2+} 可以穿行于从肢体到脏腑的各种组织和细胞间（不具有缝隙连接的成骨细胞和血细胞除外），这可能正是经络循行路线的特点。周氏经络现象则基于细胞缝隙发挥如下功能：①参与信息的传递及神经冲动的传导；②协调细胞间活动的一致性；③参与细胞的分化生长与发育；④缓冲毒性化学物质的毒害作用；⑤通过周围细胞滋养受损细胞；⑥参与局部的代谢功能。王琪等[2]通过使用新型组织氧分压传感针对阻断缝隙连接的山羊和基因敲除的小鼠膀胱经经穴及旁开非经穴处的氧分压进行检测，得出缝隙连接在针刺信号传递的过

---

［1］ 周钰，沈雪勇．机体细胞缝隙连接与经络相关性的探讨［J］．现代中医药，2004，6（6）：9–10.

［2］ 王琪，蒋红芝，陈胜利，等．络合 Ca^{2+} 对山羊膀胱经经穴氧分压的影响［J］．针刺研究，2008，33（1）：17–21.

程中具有重要作用，可能是经络的形态学基础，而钙振荡是经络传导现象的重要功能学基础。

2. ATP 与循经感传理论

天津中医药大学实验针灸学研究中心、湖南中医药高等专科学校郭义等[1]研究团队依托国家自然科学基金资助项目（81072881、81173204）、教育部高等学校博士学科点专项科研基金资助课题（20101210110007）等项目开展了大量的相关研究工作，他们研究发现，细胞中三磷酸腺苷（ATP）与经络的循经感传有着密切的联系，针刺信号传导过程中，ATP 可影响针刺效应，针刺可改变 ATP、ATP 酶在相关靶器官或中枢系统的含量，ATP 在针刺效应中扮演了重要的角色。循经感传的发生有赖于经穴局部的 ATP 的增加，针刺能够刺激局部部位的 ATP 含量，但对于具体数据的量化却未能给出确凿的科学证据。

3. 肥大细胞分布理论

中国中医科学院针灸研究所宋晓晶等研究团队[2]依托国家自然科学基金资助课题（30973797、81102650）开展了相关研究工作，团队通过实验研究发现穴位注射及电针刺激对穴区组织内的肥大细胞分布产生显著影响，其机制可能是通过促使肥大细胞向穴区移动和集中且体积增大，使穴区内肥大细胞数量增多和脱颗粒率增高。相关结果说明肥大细胞对局部注射及电针刺激敏感会产生相应的体积和分布变化，且其趋化轨迹方向与经络感传密切相关。

---

[1] 陈波，郭义，赵雪，等．三磷酸腺苷与针刺效应相关性研究评述［J］．针刺研究，2012，37（4）：338–344.

[2] 宋晓晶，罗明富，蒋瑾，等．电针对大鼠穴区血管内皮细胞间黏附因子 1 表达及肥大细胞分布的影响［J］．针刺研究，2014，39（6）：461–465.

4. 纤维状蛋白理论

四川省中医药研究院中医研究所冯盛才[1]研究团队认为人体内纤维状蛋白等高分子物质分子内和分子间的能量传递是经络循经感传现象的机制。该团队通过梳理基础理论资料及实验研究，提出经络是广泛存在于机体的纤维状蛋白等生物高分子物质分子内、分子间的能量传递系统，通过该系统联系机体各部、体表和内脏，具体纤维状蛋白通过吸收外来能量，改变自身的构象，进行能量的再转化并且输出释放，最后以完成能量传递的过程。能量互相传递的过程也是信息传递的过程，通过改变局部皮肤的压力和低温可以用来调节改变甚至阻断循经感传的传递。同时，作者还认为心脏和脑的活动运动是经络动力学的主要来源。

5. 亚全能干细胞理论

中国医学科学院基础医学研究、中国医学科学院组织工程研究中心以长江学者赵春华教授为带头人的研究团队[2]依托国家重大科学研究计划项目（2011CB964900）开展了干细胞基础与临床应用相关研究。该团队从亚全能干细胞视角提出了对经络学说新的认识。研究者提出，亚全能干细胞与中医精气在体内的分布及功能上相似，在体内亚全能干细胞参与五脏六腑组织损伤修复及功能重建，类似于中医阴阳五行学说的互根互生。研究者认为经络是行走于结缔组织之间由

[1] 冯盛才．经络实质之我见——机体内纤维状蛋白分子内分子间能量传递系统理论概要［J］．按摩与导引，2003，19（5）：5-6.

[2] 赵春华，赵洋洋，韩钦，等．从亚全能干细胞角度解读远古医学［J］．医学争鸣，2013，4（2）：1-5.

微小血管、淋巴组织、神经系统共同构建而成的特殊网络系统，穴位则是各种组织的集结点，通过刺激功能效应使细胞由静息态变成激活态来实现能量的转换和传递，从而产生循经感传的效应，而亚全能干细胞就是该主要功能的效应细胞，循经感传实现机体内物质、能量和生命信息的转换和传递，定向迁移输入健康的干细胞母子以修复及更新病变组织，而亚全能干细胞存在于机体各组织发挥重要的免疫调控作用。

6. 胚胎发育学说

四川省中医研究所丁伟璜[1]从组织胚胎发育学的角度，通过研究对比人与哺乳动物经穴分布的差异性来阐述中医经络的相关问题。研究者通过现代实验测试动物经穴，发现其与古人绘制的十四经络图有着惊人的一致，由此得出人的经穴分布与哺乳动物大致相似，低等动物也有等电位线这一事实。所获证据表明经络之间的联系早在胚胎发育初期就可形成，这与人体的其他结构，例如血管、神经系统一样，必然有着共同的胚胎发育物质基础，也就是说经络是系统发育的结果。国外学者丸山源司也在带脉刺激点研究中发现十字交叉短感传线，显示经络是具有网状结构，而胚胎发育过程中细胞和非细胞结构本身也是定向排列、有一定网状结构，经络的形成被认为与胚胎成长时的网络通道形成有关，人体组织及器官间的相互联系也是自胚胎发育之时即出现的正常现象，例如胚胎发育时上肢来自于颈部，上肢的穴位可以通过颈部治疗颈部以下部位的疾病，因此经络具有沟通上下、联系脏腑内外的特征与作用。

---

[1] 丁伟璜，从胚胎学角度探讨经络实质［J］. 中国针灸，1986（3）：35-37.

7. 联胞通讯假说

基于细胞通讯包括胞外通讯和胞内通讯，山东中医学院孙兆贵[1]认为胞外通讯是经细胞体腔、组织间隙、化学突触前后膜间隙和细胞形成的；胞内通讯，又称细胞内平衡调节，是细胞基质内小分子物质扩散而形成的信息流动。联胞通讯能十分理想地解释中医经络的生物学本质，如表皮、真皮、骨骼、肌肉和神经组织细胞通过低阻贯通式的小分子通道形成联胞，在联胞内小分子物质扩散形成区域化，而这种小分子扩散通道在机体表层和内部脏器的线性集中分布或功能强化被认为从而形成了经脉和络脉。另外，联胞内小分子 CMAP 和 ATP 构成 Turing，因其引发胞内各种代谢活动的区域化而称原初因子，或称作联胞内初级信息。基于联胞内信息通道与维持物区域化有关，研究者认为特定形式区域化形式决定了特定形式的经络分布每条经脉对应着相对独立的一个联胞，而各条经脉之间的联接因低阻通道较少而不明显。因此，通常生理状态下，机体各条经脉之间保持一定的独立性。该学说一定程度解释了经络与神经体液调节的关系、与脉管的关系，也说明了经络的共同轨道是相对稳定的，这是由于形成联胞的缝隙连接受到具有相对稳定性的胞内信息影响。

---

[1] 孙兆贵，细胞通迅和经络实质假说［J］. 针灸临床杂志，1994，10（5）：10–11.

8. 经络的跨节段信息传递学说

西安交通大学医学院生理教研室赵晏研究团队[1]依托“九五”国家攀登计划资助项目（JL93021 和 95- 预 -19-131）与陕西省中医局资助项目（2001-12）等项目支持，开展了相关工作。研究团队在大鼠足太阳膀胱经上刺激相关穴位，在相邻节段或者相隔多个节段的穴位支配神经上测量放电数的变化，紧接着使用辣椒素损伤肽能神经，并应用 P 物质、降钙素基因相关肽、神经激肽 A 的激动剂和 NK-1 受体、H1 受体拮抗剂观察对它们的影响，此实验证实了模拟穴位刺激可引起沿经脉线的跨节段信息传递，这种跨节段信息传递现象符合人体循经感传的特性，被认为是循经感传的生理学基础，从而为跨节段的经络循行提供了新的解剖学证据支持。研究发现，实验中跨节段信息传递与人体的循经传感现象特点的相似处在于：①所刺激神经的感受区域均循足太阳膀胱经在背部直行分布；②这种沿经络的信息传递和循经感传现象是以一种跨节段的方式传递；③循经感传具有感觉特性；④跨节段电刺激后，大部分反应单位都有数秒、数十秒的反应潜伏期，单位放电的增加在 30 秒达高峰，持续 120 秒，这远比神经传导速度缓慢，而与经络的循经感传速度（1 ～ 10cm/s）相符；⑤实验中无论将刺激 - 记录的顺序安排成由上向下还是由下向上方向，均可记录到单位放电增加，表明跨节段信息传递的方向与循经感传所具有的双向循行的特点一致；⑥循经感传是由多种递质和受体介导的。并且可以从经脉线上直接采集电信号作为研究经络活动的指标。

[1] 赵晏，多种神经递质参与外周跨节段信息传递［J］. 针刺研究，2002，27(4)：298-299.

（七）经络与皮肤信息传导通路学说

北京师范大学刘里远[1]研究团队依托由国家自然科学基金和企业资助，开展了相关研究工作。团队研究发现人体经络系统分为血管性和非血管性经络两大类型，进一步的系列研究显示非血管经络是存在于皮肤中的主要的针刺信号传递通路，并称之为皮肤信息通路。研究者以 I– 酪氨酸为示踪剂，以宏观放射自显影的方法，对 6 只 Wistar 大鼠的皮肤进行曝光显影，结果显示皮肤的针刺信号传递线路与交感肾上腺素能物质具有密切关系，而这些交感物质的释放是针刺信号传递的核心，由此研究者推测经络上应该有交感物质的优势分布，故而在形态上称之为皮肤交感神经分布线。通过实验显影发现这些交感神经分布线与十四经络的循行路线十分相似，肯定了其与经络的相关性，找到了非血管性经络的形态学基础。同时该团队亦观察到在经络敏感人身上，针刺信号也可以循体表经脉线传递到远处，并产生针刺效应。团队认为，循经感传或针刺信号循经传递与皮肤中 NA、Ach 的释放和对 α、M 受体作用有显著的关系，而感觉生理学研究早已发现 NA、Ach 作用于皮肤机械感器产生感觉阈升高的现象。研究团队认为，皮肤中新发现的丰富的神经网络和神经末梢间形成的复杂的闭合环路、皮肤的纵形带状分区等都提示针刺信号沿皮肤横向传导的可能性。研究团队认为，在高等动物的皮肤所具有的传递机械刺激的信息通路与中医的经脉通路很可

---

［1］刘里远，张慧，潘娟．皮肤交感物质分布线的发现及其与中医经络实质的关系［J］．中国针灸，2003，23（1）：27–30.

能是一致的。

（八）经络与外周中枢统一论假说

福建中医研究院许金森[1]研究团队首次提出了循经感传的机理是以外周循经过程为主导的外周中枢统一论的假说。团队认为，十四经脉的循行路线是客观存在的，并与人体的机能调控密切相关，目前已经可以用皮肤阻抗检测等几种方法把它客观地检测出来。相关团队在完全没有外加因素刺激或干扰的情况下，在人体体表可以成功地显示与古典十四经脉基本一致或完全一致的循经红外辐射轨迹。同时研究发现循经红外辐射轨迹基本循经，并始终处于动态变化之中。在人体同一体区不仅可同时显现多条经脉路线的循经红外辐射轨迹，而且还能够表现为不同的温度带，该研究解决了经络看不见的难题，并从一定程度证明了它是正常人群之中普遍存在的一种生命现象。

（九）经络与神经相关性学说

福建医科大学研究团队运用磷整体和光镜放射自显影术对人体十二经脉循行路线进行研究，以期揭示经脉循行路线和细胞水平的物质结构。该研究获得了人体十二经脉循行路线的位置、形状、走向和深度的相关结果，表明：①人体十二经脉循行路线主要分布在人体表皮层中；②经脉循行路线和穴位的结构是有差别的；③经脉循经感传路线的组织结构与脑、脊感觉游离神经末梢的关系十分密切[2]。

---

[1] 循经红外辐射轨迹的形成机理及其与经络调控功能的关系.福建省中医药研究院，2012.

[2] 周迪湘，用32P整体和光镜放射自显影示踪术对人体经脉循行路线整体和细胞水平的研究［D］.福州：福建医科大学，2003.

（十）电气信号学说

上海师范大学信息与机电工程学院、东南大学自动化系欧阳碧清[1]等研究团队依托国家自然科学基金（60971004）、上海师范大学重点学科项目（DZL811，DYL201005 和 DRL904）开展相关研究共组。研究团队使用多道生理信号采集处理系统和氯化银电极对手太阴肺经上的穴位进行检测等相关研究工作。研究团队在少商、孔最、尺泽、天府各穴位进行信号采集，发现人体经络中穴位点的电信息传输能量要高于接近该穴位点的非经络点的电信息传输能量。对于同经穴位点，接近激励点的穴位点比远离激励点的穴位点的电信息传输能量要高。由此研究者定义了能量传输增益，并用此来度量经络穴位点和非经络点电信号能量传输效率，有关实验分析结果显示经络穴位点的能量增益均大于非经络点的能量增益，并可以解释经络是人体内能量传递的一种便捷信道。浙江大学工业控制研究所、杭州市中医院李江团队[2]则使用 Medlab 生物信号采集处理系统对 20 名受试者的 6 个原穴（神门、太渊、大陵、合谷、阳池、腕骨）进行生物信号采集，并利用对手部 6 个原穴处电位信号特性的分析对中风病人和健康人生理状态进行区分和辨识，结果显示原穴的电位信号可以反映相应脏腑的病变情况，间接证明了经络腧穴的实质性和存

---

[1] 欧阳碧清，谭永红，陈辉，等．经络电信号的能量传输特性研究［J］．上海师范大学学报（自然科学版），2011，40（5）：476-482.

[2] 李江，黄益君，刘政，等．基于 Hausdorff 距离的穴位阻抗重复性［J］．浙江大学学报（工学版），2011，45（10）：1777-1780.

在性。

（十一）其他猜想与假说

1. 二重反射假说

皖南医学院汪桐[1]于20世纪60年代在研究“足三里－盲肠效应”时发现：针刺该穴可使盲肠运动增加，改善局部血液循环，对炎症有治疗作用。研究结果证明了这一效应是通过中枢的长反射实现。短反射的“中枢”在外周神经节内，如脊神经节等。短反射可分为“体表－内脏，体表－体表，内脏－内脏”三种形式。其中，初级感觉神经元外周轴突的分叉是完成体表－内脏短反射的神经基础。研究者认为，有充分的证据表明，体表－内脏短反射是经穴－脏腑相关的途径之一。1977年汪氏进一步提出了“经络实质二重反射假说”，认为经络的形态学基础主要是神经与血管，经络的功能是通过长、短二重反射实现的。其中长反射是指通过中枢的反射，短反射则不通过中枢，在外周即可完成的反射，而“中枢”在外周神经节内，如脊神经节、植物神经节、器官壁内神经节等。汪桐通过实验研究提出一系列局部短反射的相继激发是循经感传的本质。长反射指的是通过中枢神经系统发挥神经体液调节功能的经络现象，如针灸麻醉；短反射指的是经穴下血管、神经通过某种递质发挥不依赖于中枢神经系统的局部经络现象，最后通过不断相继激发进入中枢成为意识。汪桐认为经络是进化早期残留的外周神经末梢的一种整合，而二重反射假说理论能够解释循经感传的双向传导现象。

---

［1］ 汪桐．经络实质的二重反射假说［J］．皖南医学，1977，（8）：11-16.

2. GPS 假说

厦门大学医学院周然宓等研究团队[1]通过对比全球卫星定位系统 GPS 的工作原理，猜想经络现象有类似 GPS 的作用机制。团队认为人体当中存在着比 GPS 更为复杂的定位系统。一般情况下，GPS 一般需要 4 颗卫星才能定位观察点的经度、纬度，而经络系统则至少通过神经系统、中枢系统、血管系统完成感觉定位，发挥循经感传的特性。团队认为当机体的某一点受到针刺时，有多个感觉神经细胞的神经末梢受到刺激，然后感觉冲动传到脊髓或大脑神经中枢，在产生局部感觉的同时，又激发多个运动神经细胞兴奋，并将运动神经兴奋冲动传出至刺激点周围区域，使刺激点周围出现组织红、热、皮丘等反应，其感应范围甚至超过了原来刺激点。这一兴奋使刺激点周围又有了新的感觉神经细胞发生兴奋，再将感觉冲动传到脊髓或大脑，于是酸、麻、胀、热的感觉便向周围稍有扩散，同时又有更多的运动神经细胞因此兴奋，将冲动传出。如此反复反馈，于是就产生了感传。研究者并进一步根据 GPS 原理，对神经细胞的排列做出假设，从而尝试阐明感传能够沿经络扩散之原理。

3. 第三平衡系统假说

“经脉者内属于脏腑外络于肢节”，经络是内脏和体表联系的通道。1978 年，在我国生理科学会上安徽中医学院针灸

---

[1] 周然宓，周叔平 . 从 GPS 谈对人体神经功能和经络实质的假设［C］. 第十五届针灸对机体功能的调节机制及针灸临床独特经验研讨会暨第十一届针灸经络学术研讨会，2010.

经络研究所孟昭威教授首次提出“经络系统为第三平衡论”的观点。孟民[1]认为经络是独立于已知人体平衡系统的第三大平衡系统。所谓平衡系统指的是人体整体调节的生理机制，按反应速度来分类大致可分为第一平衡系统（骨骼神经）、第二平衡系统（植物神经）、第三平衡系统（经络）、第四平衡系统（内分泌）。经络感传的速度为 10 ～ 20cm/s，比神经的传导速度慢，但比内分泌系统快。经络全身的沟通性是独立于神经系统之外的第三种结构，与其他平衡系统共同构成了“整体区域全息”的作用。孟氏认为对于一个完整人体来说，他的某些局部具有影响全身信息的作用。如分别针刺背部的十二俞穴，均可引出通向相应脏腑所属经脉的感传，说明背部俞穴有通全身的全息作用。耳部针刺也可产生全部十四经感传线。其特点是不像背俞穴那样具有较大的特异性，即刺激某一点，不只产生某一经的感传。即使垂直进针，压力相同，针刺同一点，前后产生的感传线也不一定相同，这说明耳区也具有对全身的全息作用。

4. 混沌内部隐秩序学说

南京中医药大学第二临床医学院徐天成[2]依托国家级大学生创新训练计划项目（201310315019），提出以混沌理论分析人体的理论，该理论认为经络现象不仅发生在人类，动物、植物都有经络，说明经络是连接人体与自然的开放系统，人与自然的这种相互作用令所有自然个体构成一个整体，而经络系统则通过不断与外界交换物质和能量，令机体与外界、自然趋向动态的秩序平衡。同时，该

[1] 孟昭威 . 第三平衡系统——经络系统［J］. 中国针灸，1983（1）：25-26.

[2] 徐天成 . 混沌内部的隐秩序——经络内涵的另一种解读［J］. 中国针灸，2015，35（2）：151-154.

研究者基于分形理论和现有国内外分形、生物全息医学实践成果来探讨经络的实质与演变过程并认为，经络在未发挥作用时处于一种混沌状态，而经气感应的实质在于刺激机体使其恢复一定的稳态，针灸推拿正是通过给予经络系统有序的特定条件，从而达到治疗疾病的效果，研究者进一步认为，这与洛伦茨吸引子模型理论十分相似，并提出具有四维分形结构的经络。

5. 洋流相关学说

洋流指的是海水通过有规律地沿着某一方向运动，从而对局部天气系统造成影响的现象。这种以局部影响全局的现象在自然界中普遍存在。徐天成[1]从宏观层面，用取类比象的思维，将人体放置于自然界的开放系统中观察，从形成机制、影响因素、调节对象、运行内容、温度调节、营养调节、阴阳属性等方面比较了洋流与经络的特点，并指出了经络与洋流运动具有一定的相关性。经络调节气血的运行规律可能与此相似。

6. 量子力学学说

天津中医学院郭义团队[2]从细胞－电磁波学说展开，量子力学的角度对经络进行了诠释。研究者认为经络的特异性是由体内粒子从一个量子的倍值不连续地跃迁到另一个量子倍值的频率特性所决定的。经络是由一系列开放频率相同的

---

[1] 徐天成. 通过与洋流现象的取类比象重新认识经络的自然属性［J］. 环球中医药，2015，8（12）：1489–1492.

[2] 郭义，沈济人，史丽萍. 从量子学角度再探经络实质［J］. 云南中医学院学报，1988，11（3）：11–14.

细胞组成，经气的实质就是电磁波、能量等信息的传导。而针刺疗法就是调整经线上细胞的电磁过程，使失去平衡状态的细胞电磁波参数得到调整，从而恢复细胞的功能活动，达到治疗目的。基于此，郭义研究团队还结合电子激发理论诠释了循经感传，认为当针灸或按摩治疗时，操作者的机械能或热能能够转化为肌梭强烈的电活动，在膜之间产生数万伏特的瞬变电场，从而令附近的电子激发到激发态，进而一个分子的激发态通过共振引起周围的其他分子的电子亦转化为电经络电信号的能量传输特性研究子激发态，这样就使同经更多的电子处于激发态，发出频率相同的更强的电磁波。此电磁波又会引起固有频率相同的其他分子共振，最终形成了经气的运行。

7. 振动力学模态学说

南京林业大学陈宁研究团队[1]依托国家自然科学基金项目（11272159），基于振动力学的模态概念，提出经络是人体内具有模态特征的系统的假说。所谓模态是指物体以固有频率振动时呈现出的内在固有的振动形态，能够以数学的形势演绎出动态方程，而动态方程的特征值与特征向量则是模态中的固有频率和振动模态。课题组认为人体经络系统具有与振动模态类似的特性。模态以其动态性、同步性、能量保守性、窄带滤波性等特点与经络现象产生了一定的共鸣，但其中许多问题仍有待进一步实验验证。

8. 体液论假说

中国中医科学院针灸研究所张维波团队[2]对经络低电阻通道特

[1] 陈宁，台永鹏．经络是人体内具有模态特征的系统［J］．中国针灸，2016，36（6）：655-656.

[2] 张维波．经络是什么［M］．北京：中国科学技术出版社，1997.

性和体液（组织液）运动开展了大量研究，从体液角度揭示了经络的规律，解释了物质移行转运问题和循经感传的相关机制。课题组在国家自然科学基金和科技部“九五”攀登等多个国家级经络课题研究的基础上，运用组织液生理学和流体力学等知识，提出了“经络是水通道”的观点。对中医经络的古典文献进行了训诂研究，指出最古的脉是指组织间隙，营卫之气指人体中的组织液。运用生物流体力学原理，提出了经络是组织间质中具有低流阻特性的多孔介质通道，其中存在向经脉和沿经脉的两种组织液运动及流体性约束，化学物质和物理信号可沿此通道传递。课题组通过测量流阻 / 组织液压波传播和同位素示踪验证了本假说，并论证了神经通过血管和肌肉对经络通道的调控原理，指出穴位作为相关调控网络输入点的另一种经络形式，并通过经皮二氧化碳释放量的测量和聚类分析证明了此关系。根据这些实质，团队对经络现象作了详细解释，指出经络具有传递营养物质、清除代谢废物和作为旁分泌及物理化学信息通道平衡内环境的功能，通过对经络物质转移和循经感传等机制的研究显示经络与体液运动具有相关性，并且具有低电阻通道特性。

9. 管道系统假说

辽宁中医药大学樊旭[1]依托国家中医药管理局课题（02-03TP11）资助开展相关工作，从思维认识角度指出经络系统的实质是指在虚物质和实物质之间，虚物质运行的管道系统。

---

[1] 樊旭. 关于“经络实质”问题的探讨[J]. 中华中医药医学刊，2007，25（3）：482-483.

经络系统是与实物质世界相对立的虚物质系统，它具有虚物质的一切特性，而且主司虚物质的运送，起到“内联脏腑，外络支节”的作用，从而把虚物质传送到全身补充实物质的变化不足。

10. 耦联带结构假说

河南中医学院周立华[1]根据蛋白质是生命活动的物质基础等观点，对国内外经络实质研究现状进行了分析与反思，对经络现象、针灸临床、现代研究成果以及各种假说进行了分析与解读，并从哲学、中西医学和多学科的角度，提出与经络相关的蛋白质分子及其组成的耦联带结构可能是经络实质的关键物质基础的假说。周氏认为在量子生物学论述中，蛋白质生物大分子相互结合可以形成联带结构，具有导体和半导体的性质，并能够传递信息和能量变化。作为物质世界基本要素的物质、能量和信息也一定是经络活动的基本要素，蛋白质分子以某种形式耦联，以其物质结构为基础，传递信息和能量，该假说有待更多实验研究的证据支持。

11. 生命场假说

四川大学应用物理系周磊研究团队[2]以中国古典哲学整体观和运动观及信息控制论的基本理论及方法思考经络实质，并认为经络不是具有形态结构的物质实体。课题组引用苏联科学家基里安夫妇的生命场能的存在相关研究成果，并认为鲜活的生命在高频高压电场中有发光点，并且发光点分布对应人体的穴位。团队认为在现代科学领域中既发现不了经络，更找不到物质意义上的经络。对经络

---

[1] 周立华.经络实质研究的反思解析与构想—靠理论临床与实验研究相结合揭开经络实质奥秘［J］.中华中医药学刊，2008，26（5）：925-927.

[2] 周磊，唐昌建.关于人体经络实质认识与研究方法的探讨［J］.中国医学物理学杂志，2006，23（3）：188-193.

的研究应该联系生命场的观点，利用生命场要和外在能量场达到统一。

12. 经络全息律假说

湖北省中医院张勇[1]从系统理论、全息律出发，结合多学科知识，提出经络本质是全息胚之间的网络联络和调节系统，是以感觉神经元为基础，在各中枢神经元之间通过神经突触按全息规律进行联系，并以外周神经纤维为投射线，在外周不同层次的全息胚上进行“投影”。这种投射引起主观的循经感受，当一个中枢受刺激兴奋时，即与各全息胚的对应中枢发生联系，提高其对应内脏神经中枢的感受阈值，调节相应的机体反应和感受。

13. 运动神经－骨骼肌链说

中国中医研究院针灸研究所邓良月教授带领的团队[2]依托国家“九五”攀登计划“经络的研究”开展对循经感传机理的研究，并在外周神经、骨骼肌之间的兴奋传递，再到骨骼肌分区的循经反射性活动，以及支配经脉运动神经元柱细胞之间的树突联系和相互作用进行了深入探讨，研究发现“孤立臂”状态下循经感传现象会与循经肌电一同消失，这为经络感传与运动神经－骨骼肌链的关系提供了重要科学证据。有关结果阐明了外周神经、骨骼肌的链状结构、脊髓运动神经元柱和大脑皮层等是产生循经感传的神经生理学基础；证

[1] 张勇，从全息律探讨针灸镇痛原理[J]. 中国中医药现代远程教育，2009，7（9）：1-2.

[2] 邓良月 . 经络的研究[Z]. 中国中医研究院针灸研究所，2009.

明经络循行部位存在较为明确的红外现象，在相关内脏病理状态下，可诱发出有关经脉的高温循行带，这种红外辐射源可能存在于骨骼肌或细胞外基质中。穴位感受刺激时可沿经脉组织间隙出现特异的富含磷脂和蛋白的液晶物质。该间隙呈低流阻特性，液晶物质可能与经穴的调控作用有关。

14. 氧调节通道假说

湖北中医药大学针灸骨伤学院、华中科技大学同济医学院神经内科梁忠等研究团队[1]运用中医理论、生物医学理论及实验医学方法从物质、能量的角度对经络进行解读，研究发现，经络的实质与氧及其代谢物质密切相关，两者在生理作用和病理反应上具有极高的相似性。在承担湖北省教育厅自然科学类重点科研项目（2002A00008）基础上，研究团队得出以下结论：①中医经气的实质与氧及其代谢相关物质密切相关；②与氧代谢相关物质的特异分布及其功能可能是经络及经气的实质内容之一；③氧及携氧蛋白可能是中医经络之“气血”实质的主要内容；④针灸调节经气的机制可能是通过调控整体及局部氧代谢状态而实现的。

15.“俞穴、脏腑、器官和组织体表投影”假说

宁夏医科大学贺晓慧[2]等依托宁夏回族自治区自然科学基金（NZ0889）相关课题支持，通过对“俞”穴命名源流的训诂推敲同时结合现代经络腧穴的研究成果，深入探讨了“俞”有应答之意，因此推测“俞穴”实质可能是人体器官、组织在局部体表的对应点、

---

[1] 梁忠，黄波，陈军．中医之经气与氧代谢相关性研究［J］．中国针灸，2012，32（2）：183-186.

[2] 贺晓慧，贾孟辉．论－俞穴－脏腑－器官和组织－体表投影－假说［J］．时珍国医国药，2010，21（7）：1732-1733.

投影点的假说。并据此提出所有穴位的本质是人体的脏腑、器官和组织在所对应的距离该脏腑、器官和组织最近的局部体表的投影点。该假说有待实验论证支持。

16. 经络"波粒"二象性假说

杭州萧山区中医院杜梦玄[1]通过光的波粒二象性与经络现象类比，推导出经络亦有波粒二象性的特征。该特征一方面体现在经络是多波源的自组织系统，组成经络的每个组织细胞既是波源，又是传导媒介。另一方面，经络生物电传导具有开环单向性，可以在非闭合回路中传导，这些特征与波粒二象性较为相似。研究者认为，从"波粒二象性"观点出发，就可以很好地解释经络传导现象以及经络实质。

17. 初级调节系统假说

秦皇岛市北戴河医院赵桂馨[2]从生物进化过程开展经络本质的研究，她认为尽管人体的高级调节系统相当发达，但是初级调节系统具有不可代替的优点而被保留下来，这就是"经络"的实质。赵氏认为经络实质是信息接收，传导和效应过程是在细胞间通过离子变化来实现的。人体的经络系统的组织载体是微观的，经络调节功能的载体应是细胞上的离子，人体不同的离子排列与组合差异显示经络主干以及穴位的特异性。研究者认为，经络作为人体的初级调节系统可以单独调节也可以和神经-体液系统协同作用，其信息传导是双向

[1] 杜梦玄．经络实质的模型遐想-关于"波粒"二象性设想［J］．中医药学报，2010，38（5）：148-150.

[2] 赵桂馨．从生物进化过程探索经络本质［J］．中医研究，2010，23（6）：1-2.

的，也是双向平衡调节。同时，因为经络系统没有特定组织结构，只是相邻细胞上的离子变化，所以容易受到机械力（挤压等）干扰，也因为离子具有极性，所以容易受到电场、磁场及温度等细胞外环境的影响而发生变化。

18. 分类系统学说

南京工业大学药学院王永禄[1]通过运用统计学的方法考察了各经络上穴位与所属脏腑的相关性，其结果表明各经络上穴位与所属脏腑的总体相关性较差，且各经络间差异显著，与传统的经络理论不符。因此，研究者提出经络只是一种分类系统的假设，应当放弃现有的经络理论系统，建立更加完善的穴位分类体系与针灸临床指导理论。

19. 约定通道假说

杭州市下城区中医院章炳炜[2]以中医经典及临床现象等为依据，提出经络当是蕴含于人体多层次多种组织中散在的与生俱来约定通道的假说。经络依附贯穿于多层次组织，但循经感传并不是杂乱无章的，经络的运行是基本固定不变的，其走行径路呈一种“约定”状态。经络是各种信息呈习惯走动即约定的联系途径，经络的定向呈约定状态的运转气血功能。经络中信息传递也呈现出一种脏腑与经穴彼此间约定的联系状态。

---

[1] 王永禄.应用统计学方法认知经络本质[J].医学与哲学（人文社会医学版），2010，31（4）：61-62，65.

[2] 章炳炜.经络当是蕴含于机体组织中的约定通道[J].中医药学刊，2003，21（11）：1946.

20. 应力信息论假说

北京林业大学体育教学部、山东建筑大学孙承文[1]团队则应用重力法则、进化论、系统论和协同论的观点，通过自身的哲学思辨从全新的视角探讨经络的实质。他把经络的实质暂时定义为“运动系统的效应，其本质是应力信息”，经络和穴位并不具有形态学上的结构，两者也不是一个系统上的两种构造。在他看来，经络和穴位是一种效应的两个效应体系，穴位不是经络上的点，而经络也并非穴位的连线，二者都是在重力法则下运动与对抗的结果－机体与重力对抗的过程效应。在这一经络的应力信息假说中，经络和穴位只存在于过程中，因此经络并不只限于有形的“脉络”，而对古人所描述的经络也可理解为运动系统的“应力分配”，而事实上它是一个操作平台，其本源是自然界各因素的交互作用。穴位则是力的常规性的应力点，同时它们并非固定不变，而是相对固定的。

21. 经络对称学说

浙江省温州医学院蒋松鹤[2]等从古典经脉理论、现代文献检索等方面提出了经络对称的观点。首先，十二经名称、循行分部以及治疗作用存在对称平衡，如手阳明经分布于上肢外侧前缘，足阳明经分布于下肢外侧前缘，均可治疗前额头痛。其次，腧穴在对称的位置亦有相似的治疗作用，如募

[1] 孙承文，芮克诗，芮祥文，等．经络实质与达尔文的“重力法则”——关于经络的实质哲学思辨［J］．运动，2012，47（8）：149–150.

[2] 蒋松鹤，经络对称律探讨［J］．江苏中医药，2003.24（2）：5–6.

俞配穴法治疗脏腑疾病。患病部位与治疗部位在体表对称，比如“定喘”在第7颈椎棘突旁，与咽喉前后对应，能治咽病。该研究摒弃了既往大多数以物质为基础的研究方式，而从经络基本规律入手研究经络实质，不仅使研究成果更加紧密联系临床，而且为经络研究提供了新方法、新思路。

22. 超解剖学说

山东中医药大学社科部祝世讷研究团队[1]根据经典理论、临床实践和现代研究的事实，认为经络结构既不是现代直观的解剖结构，也不是现代技术无法检测出的解剖结构，而是“超解剖”结构。所谓“超解剖”可以理解为功能性结构，不仅包括时间结构、空间结构，也包括功能过程。经络结构不是传统意义上的结构（血管、神经、淋巴结、系统），但也不能独立于传统意义上的结构而存在。作为一种功能过程，经络结构主要体现在以下几个方面：①经络功能停止，其结构也不复存在；②经络结构的整体性不仅仅是各部分功能之和；③经络的功能与解剖结构的功能相互联系，又相互独立；④经络的功能结构有时间属性；⑤经络的功能结构有空间属性；⑥经络的功能结构具有复杂而又有条理的网状形态；⑦经络的功能结构属于人的整体性的一部分。

23. 经络与生命波学说

河南省肿瘤医院等多家合作团队进行了经络与生命波学说的理论相关探讨。研究成员陈云舫等[2]基于经络中的气区别于一般的

---

［1］祝世讷．经络的结构是“超解剖”的功能性结构［J］．山东中医药大学学报，1997，21（1）：2-6.

［2］陈云舫，陈正，刘放，等．用“生命波学说”研究经络等现象［J］．山东中医学院学报，1991（6）：7-10.

物质及能量，称生命波为反映气的特性和作用的主要成分，并有以下几方面特征：①生命波的聚散运动受意念控制；②生命波与意念结合带动意念运动；③生命波集中与体温升高密切相关，使组织功能变化；④人体热量的传递依靠生命波的运动；⑤生命波可以调节温度以保护人体；⑥生命波能传递信息，影响人体运动；⑦生命波种类繁多，能够形成、维持生命。而经脉的物质基础是对人体中各微小结构的综合利用，无法通过解剖直接找到。生命波、物质微粒和能量三者组成“气”在经络中运动，经络也是气血运行的通道。

24. 经络与“场”学说

所谓“场”，即是在空间里（包括整体与局部）的每一个点上，对应着某个物理量的一个确定值，这就在空间上确定了该物理量的“场”。广州中医药大学第二临床医学院张力研究团队[1]认为，在经络研究的过程中，直接观测和接收到的是场，因此作为信息载体的也是场。经络原形实体应当包含多种组织结构以及其功能活动，经络具有“经络场”的性能和特点。经络是一切人体信息的传递和调控系统，而“得气”则是人体生物场发挥功能的具体体现。针灸疗法是一种基于穴位“得气”的疗法，而穴位正是经气分流或者汇合时反映于体表的特殊部位。腧穴的特异性，从生物场的角度讲，即是能量流分流与汇合造成的场强的特异性，循经传感现象与人体生物场的量变和质变有密切的联系，是生命活动的反映，

[1] 张力.运用“场”学说探讨针灸经络[J].上海针灸杂志，2006，25（1）：36-38.

是一种生命现象。经络只有在生命的动态过程中才存在，没有生命的存在，经络的意义也就不复存在了。另外，人体内各个生物场的场强互不相同，这种不相同能产生一种梯度，一定程度反映人体的功能以及其变化的信息性，从而具有传递外来各种刺激的传导性。由于场的空间与时间变化率之间存在一种特定的关系，针灸疗法则是掌握了场结构的奥妙，对刺激方式、刺激参数、强度、时间、频率、振幅、周期等进行定性和定量的控制，让人体的生物场发挥其最大的作用。

25. 经络与植物性神经反射接力学说

内蒙古医学院附属医院毛永军等研究人员[1]认为，神经系统和经络现象有密切联系，并表现在：①经穴或经线的低电阻特性在植物性神经破坏后消失；②植物性神经的破坏不仅能使针刺作用消失，也可取消体表-内脏相关现象；③经线下分布着密集的植物性神经末梢；④经线上的植物性神经活动有异于周围。神经传导和传感虽然相似但不一样，解释循经感传的关键在于找出是何种机制使分布于经线上的感觉神经末梢相继受到刺激而兴奋。相关研究发现，肥大细胞可能是植物性神经反射接力的中介，而植物性神经反射接力模型的提出，可以解释感传的慢速传导及双向传导机制。因为植物性神经反射接力机制，除了联系支配体表的交感神经元外，也与支配该内脏的交感神经元存在联系。

26. 经络与“象思维”

“象思维”是传统中医的思维模式，体现在从外象向内象直接取

---

[1] 毛永军，高希源．植物性神经反射接力——经络的实质［J］．内蒙古中医药，1994（1）：37-38.

证的方式进行论证，以及从内象与内象之间的关系理解经络实质。广州中医药大学杨忠华[1]通过象思维提出经络是一种能量通路，它不仅包括了血管神经系统，而且也涵盖了细胞与细胞之间的物质信息交流，甚至从受精卵开始，就形成了此通路。杨氏依托广东省中医药局科研项目（2010372）开展了相关研究工作。杨氏并提出：在人体方面，经络系统与神经系统可以理解为进化程度的低级和高级，类似于脊髓和脑。在通路方面，经络与循环系统、神经系统一样属于通路一部分，它们共同组成人体的通路，在人体高度进化的系统出现问题或崩溃时，通过针灸等手段可以激发其平凡而又原始的功能。

27. 经络与经络链设想

国外已有研究表明，使用红外线温图描记面部皮肤点温图，其与经络循行路线十分相似，国内亦有“在胫骨前肌外置手术后，胫骨前肌区的胃经停止向上传”等试验发现经络感传行走的路线是与肌肉系统的分布、形态机能和肌束排列有密切的关系。由于得气的感觉是跨越身体部分组织，除肌梭、腱梭外，还包含肌和血管周围组织中的许多感受器，如游离神经末梢、环层小体、血管壁上和血管旁的神经装置，以及神经干、神经支、小神经束等，解剖学中尚未发现人体内能符合经络行走路线的神经。因此温州医学院陈同丰[2]认

[1] 杨忠华.从“象思维”看经络实质［J］.河南中医，2013，33（6）：827–829.

[2] 陈同丰.关于经络实质的研究——“经络链”的设想［J］.浙江医学，1980（3）：40–42.

为经络的实质不是在于周围神经而在中枢神经系统。研究者认为，中枢神经系统中的胶状质细胞是其经络实质的重要组成。胶状质是唯一纵贯脊髓全长和脑干三叉神经脊束核的结构，可作为躯干四肢和头面部经络感传路线的结构基础。以往研究显示通过示波器观察到酸、麻、胀感觉与本体感受器有联系，当针刺深入肌肉组织中或进行捻转和提插等手法时，总要牵涉小神经束、神经支、神经干等许多深部感受器，才引起针感。研究者认为，胶状质的“经络链”接受肌组织深部感受器的神经冲动是与肌肉系统的分布、形态机能和肌束排列有关。经络感传现象不是在皮层上某经的兴奋扩散，而是在胶状质的“经络链”中枢兴奋扩散的表现。

28. 经络与自组自稳系统模型

中医经络理论是中医理论的重要组成部分，现代研究团队大都用还原论的方式研究找出其物质实体，而构建整体论理论模型为我们开辟了新的思路。浙江省人民医院检验医学中心贾敬年[1]提出自组自稳系统理论及其模型。自组自稳系统理论主要描述信息传递的流程，即物质相互作用的流程。信息是系统结构稳定的关键因素，结构的自稳是稳定的环境信息反复刺激的结果；环境信息的改变是结构为了适应变化而自我创新。研究者认为，经络有如下特征：气是把人体各个部分联系成一个整体，把人与自然联系成一个整体的物质基础，相当于自组自稳系统模型的信息，是集合性的抽象概念，不是具体的实体概念；经络是气循环流通的路径，相当于信息通路概念，在人体整体层面的自组自稳模型中，相当于神经血管；穴位

[1] 贾敬年. 中医经络理论模型与自组自稳系统模型的比较[J]. 中国中医基础医学杂志，2001，7（11）：806-808.

是信息输入处和处理中心。经络理论与自组自稳系统相类似，即互为因果而不是现代研究中的单一因果，这个系统强调人与自然相互作用，人与疾病作用的双向性。

综上所述，从古代发现经络到现代经络相关研究成果都能证实经络现象的客观存在，而对经络实质的争论至今尚存。回顾自中华人民共和国成立以来经络实质研究，虽然很多仍局限于宏观的理论层面阶段开展研究工作，但多学科的介入则大大拓展了广大科学工作者的研究思路，表现为多学科互相借鉴，传统理论与现代科学相结合，中医思维与现代思维相共鸣。科学技术的发展亦令经络实质研究逐渐深入，丰富了研究手段，促使许多学者尝试利用各学科的先进技术从细胞生物学、基因等微观分支层面去解释经络现象，并取得了难能可贵的研究成果。然而，这些研究成果尚未取得各界的共识，究其原因，可能存在以下问题：①是由于经络传统理论文化与现代科学的断裂，造成广大中医工作者对现代科学没有深入理解，许多科学团队的中医基础理论又显得相对欠缺，因此造成某些研究成果或理论较为牵强；②是某些研究机构的成果相互矛盾，很多研究为低水平的重复性研究，反映了研究机构水平的参差不齐，研究信息的不流通、不共享；③是多数研究是基于已有的临床实践成果，尚未有一种理论对临床具有新的指导意义。④是多学科研究水平的不足，技术软硬件的不支持。上述问题都有待于广大中医工作者、科学团队进一步梳理解决，亟须组织多学科团队进行深入交流、共同参与研究，以期令研究信息得到最大共享，从而推进经络实质研究进一步深入发展，以期最终能揭示经络现象的真相。

近年来关于经络本质研究的一些文献分析显示：我国团队结合中华人民共和国成立以来的现代科学新理论、新技术等发展不断拓展了经络实质的研究的广度和深度，并提出了各种学说，其中循经感传说、生命场说、管道系统说、筋膜系统说等等为主要代表性学说与假说。经络本质的研究，是中医理论现代化的一个核心问题，也是当代生命科学人类所面临的一个重大课题。团队认为应该运用中医本身的优势，结合西医学的优势，把目光关注于多学科合作协调，调整思路和方法，努力将研究成果服务于针灸临床[1]。实际上，经络实质研究不仅对人体科学与人体医学（包括中医、西医和中西医结合医学）的研究发展有重要意义，而且对生物科学与生命科学的研究发展也有重要意义。

（许帅，陆健）

---

［1］ 郝婷婷，付于．近10年经络本质研究的进展［J］．四川中医，2012，30（7）：154-156.

第四章　经络辨证研究

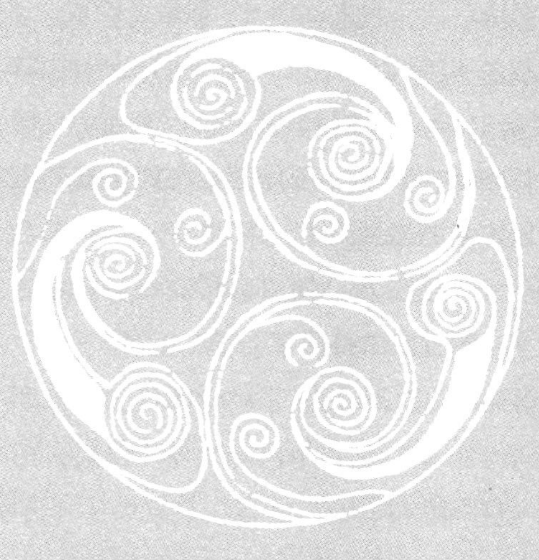

一、资料检索与分布情况

以“经络辨证”为主题词或关键词检索中国知网（CNKI）、万方、维普、中国生物医学文献数据库，时限为从该数据库最早收录时间至2017年7月，共可检索到各类文献1659篇，其中以“经络辨证”为主题词+“基金”检索，共检索到国家自然科学基金40篇，国家重点基础研究发展计划（973计划）36篇，国家中医药管理局基金4篇，高等学校博士学科点专项基金、广东省中医药管理局基金与四川教委重点科研基金各3篇，国家科技攻关项目、宁夏自然科学基金、江西自然科学基金等基金各2篇，四川省科委科研基金、广东省自然科学基金、广东省医学科研基金等各1篇。

以“经络辨证”为主题词+“机构”检索，共检索到广州中医药大学129篇，北京中医药大学127篇，山东中医药大学80篇，辽宁中医药大学49篇，南京中医药大学44篇，成都中医药大学42篇，上海中医药大学23篇，中国中医科学院38篇，天津中医药大学25篇，天津中医药大学第一附属医院21篇，湖北中医学院17篇，南方医科大学16篇，黑龙江中医药大学16篇，湖南中医药大学16篇，陕西中医学院16篇，北京中医药大学东直门医院15篇，黑龙江中医药大学23篇，河北医科大学14篇，长春中医药大学14篇，广东省中医院13篇，云南中医学院13篇，昆明市中医院13篇，上海中医药大学13篇，湖北中医药大学11篇，中国中医科学院广安门医院10篇，河北以岭医药研究院10篇，辽宁中医学院9篇，中国中医科学院针灸研究所9篇，河南中医学院9篇，厦门大学9篇，中国中医科学院望京医院9篇，国家中医药管理局9篇，湖南中医学院8篇，广西中医学院8篇，湖南中医药大学第一附属医院7篇，福建中医学院7篇，成都中医药大学附属医院7篇，广州中医药大学第二临床医学院7篇，辽宁中医药大学附属医院7篇，山西中医学院7篇，广州中医药大学第一附属医院7篇，河北以岭医院7篇。

以“经络辨证”为主题词+“学科”检索，共检索到中医学1501篇，中药学39篇，中西医结合20篇，神经病学26篇，医学教育与医学边缘学科15篇，特种医学11篇，自然科学理论与方法12篇，畜牧与动物医学7篇，临床医学4篇，神经病学4篇，内分泌腺及全身性疾病3篇，妇产科学3篇，外国语言文字2篇，肿瘤学2篇，预防医学与卫生学2篇。根据预先设定的纳入排除标准，剔除重复出现的文献，最后纳入以“经络辨证”为主题词的论文1845篇，各基金、机构、学科具体分布情况如下。

1. 基金分布情况，见图4–1。

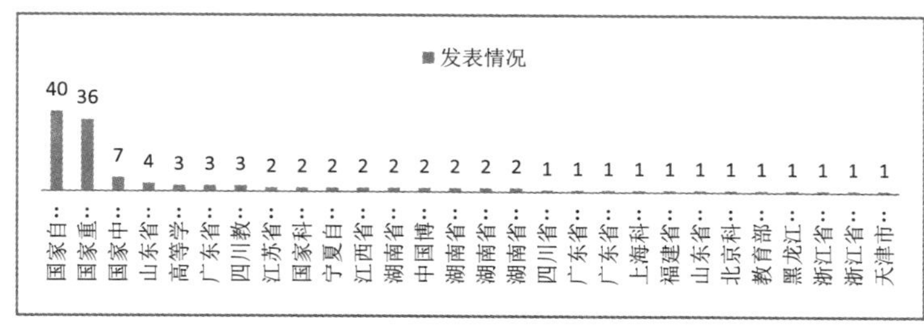

图4–1　经络辨证研究基金分布

2. 机构分布情况，见图 4–2。

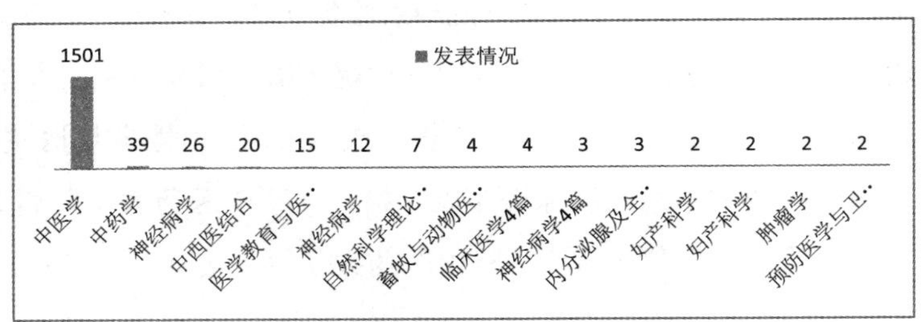

图 4–2 经络辨证研究学科分布情况

3. 学科分布情况，见图 4–3。

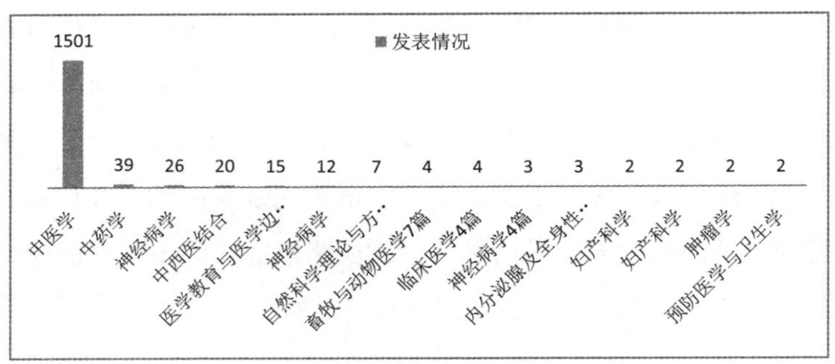

图 4–3 经络辨证研究学科分布情况

从上述分布情况可以看出，经络辨证研究文献数量多达千余篇，国家与省级相关项目支持投入较多，有关实际情况反映了国家与学者对经脉辨证研究的重视。在机构方面，除大型研究机构与专业院校外，大部分的省级中医临床医院也进行了相关的研究，反映了经络辨证的研究热度与各单位对其研究的重视程度。在学科分布方面，除主要集中于中医学学科外，还有较多西医学、中西医结合以及其他多学科的交叉融入、反映了经络辨证论治理论得到了不同学科的关注和认可。在发表年度总体趋势方面：1960 年到 1976 年基本无相关文章，此后经络辨证一直为经络研究的热点，关于经络辨证的文章逐渐递增，至 2016 年经络辨证年平均发文量已达到 130 篇左右。

二、经络辨证研究概况分析

（一）经络辨证的古代文献研究

经络有一定的循行部位和脏腑属络，可以反映经络本身及所属脏腑的病证。辨证论治是中医认识和治疗疾病的基本原则，根据疾病所出现的症状，结合经脉循行的部位及所联系的脏腑，可作为辨证归经的依据。经络辨证是辨证论治在针灸学中的应用，是以讨论经络与脏腑的关系及其经穴的作用、经脉病候和经络调节功能规律进行总结、归纳的一种重要方法。经络辨证对针灸临床实践起着极为重要的指导作用，在此基础上结合脏腑辨证和八纲辨证为中医辨别疾病所在经络和相应的脏腑、辨别病证的虚实寒热、从而为辨证施针、获得疗效提供了先决条件。

我国古代早已有关于经络辨证的记载，汉马王堆出土帛书《足臂十一脉灸经》《阴阳十一脉灸经》为我国现存较早关于经络佐证，其中关于十一经脉循行、主病及应用灸法进行治病的帛书记载，并被认为是经络辨证理论的雏形。《黄帝内经》中的《灵枢·经脉》篇是经络学说的重要文献，原文在十二经脉循行路线之后，紧接着列举了若干疾病与证候，一般称为十二经病候，十二经病证的临床表现多与该经络循行部位及所属脏腑密切相关，后世学者认为《黄帝内经》奠定了经络辨证的理论基础，该书不仅是针灸学的基础理论，对中医内科及临床各科的辨证论治，亦有重要的启示和指导意义。

针对中医经脉辨证历史发展脉络，黑龙江中医药大学石全福等[1]研究团队在对历代的针灸专著进行文献调研基础上，对《足臂十一脉灸经》《阴阳十一脉灸经》和《灵枢·经脉》的内容进行了详细比较，课题组追踪了从《足臂十一脉灸经》到《阴阳十一脉灸经》再到《灵枢·经脉》篇经络辨证的形成、发展的过程。研究显示在《灵枢·经脉》《灵枢·经别》《素问·皮部》等篇已系统地论述了十二经脉、经别、经筋、皮部及十五络脉的循行及发病证候。后世医家正是基于《黄帝内经》经络循行的特点及相应病候特征判断病变所属经络及脏腑，在此基础上，经络辨证理论得以不断发展和完善。

北京中医药大学王洪图[2]教授认为《素问·阴阳别论》中“开、阖、枢”理论是对人体经脉生理功能及其相互关系的概括。在阳经方面，太阳主开，阳明经主阖，少阳经主枢。在阴经中，太阴经主开，厥阴经主阖，少阴经主枢。其中“开”是指经脉相对于浅表的部位，与外界联系更为接近，而有开放的作用。“阖”是指经脉相对于人体内部的深层，具有闭合收敛的作用。“枢”是指处于表里之间，具有转枢经脉气机的作用。故根据六经确定病位深浅，对确定针刺深度或针灸疗法的作用深度，以及针具选择运用有重要指导作用。研

[1] 石全福，王宫博．从马王堆医书到《黄帝内经》看经络辨证的早期发展［J］．针灸临床杂志，2008，24（11）：46-47.

[2] 王洪图．黄帝内经素问白话解［M］．北京：人民卫生出版社，2004.

究者[1]认为在六经学说指导下的针灸疗法是对气血调节的最捷方法。根据六经病证特点而施以不同针灸补泻。

在经络辨证古典临床理论研究方面，众多研究团队分别在研究《内经》经络辨证理论的基础上，总结归纳古今的问诊、望诊、切诊，以及现代经络穴位电、热学等失衡现象的测定法及其临床应用，讨论经络辨证在针灸临床中的重要性。中国中医研究院王宝华[2]团队基于病证代表性、辨证内容丰富性以及辨证方法典型性等方面的考虑，选择《内经》中头痛、腰痛、心痛、咳、热病、疟、痹证等 7 种病证的针灸辨证方法作为主要研究对象，以求在《内经》整体的理论框架内探寻具体病证的辨证依据。

对于经脉特性的认识，终将影响经脉辨证的正确把握，对于经脉理论的解读关系着对经典经脉理论整体的理解。中国中医科学院针灸研究所、国家中医药管理局针灸理论与方法学重点研究室赵京生研究团队[3]依托国家中医药管理局中医药科学技术研究专项项目，从学术史角度重新审视阳脉相关理论内容，追踪古典文献中阳脉与脏腑关系的认识经历重大转变、影响阳脉的理论形式和意义指向，并由此着眼，试对经脉表里形式、经脉脏腑关系、经脉辨证的特殊性、阳脉病候及腧穴主治变化等进行新的解读。

---

[1] 刘祝贺，宣丽华．六经辨证与针灸疗法关系探析［J］．中华中医药学刊，2008，26（4）：880–882.

[2] 王宝华，张媛媛．《素问・刺腰痛篇》诸脉证例析［J］．北京中医药 .2012，31（7）：503–505.

[3] 赵京生．阳脉理论演进及其意义［J］．中国针灸，2011，31（11）：1035–1039.

辽宁中医药大学颜辉团队[1]归纳和整理了先秦至明清历代医家运用经络辨证治疗头痛的理论和经验，将经络辨证治疗头痛分为三个发展时期。第一个时期从先秦到秦汉，为经络辨证治疗头痛初步形成时期，其中《黄帝内经》为后世治疗奠定理论基础，张仲景《伤寒杂病论》六经辨证治疗头痛及其理法方药为后世临床提供典范；第二个时期从魏晋南北朝到宋金元时期，此期间是经络辨证治疗头痛理论发展的高峰时期，尤其是以金元四大家对头痛治疗的经络辨证理论为标志；第三个时期是明清时期，以络病理论治疗头痛为主要特点，此期间奇经八脉理论也被提出。团队认为《黄帝内经》相关理论中经络辨证分为经脉辨证、络脉辨证、奇经八脉辨证的划分为后世治疗头痛奠定了基础，同时相关古代文献中依据经络辨证理论针刺治疗头痛相关的经脉和腧穴得到了归纳和分析。

浙江中医药大学刘玉良[2]依托浙江省教育厅科研项目（Y201223718）对《难经》量值理论和定量辨证思想进行了研究，研究结果显示该书中所包括丰富的量化语言、生理量值描述、翔实的定量辨证思维方法等内容具备了鲜明的中医学特色，该书相关理论对中医学定量辨证理论研究和运用具有

［1］　颜辉．先秦—明清医家关于经络辨证治疗头痛的研究［D］．沈阳：辽宁中医药大学，2013.

［2］　刘玉良．《难经》量值理论和定量辨证思想初探［J］．中华中医药杂志，2014，29（1）：28-30.

重要的指导价值。山东中医药大学第二附属医院王浩然等[1]依托山东省人文社科项目（15-ZZ-WX-17）及山东省中医药科技发展计划项目（2015107）对齐鲁医家李时珍《奇经八脉考》从奇经证治、考证、整理经络腧穴、辨证方法多样、重视奇经脉诊5个方面进行剖析和论述。课题组研究结果显示李时珍在该书中将奇经与十二正经相联系，尤其重视阴维、阳维二脉的地位，同时鉴于先贤们对奇经八脉论述的局限性，强调奇经辨证。在此基础上，李氏考证经络循行，整理腧穴，并将奇经辨证、经络辨证、八纲辨证、脏腑卫气营血辨证等方法用于临床；其所创立“气口九道脉图”等理论对针灸学发展做出了重要贡献。

经络学说与脏腑学说都是中医基础理论的重要组成部分，中华人民共和国成立后有一段时间经络辨证在临床上运用日趋淡化，甚至存在有被脏腑辨证取代的趋势。如在国家重点基础研究发展计划（973）项目（2006CB50810）中医治疗规范化相关研究[2]课题组结果显示以脏腑辨证为中心，结合气血辨证的“脏腑基本病机”为轴心，多角度、多层次指导辨证论治被认为在推动治疗规范化中有良好的导向作用和实际意义。在中医辨证方面，陕西中医药大学邢玉瑞[3]依托国家中医药管理局项目（06-07JB06）、陕西省重点学科建设项目进行了相关的深入研究和探讨，课题组认为中医对病位的认

---

[1] 王浩然，贾红玲，张永臣．齐鲁医家李时珍《奇经八脉考》针灸学术思想探析［J/OL］．辽宁中医药大学学报，2016，18（10）：88-91.

[2] 李青卿，陈丽娟，孙鑫，等．脏腑基本病机与中医治疗规范化［J］．南京中医药大学学报，2011，27（1）：13-14.

[3] 邢玉瑞．中医辨证思维之病位分析［J］．陕西中医学院学报，2010，33（3）：1-2.

识不仅仅是形态结构上的位置，更主要的是功能上的位置，分析病位的依据主要是机体在病因作用下的疾病临床表现，而不是解剖实体上的病变事实，而根据中医对病位认识的特点，可以将中医病位划分为具有空间含义的具体病位与病理层次含义的模糊病位两大类来认识。实际上，脏腑与经络两者有着不可分割的联系，只有密切结合，相互印证，才能完整地反映中医对人体生理、病理的基本观点。在临床治疗中，必须将经络辨证与脏腑辨证紧密结合，并尽量与其他辨证方法结合运用，才能体现出中医辨证论治的完整性和灵活性。

（二）中华人民共和国成立后当代名老中医经络辨证学术精华与学术传承

近百年来，随着西医传入的影响，现代中医学术发生了较之前更巨大的变化，传统的学派在绵延传承的同时，新思想、新学派随着社会思想文化与科技条件的发展而产生发展。立足中医传统而融会现代科技成为现代中医学派形成并发生影响的新特点。中华人民共和国成立后各名老中医的特色经验、观点、思想既来自传统，又有所创新，并通过历史筛选的可靠的方式绵延，逐渐形成新的学派。

中华人民共和国成立后当代名老中医留下了宝贵的经络辨证的精华与传承，其中包括关于经络理论在诊断方面的宝贵资源。著名医家承淡安[1]认为经络的末端或起始部的井穴和背部的腧穴与其同经脉和同名脏腑有联系，因此这些腧穴

[1] 张建斌，夏有兵. 对承淡安先生经络观的解析［J］. 中国针灸，2012，32（2）：167-170.

具有诊断疾病的作用。经络理论在针灸治疗方面的价值在于认清发病的根源是哪条经络，即在其经络上选择与病候性质有关的穴位予以刺激进而发生调整作用，从而帮助人体的自然良能而发挥它的修补作用。基于经络在针灸医学中的重要地位，承淡安从一个中医教育家的角度提出，学习针灸和使用针灸疗法治疗疾病，必须首先学习和理解经络理论，他还向社会发出“针灸界应该首先学习研究经络学说”的强烈呼吁。

现代著名医家程莘农[1]针灸临床上注重辨证论治，重视中医基础理论对针灸临床的指导作用，尤其是经络归经辨证，依据经脉循行，将病候归经辨证，据证立补泻、温清、升降六法，依法定君臣佐使、大小缓急奇偶复，确立了“缘理辨证、据证立法、依法定方、明性配穴、循章施术”的针灸临床辨证论治体系。他所主持的“循经感传和可见经络现象的研究”课题获国家中医药管理局科技进步一等奖。

中国中医科学院王居易[2]教授提出“经络缝隙”理论，强调经络气化是经络的重要功能；阐述三阳三阴开、阖、枢的经络气化；提出“症候结构”理论，阐明“是动则病”“是主所生病者”的含义与临床意义，明确“是动”“是主”与“症候结构”的关系，王氏所发展经络诊察方法、选择治疗经脉与配穴等诸方面皆有所论，形成王居易教授针灸经络辨证论治诊疗体系。

---

[1] 高金柱．程莘农教授学术思想研究［D］．中国中医科学院，2007.

[2] 陆永辉，黄毅．王居易教授针灸经络辨证论治诊疗体系与学术思想探析［J/OL］．世界中医药，2017，12（3）：610-613.

在临床方面，陕西中医药大学国医大师郭诚杰医家[1]认为肝郁气滞，足阳明胃经经气不畅是乳癖病的病机关键。并明确本病多在经前、生气或劳累后有乳房疼痛加重，肿块增大变硬的特点，结合患者体质与临床特征辨证分型为肝郁型、肝火型、肝肾阴虚型、气血虚型四种类型。在治疗上结合发病部位与主要病机，以疏肝理气、调畅阳明经气进行经脉辨证。在具体辨证取穴原则方面，胸组取屋翳、膻中、合谷；背组取肩井、天宗、肝俞。肝火加刺太冲、阴虚，去合谷加太溪；气血虚去合谷加足三里、脾俞；月经不调加三阴交等。

全国名老中医药专家管贺普仁[2]认为所运用的经络辨证，并不仅仅指循经取穴，也绝不是简单的头痛医头，脚痛医脚，而是严格按照经络理论来辨证，分析疾病是属于哪一经或哪几条经脉，是属于经络本身的病变还是其所属的脏腑病变，包括经络外循体表部分的病候辨证、经络所内属脏腑的病候辨证、经络本身的气血辨证，即根据气血的有余或不足进行辨证归经。

管遵惠教授[3]在针灸临床中尤其重视经络辨证，临证诊疗强调以循经辨证为经，病候辨证为纬，兼及奇经辨证及十二皮部、经筋理论的应用。该医家认为，循经辨证偏重于局部，多用于外经病证；十二经病候辨证，偏重于整体，常

---

[1] 殷克敬，张卫华，安军明，等.名老中医郭诚杰教授临证思辨特点[J].现代中医药，2010，30（5）：1-3.

[2] 程海英.贺普仁学术思想与经验传承[J].北京中医药，2012，31（4）：243-245.

[3] 管遵惠.杏轩针经[M].昆明：云南科技出版社，2002.

用于内脏病证。而经纬交织，循经与病候合参，是经络辨证临床应用之要点。

张沛霖[1]医家，在经络辨证相关研究方面提倡衷中参西，认为临床看病须明确诊断，在辨病的基础上根据脉气变化来选穴。张氏脉诊以取寸口和合谷脉并重，兼及曲鬓脉、耳前脉、太溪脉等，每每取坐位与卧位、左右及上下的脉象相比较，以脉测证，以浮、沉、迟、数、虚、实、滑、涩来定位定量获取信息，经脉定位结合经穴触诊，通过循经摸切、按压找出特异性反应点与敏感点如挛缩、结节、陷下、压痛点及高压力区，从而判断病在何经何络，首先辨别发病阴、阳经所在，再通过辨是动病或所生病，确定是经气病还是经脉病。另外，张氏认为颔厌脉、神门脉等为隐性脉，正常情况下不会出现，如出现则提示有病态特定或突发的刺激。张氏与昆明物理研究所协作设计开发出体表红外线经穴测温仪，即“电脑程控经穴温差诊断仪”用以测试体表红外线温度与针灸经穴的辨证关系，有关工作并作为中医经络辨证从传统诊断走向现代化诊断的代表成果获得卫生部优秀软件奖和云南省卫生厅科技进步一等奖。

当代著名针灸学者及其学术思想尚停留在对其学术思想与经验的总结层面，如何从中整理出较为完整的理论学说，除在澄江、江苏陆氏、上海杨氏等针灸学术流派有较为完整的研究之外，在经络辨证方面如何挖掘其中存在的针灸流派因素，对不同针灸学术流派发展源流、存在现状、传承以及所面临的问题等方面进行系统研究尚属于空白状况。

---

[1] 吕云华．张沛霖主任针灸学术思想及临床经验总结附效穴研究［D］．昆明：云南中医学院，2011.

基于以上实际情况，广州中医药大学杨秋晔等[1]以文献调查为主，结合访谈实录和信息采集模板基础上，以“十五”“十一五”立项的“名老中医学术经验传承研究”课题中200多位名老中医为调查筛选对象，根据其所属于专业不同，从中筛选出17名针灸核心医家为课题研究对象，梳理了这些名老中医的学术流派发展现状与传承状况，团队对岭南郑氏家传手法、靳三针、澄江针灸学派、陈氏飞针、石氏针法、孙氏腹针、王氏针刺手法等七个较为突出的针灸学术流派进行各流派之间关系的整理。研究结果显示，各家学术流派均强调经络辨证施针，同时注重穴位组方，根据穴位的特定性能和治疗作用而选穴、配穴，灵活运用五输穴、原络穴、俞募穴、八会穴、八脉交会穴等特定穴和经外奇穴，互增功效，以提高临床疗效。从17位针灸名老中医的学术思想及传承研究可以看出，家传、师传与现代中医教育是当代针灸学术流派形成的主要源流因素，而师传仍是当代针灸学术传承的主要方式，其他传承方式明显减少，随着时代发展，相对于古代针灸流派，国际交流作为一种全新的传承方式逐渐为当代针灸学家们所推崇。

（三）经络辨证理论的现代研究

针灸治疗的各种适应证，无外乎经脉所属、络脉所及、脏腑所系的经络、脏腑病证及相关部位和肌肉筋骨病候[2]，

---

[1] 杨秋晔.当代十七位针灸名家学术传承及流派探讨［D］.广州：广州中医药大学，2011.

[2] 梁繁荣，曾方，唐勇.关于构建针灸临床辨证体系的思考［J］.中国针灸，2008，28（8）：551-552.

这种“经络－脏腑－病候”相关的内在联系为针灸临床的辨证论治、选穴组方及针治手法的运用提供了理论依据。广西中医药大学黄月莲等[1]研究团队对临床针灸经脉辨证状况进行了文献调查，结果显示临床中针灸医师多根据临床症状进行经络辨证，少数医生根据脉诊指导经络辨证。大部分医生能根据辨证结果进行分经论治，但有少数资料显示治疗取穴与辨证结果有脱节现象。

成都中医药大学余曙光等[2]研究团队基于国家重点基础研究发展计划（2015CB554504）提出了经络诊断概念，分析了构建经络诊断体系的重要意义、内容框架、辨证核心以及临床价值，并着重讨论了以辨识经络状态为核心的经络辨证体系。

在确定病位，选经择穴治法理论研究方面，成都中医药大学梁繁荣[3]团队提出了“辨证归经以平面定位”与“区分层次以立体定位”的理论，该理论包括了根据经络辨证以确定病变部位、受病经络，即平面定位。治疗应分经论治，可选用本经取穴法。在另一方面，还可区分病位的深浅层次，即立体定位来进行经络辨证。即治疗时根据病变皮部、经筋、络脉、经脉、经别或脏腑的不同，选择相应穴位及如《内经》中的毛刺、分刺、络刺、经刺及五脏刺等不同针灸治疗方法。李葸团队[4]认为经络辨证在针灸临床诊治中起着

[1] 黄月莲，张燕．针灸临床应用经络辨证概况［J］. 广西中医药,2013,36(2): 1–3.

[2] 郭静，曾芳，余曙光．构建经络诊断体系的理论基础与临床意义［J/OL］. 成都中医药大学学报，2017，40（1）：1–3.

[3] 李葸，郑欣，张群策，等．经络辨证在针灸临床实践中的指导作用［J］. 针刺研究，2010，35（2）：23–24.

[4] 李葸．经络辨证在针灸临床实践中的指导作用［J］. 针刺研究,2010,35(2): 142–145.

三方面的指导作用，分别是辨证归经以平面定位；根据病变在皮部、经筋、经脉等深浅的不同区分层次以立体定位以及分辨经络的寒热虚实之病性。甘海芳团队[1]认为经络在皮肤中有各自所主的区域，根据经脉的循行路线可将全身皮肤分为十二个区域。根据皮损发生的部位，确定其所属的经络和脏腑，从而使用药更加准确。

此外，赵吉平[2]认为辨病性也是经络辨证的重要内容。经络辨证不仅能够明确病位之所在，而且通过经络诊察时对患者客观体征、主观感受及医师手下的感觉，还能够判断疾病的虚实寒热，从而决定针灸补泻和选穴施术。其中通过患者的某些症状体征就可以根据经络病候来判定虚实。基于上海中医药大学承担国家自然科学基金青年科学基金项目（81403470）、国家自然科学基金面上项目（81373755）以及全国名老中医李鼎教授传承工作室项目研究工作基础，虎力等研究团队[3]以任脉交会穴作为研究对象，通过对古代主要针灸典籍进行分析，探讨任脉交会穴的特点、分布规律及其重要意义。研究发现任脉交会穴的主治规律突出了交会经脉之间的作用，并以治疗本经病症和局部病症为主，突出了经络辨证的特点，任脉交会穴的应用也扩大了腧穴的临床主治

---

［1］甘海芳，蔡东华．经络辨证在皮肤病治疗中的应用体会［J］．中国中西医结合皮肤性病学杂志，2011，10（6）：387-389.

［2］赵吉平，陈晟．从"辨"与"治"谈针灸临床中辨证方法的择宜而用［J］．北京中医药大学学报（中医临床版），2012，19（5）：1-6.

［3］虎力，徐平．基于古代文献的任脉交会穴主治症规律研究［J］．中华中医药学刊，2016，34（7）：1569-1572.

范围。

由于历史原因，导致脉络学说缺位，致使这一对血管病变具有重要指导价值的理论未能发挥其应有的作用。河北省中西医结合医药研究院吴以岭团队[1]溯源探流，理清经脉、经络、脉络、络脉等概念，提出经（气）络与（血）脉络共同构成完整的经脉理论，系统构建对于血管病变防治具有重要指导价值的脉络学说，吴氏提出脉络学说核心理论——营卫承制调平，并系统阐述脉络病变发病、病机、辨证与治疗。在相关临床工作中以“营卫承制调平”为指导，开展“脉络－血管系统病”生理基础与临床循证研究，在缺血性心脑血管病、心律失常、慢性心力衰竭等重大疾病的防治方面取得了显著进展。团队有关工作连续获得国家重点基础研究发展计划资助项目（2005CB523301、2012CB518606）的支持。团队并进行了国家中医药管理局重点研究室（心脑血管络病）、河北省络病重点实验室、河北医科大学附属以岭医院（国家中医药管理局中医络病学重点学科）等相关建设，取得了重要的成果。

（四）经络辨证在临床疾病诊疗中的应用研究

古代与现代文献显示经脉辨证得到了大量的临床的实际应用，相关研究团队针对具体的内外妇儿科疾病开展了大量的基于经脉辨证的文献整理、数据挖掘以及临床诊疗科研工作，并获大量国家级、省级科研项目的资助。

1. 古代文献研究

在腧穴辨证取穴方面，上海中医药大学、上海中医药大学附属

---

[1] 吴以岭，魏聪，贾振华，等. 脉络学说概要及其应用［J］. 中医杂志，2014，55（3）：181-184.

岳阳中西医结合医院刘婧团队[1]依托上海市科学技术委员会科研计划项目（06DZ19733）、上海市卫生局中医药科研基金项目（2006L028A）及“十一五”国家科技支撑计划项目（2006BAI12B02）等项目，总结古代针灸典籍中针灸处方配伍的演化发展及其规律，在此基础上将选穴配伍的关键归纳为辨证、循经和远近三条指导原则，提出了建立在经脉脏腑辨证基础上的病变局部取穴配合循经远取特定穴的循经远近配穴规律以指导临证应用。

成都中医药大学梁繁荣研究团队依托973计划项目（2012CB518501）、国家自然基金项目（81102742）、四川省科技厅项目（2011SZ0302）、四川省科技厅支撑计划项目（2011SZ0083）、国家自然科学基金面上项目（81273854）项目对多种病症进行了经络辨证的古代文献的数据挖掘研究工作。梁氏[2]团队运用数据挖掘技术分析古代不同时期针灸治疗眩晕的经穴选用特点和规律。从先秦至清末涉及针灸内容的文献中收集相关数据，建立古代针灸治疗眩晕临床文献数据库，采用数据挖掘技术统计分析历代针灸治疗眩晕常用的经脉、腧穴和特定穴，并分析其潜在规律。研究共纳入针灸治疗眩晕处方82条，历代选穴[3]以风池、合谷、上星、解溪

---

［1］刘婧，王凡，杜小正，等．腧穴配伍源流及规律［J］．上海针灸杂志，2012，31（4）：280-282.

［2］程施瑞，邵欣，梁繁荣，等．针灸治疗冠心病心绞痛的临床用穴规律分析［J］．时珍国医国药，2014，25（4）：913-914.

［3］李享，寿依夏，任玉兰，等．古代不同时期针灸治疗眩晕用穴特点的数据挖掘研究［J］．中国针灸，2014，34（5）：511-515.

为主；选经以足三阳经和督脉为主，其中足太阳膀胱经穴位使用率最高，占 23.04%；选穴以特定穴为主，占 80.6%，其中交会穴最常用；研究发现远近配穴是眩晕最常见的选穴配伍法则。相关结果说明古代针灸治疗眩晕重视阳经腧穴，特定穴是组方的重要组成部分，总体体现了辨证循经取穴的原则。

长春中医药大学[1]开展 973 计划（2014CB543100）系列文献相关研究工作，其中王富春研究团队[2]对《腧穴主治・国家标准 GB/T30233—2013》中主治神志病的腧穴进行整理，总结和分析腧穴主治疾病的个数、归经及所属部位的研究工作，为腧穴配伍和临床针灸处方的规范化提供理论依据。结果显示《腧穴主治・国家标准》中主治神志病的腧穴共计 80 个，其中神门穴主治疾病最多，其次为百会；从腧穴所属经脉上看，依次为督脉、足太阳膀胱经、手太阳小肠经、足阳明胃经等；其中督脉的腧穴个数最多，为 17 个，占总数的 21.25%；从同功穴所分布部位上看，依次为头面部、上肢部、下肢部、背腰部和胸腹部，其中同功穴主要分布在头面部，占总数的 30.00%。研究结果显示神志病“同功穴”多集中于头面部，多为循行于督脉的腧穴，且遵循了辨证选穴的原则。

北京医院国家老年医学中心、北京中医药大学第三附属医院、北京中医药大学东方医院刘书坤等[3]合作研究团队参与国家自然科学基金项目（81373727）工作，该项目共检索 22 部古代典籍和 11

---

［1］余毓茹．头痛的古代文献整理与研究［D］．成都：成都中医药大学，2008.

［2］赵晋莹，王富春．《腧穴主治・国家标准》神志病的“同功穴”分析［J/OL］．中国针灸，2016，36（12）：1331-1334.

［3］刘书坤，姜旻，王妍妍，等．甲状腺功能亢进症的针灸取穴规律研究［J/OL］．中医学报，2016，31（12）：2015-2018.

本现代中文期刊，对其中有关针灸治疗甲状腺功能亢进症的文献进行整理，并对符合纳入标准的穴位进行归纳。课题组共筛选出古代文献108条原文，涉及11条经脉，32个穴位，157穴次；现代文献79篇文章，涉及14条经脉，100个穴位，651穴次。研究团队初步总结出现代临床针灸治疗本病的取穴规律，即经络诊察的取穴规律：常用经脉有足三阳经、手阳明大肠经、手厥阴心包经；常用部位是头面部、上肢部和下肢部；常用穴位有内关、足三里、三阴交、合谷、水突。课题所得出现代临床针灸治疗甲状腺功能亢进的取穴规律，同时也可作为甲状腺功能亢进经络诊察的取穴规律。在临床上如将经络诊察结合四诊，可快速且准确地找到患者经络系统上的阳性反应点，指导经络辨证和治疗，有助于掌握疾病预后，提高疗效。

在疼痛研究方面，长春中医药大学张莲等研究团队[1]依托国家教育部重点研究项目（205036）对各种原因所致痛证从虚、实两大方面进行分析归纳，以脏腑、经络立论，对中医痛证的发生机理进行讨论，研究认为外感之邪阻滞经脉、气滞血瘀经脉、痰浊阻滞经脉、经脉自身挛急等因素引发经络之气的不通；外邪、气滞、痰浊、瘀血、燥屎、虫结等阻于腑道，导致脏腑之气阻滞不通，均为引起实性痛证发生的机制。另外，气血不足、阴精亏虚、阳气虚损等因素引发的经脉、脏腑之气失荣为引起虚性痛证发生的机理。课题组认

[1]　张莲，王中男．中医痛证病机理论刍议［J］．吉林中医药，2008，28（6）：397-398.

为不通则痛与不荣则痛两者互为因果，可相互转化，在辨证治疗过程中把握两者之间关系尤为重要。

广州中医药大学李素荷研究团队[1]依托国家自然科学基金面上项目（81473756）开展针灸治疗胃脘痛取穴规律的古代文献研究。该项目确立胃脘痛相关检索词，构建数据库，运用频数分析和数据挖掘技术的关联规则，考察了古代针灸治疗胃脘痛不同腧穴和经脉的使用频次、腧穴间配伍使用的规律。研究结果显示：古代针灸治疗胃脘痛使用频次和支持度居前的腧穴有中脘、足三里、内关、上脘、膈俞、公孙、建里等，以经穴为主；具体选穴处方多选取行走穿行上腹的经脉上的腧穴；腧穴间配伍以辨证选穴与对症选穴配合为主。

广州中医药大学第二临床医学院符文彬[2]团队依托科技部“十一五”科技支撑计划项目（2006BAI12B04-1）、广东省科技计划项目（2009B030801287）、广东省卫生厅课题（205036），通过整理《黄帝内经》中有关颈痛的条文，发掘该书对针灸治疗颈痛在经脉循行、辨证论治及刺灸操作方面的贡献。课题组文献研究发现颈痛与十四正经皆相关，其中与手足太阳经、手足少阳经、督脉关系最为密切。颈痛根据发病部位不同有手太阳、足太阳之分；根据病因不同，颈痛有从肾论治、从风论治之别，颈痛取穴以足太阳经为主，颈痛的特色刺灸操作为“火针劫刺”颈部阿是穴。

---

[1] 王丹萍，李知行，李素荷．针灸治疗胃脘痛取穴规律的古代文献研究［J/OL］．上海针灸杂志，2016，35（4）：482-485.

[2] 狄忠，姜硕，符文彬．《黄帝内经》对针灸治疗颈痛的贡献探析［J］．辽宁中医杂志，2012，39（7）：1277-1279.

成都中医药大学汪杏[1]研究团队依托国家自然科学基金课题（81473603）、四川省杰出青年基金（2016JQ0013）、四川省教育厅课题（14ZA0084），通过在知网、万方等数据库里搜集相关现代文献，选取符合关于针灸治疗经行头痛的文献资料，运用数据挖掘技术探求选穴规律，同时选取名老中医采用中药治疗经行头痛的相关文献进行探讨。课题组对使用频次在10次以上（包括10次）的腧穴进行分析，结果发现腧穴使用频次累计最多的为足少阳胆经，其次为足厥阴肝经和经外奇穴；中药治疗经行头痛以疏肝解郁、调节气血为主。研究结果显示足少阳胆经、足厥阴肝经是治疗经行偏头痛的主要选择，而依据辨证论治选用适合病人的方药是治疗经行头痛的关键。

成都中医药大学胡幼平团队[2]进行了头痛的古代文献整理与研究。团队通过对古代针灸文献的收集与数据挖掘，统计历代医家治疗头痛的用穴频次，分别探讨各个朝代对头痛的用穴规律与针刺手法，总结先秦时代至清末时期古代文献针灸治疗头痛的常用处方。课题组全面性地搜集从先秦时期到清末现存有的针灸专著及综合性医籍中的针灸专卷，从上述古籍文献筛选出针对头痛的选经、选穴与针灸疗法文献。采用Access（关联型统计）对搜集到的合格文献进行数据挖掘、分析出各种辨证分型头痛的用穴频次、取经规律与特定穴运用频次。研究发

[1] 汪杏，周梦媛，杨紫艺，等. 中医治疗经行头痛的方法及其规律的探索［J］. 辽宁中医杂志，2017，44（3）：472–475.

[2] 余思奕，张镭潇，朱丽华，等. 基于文献计量学探析照海及其常见配伍的病症谱［J］. 中华中医药杂志，2015，30（11）：3885–3888.

现治疗头痛共使用腧穴 193 个，用穴频次最高者为头部局部腧穴，频次最高的前 5 个腧穴包括风池 120 次、百会 84 次、丝竹空 84 次、攒竹 77 次、上星 72 次。四肢远端频次最高的前 5 个腧穴分别为合谷 168 次、解溪 54 次、列缺 52 次、后溪 35 次、丰隆 32 次。课题组对于取经规律分析结果显示历代治疗头痛的取经规律共涉及十二正经与任、督二脉，选用频次最高的经脉主要为少阳经共计 537 次，其次为阳明经共计 429 次，再次为太阳经共计 423 次，督脉 391 次，太阴经共计 121 次；少阴经共计 69 次；任脉 72 次。对历代治疗头痛各种特定穴频次统计结果显示五输穴 276 次，原穴 253 次，络穴 123 次，郄穴 35 次，背俞穴 41 次，募穴 47 次，下合穴 14 次，八会穴 10 次，八脉交会穴 90 次，该研究结果表明历代医家治疗头痛具有循经取穴、分部取穴与广泛运用特定穴特点。

成都中医药大学与重庆市中医院合作，依托“十二五”国家科技支撑计划项目分课题（2012BAI24B01–34）、国家自然科学基金项目（81473603）进行了运用数据挖掘研究历代针刺治疗围绝经期综合征的经穴运用规律研究。陈芷枫等成员[1]在研究中确定数据的来源、制定数据的采集标准、规范病症腧穴名称、检索并整理出古代文献中关于针刺治疗围绝经期综合征的处方条文，运用“针灸临床循证决策支持平台”进行数据挖掘，分析和总结出历代针刺治疗围绝经期综合征（perimenopausal syndrome，PMS）的选经规律和取穴特点。结果显示晋、唐宋、金元时期均对 PMS 有初步的认识，明朝和清朝的腧穴运用规律和现代的比较接近，历代针刺治疗 PMS 选用

---

［1］ 陈芷枫，张晓霞，陈亮，等．运用数据挖掘技术探究古代针刺治疗围绝经期综合征的特定穴规律［J］．江苏中医药，2015，47（8）：78–81.

腧穴十四条经脉均有涉及，其中任脉的腧穴选用居历代之首，成为 PMS 古代针刺治疗的首选经脉。历代针刺治疗 PMS 累计使用腧穴 813 次，特定穴累计 737 次，占 90.65%；特定穴类别频次最高的为交会穴，次之为五输穴；其中最常选用的腧穴主要为三阴交、气海、中极、百会和关元。课题组认为历代针刺治疗 PMS 的选经用穴规律表现为：以任脉为主，围绕病机取肾经、脾经、膀胱经、督脉来补肾精、调冲任、补气血；晋代和明朝以后天养先天，重视胃气；唐宋和清朝以先天为本，补肾培元；以特定穴为主，并结合近部取穴、远部取穴和辨证配穴的针刺取穴原则。

2. 现代文献研究

成都中医药大学梁繁荣研究团队[1]依据国家 973 计划项目课题（2012CB518501）、国家自然科学基金面上项目（81273854）对多种病症进行了经络辨证的现代文献数据挖掘工作，课题组对针灸临床治疗冠心病心绞痛文献报道进行分析，总结其用穴规律，为针灸治疗心绞痛的临床运用提供参考和借鉴。团队通过计算机检索 2013 年以前公开发表的针灸治疗冠心病心绞痛的相关文献，对符合纳入标准 96 篇文献的腧穴选用规律、经脉选用规律、常用刺灸方法等进行文献计量学分析。结果显示针灸治疗心绞痛选穴共涉及 72 个腧穴，主穴使用频次最高的依次为：内关、膻中、心俞、厥阴俞、神门、巨阙、郄门。最常用经脉为足太阳膀胱经、任脉和手

[1] 程施瑞，邵欣，梁繁荣，等．针灸治疗冠心病心绞痛的临床用穴规律分析［J］．时珍国医国药，2014，25（4）：913-914.

厥阴心包经。针灸治疗心绞痛的临床用穴以心经及心包经相关的特定穴为主穴，配穴以经络辨证循经取穴为主。

天津中医药大学戴琛等[1]依托国家中医药管理局科研基金（201407001-6B）项目基于文献分析总结脑卒中后抑郁针刺临床选穴规律和特点。课题组全面检索并梳理1996—2016年中国知网（CNKI）、万方数据知识服务平台、维普中文科技期刊数据库（VIP）及中国生物医学文献数据库（CBM）中符合针刺或以针刺为主要疗法治疗脑卒中后抑郁的相关文献，分析其选穴规律。结果共检索到文献334篇，最终纳入分析文献58篇。在对58篇进行梳理分析后，发现其中的高频腧穴为百会穴、内关穴、神门穴、四神聪、印堂穴、神庭穴、水沟穴等；所选经脉以督脉和膀胱经为主；选穴部位集中在头颈部。相关研究结果显示针刺治疗脑卒中后抑郁选穴具有局部选穴、辨证选穴、循经选穴规律，运用治神、调神法指导脑卒中后抑郁的针刺治疗具有重要临床参考意义。

临床报道显示，国内外治疗假性球麻痹的临床及实验研究已经取得较好研究成果，其中黑龙江中医药大学第二附属医院治疗本病以项针为主，天津中医药大学第一附属医院以“醒脑开窍”针刺法治疗假性球麻痹，均在一定程度上取得较好的临床疗效。但到目前为止，尚存在诸多问题有待解决，如对该病的命名、病因病机，取穴规律尚不统一，尚无完整的中医理论体系、因没有考虑个体化差异而影响疗效、诊疗方案不规范、诊断治疗评价方法尚无统一标准，国内外还没有大规模、多中心的临床研究……以上这些问题影

---

[1] 戴琛，张春红，马会靖，等.基于文献分析脑卒中后抑郁针刺临床选穴规律[J].吉林中医药，2017，37（3）：310-313.

响了该病针灸治疗的研究及进展。秦皇岛市中医医院张惠利等临床研究团队[1]依托河北省中医药管理局项目（2012185）在回顾性研究针刺治疗中风合并假性球麻痹的相关文献基础上，对针灸治疗中风后假性球麻痹的病名、病位、病因病机、治疗原则、取穴规律、配穴规律、针刺手法及评价方法等进行归纳整理，并对取穴、归经、穴位使用频率进行相关分析，为假性球麻痹中医治疗提供理论依据。项目在文献研究的基础上检索出符合研究设计的文献共276篇，其中共使用151个穴位，总频次为1683次。出现频次30次以上的腧穴14个，按照频次从高到低的排序依次为廉泉、风池、翳风、完骨、金津、玉液、三阴交、风府、内关、人中、哑门、外金津、外玉液、上廉泉。这14个腧穴中十四经穴9个，近部取穴11个，而前4个穴位（廉泉、风池、翳风、完骨）既是十四经穴又有近部取穴的特点。课题组发现在具有治疗本病作用的十四经中近部取穴是临床选穴的重要方法，并在此基础上建立了“针刺治疗中风后假性球麻痹的现代文献数据库”，筛选出新的有效穴位，并优化得到“开窍利咽组穴”方案。该团队还通过相关循证研究，进行大样本、多中心的临床观察最终形成假性球麻痹的中医治疗标准化技术规范。

基于湖南省“十二五”重点学科针灸推拿学开放基金重点资助项目（2015-02）相关工作，湖南中医药大学黎帅等[2]

---

［1］张惠利，朱立春，王文刚，等.针刺治疗中风后假性球麻痹的现代文献回顾性研究［J］.中国中医急症，2013，22（3）：369-372.

［2］黎帅，谭洁，张泓，等.针灸治疗血管性痴呆的选穴规律探讨［J/OL］.中国针灸，2017，37（7）：785-790.

研究团队采用计算机和手工检索收集近十年国内外针灸疗法治疗血管性痴呆的临床文献，对选用的腧穴种类、归经及使用频次进行统计分析。团队筛选出针灸治疗血管性痴呆的文献共38篇，涉及经脉前4位依次是督脉、胆经、胃经、脾经；使用频次＞5次的主穴依次是百会、四神聪、神庭、风池、水沟；使用频次＞5次的配穴是丰隆、足三里、太冲、太溪、三阴交、血海、中脘、内关、风池。有关研究显示相关疾病的治疗以头部局部取穴为主、据辨病与辨证结合为原则，近部取穴与远部取穴相搭配，以及针灸治疗手法多样、传统针刺手法与现代电针相结合，是针灸治疗血管性痴呆的选穴规律和特色。

长春中医药大学王富春[1]团队依托国家973计划（2014CB543100）开展了一系列的疾病的现代文献相关研究工作，对1982年至2014年Pub Med、中国期刊全文数据库（CNKI）、万方数据知识服务平台中符合针刺或针刺配合其他疗法治疗糖尿病胃轻瘫的相关文献进行检索及梳理，结果发现足三里、中脘、内关、胃俞、三阴交、脾俞和天枢是最常用腧穴，腧穴所属经脉主要集中于足阳明胃经、任脉、足太阳膀胱经、足太阴脾经和手厥阴心包经；选取腧穴主要分布在下肢部、胸腹部和背腰部。课题组认为针刺治疗糖尿病胃轻瘫的选穴规律有着循经取穴、局部取穴和辨证取穴的特点，可为针刺治疗本病提供可靠的依据和参考。在妊娠性恶心呕吐的临床研究[2]数据挖掘技术结果则显示，妊娠性恶心呕吐在腧穴选择上多选取具

[1] 曹方，李铁，单纯筱，等.基于文献分析糖尿病胃轻瘫针刺临床选穴规律的研究［J］.中国中医基础医学杂志，2016，22（1）：110-112+114.

[2] 石云舟，王富春.针灸治疗妊娠性恶心呕吐的选穴规律分析［J］.世界中医药，2016，11（2）：209-213.

有调理脾胃功效的特定穴，其中内关、足三里、中脘等是最常用腧穴；在选穴所属经脉上主要集中于任脉、手厥阴心包经、足阳明胃经、足太阳膀胱经。在选穴所在部位上主要集中在胸腹部、下肢部以及上肢部内关穴。研究结果显示，针灸治疗妊娠性恶心呕吐选穴有着局部选穴、循经选穴、特定穴选穴、辨证选穴的特点，有关工作为针灸治疗妊娠性恶心呕吐提供可靠的依据和参考。

在对针灸治疗小儿遗尿的“同功穴”分析其规律研究方面，王富春[1]团队归纳出30部教材中主治小儿遗尿的“同功穴”的频次、归经、所属部位以及特定穴规律谱进行分析和对比。研究发现现代教材中48个针灸治疗小儿遗尿的“同功穴”，所属经脉主要为足太阳膀胱经和足厥阴肝经；所在部位主要集中于下肢部、胸腹部、背腰部；特定穴类别选用主要是五腧穴。结果显示利用中医整体观念、辨证论治的思想选穴配伍，可增强针灸治疗小儿遗尿的临床疗效。

依托国家973计划（2014CB543100）研究项目，长春中医药大学赵树明等研究团队[2]运用统计学技术和数据挖掘方法分析2006—2016年现代针灸治疗不寐文献的临床选穴特点和配伍规律，分析针灸治疗不寐的针灸处方，并对其选穴的频次、归经、所在部位及规律谱进行统计分析。基于57本著作文献的统计，建立针灸处方数据库，运用数据挖掘技术分

[1] 曹迪，牛野，王富春．基于30部现代针灸教材对小儿遗尿“同功穴”分析［J］．吉林中医药，2017，37（4）：336–339.

[2] 赵树明，赵越，王洪峰．针灸治疗不寐取穴规律文献研究［J］．吉林中医药，2017，37（1）：9–13.

析获得应用腧穴频次最多的依次为百会、神门，经脉以督脉、足太阴脾经为主，部位以头面颈项和上肢部为主，特定穴以五腧穴、原穴、络穴为主，规律谱中以百会和神门穴配伍使用最常见。研究团队所获结果再一次显示临床治疗中局部取穴循经取穴与按部位取穴以及经脉辨证取穴的有机结合，而重视特定穴的选用是临床研究的重点。

天津中医药大学第一附属医院、中国中医科学院刘维等[1]研究团队依托国家自然科学基金面上项目（81273709）、教育部高等学校博士学科点专项科研基金项目（20131210110003）、天津市卫生和计划生育委员会中医中西医结合科研课题（2015092）开展针灸治疗痛风性关节炎的临床选穴规律分析，课题组对 1990 年 1 月至 2014 年 5 月中国知网全文数据库（CNKI）和万方学术期刊全文数据库进行检索，收集与整理这期间国内有关针灸治疗痛风性关节炎的临床研究文献，并将纳入文献中腧穴分类整理，对选用的腧穴种类、归经、使用频次及分布部位进行统计分析。研究纳入文献 135 篇，共计 120 个穴位。从选穴角度分析，最常用于治疗痛风性关节炎的穴位依次为太冲（91）、三阴交（87）、足三里（80）、阴陵泉（58）、曲池（52）、太溪（51）、阳陵泉（45）、血海（44）、太白（44）、合谷（44）；从归经角度分析，使用腧穴频数较高的经脉依次为足太阴脾经（323）、足阳明胃经（209）、手阳明大肠经（143）、足厥阴肝经（140）、足少阳胆经（134）、足少阴肾经（84）、足太阳膀胱经（80）；从分部取穴角度分析，腧穴分布最多的部位为下肢。研

[1] 刘维，刘美燕，吴沅皞 . 针灸治疗痛风性关节炎的临床选穴规律分析［J/OL］. 上海针灸杂志，2016，35（3）：359-362.

究结果显示针灸治疗痛风性关节炎取穴以局部取穴和循经取穴为主，取穴相对分散，取穴部位多集中在下肢，部分结合辨证取穴。团队成员还开展了有关针灸治疗膝关节骨性关节炎选穴的研究[1]工作，纳入文献131篇，用穴58个。相关数据挖掘与文献研究结果显示使用频数较高的腧穴依次为犊鼻（122）、内膝眼（110）、阳陵泉（108）、血海（100）、足三里（96）、阴陵泉（83）、梁丘（83）、鹤顶（59）、膝阳关（34）、三阴交（25）、委中（22）、曲泉（17）、悬钟（16）、关元（15）、太溪（14）、肾俞（13），使用腧穴频数最高的经脉为足阳明胃经。腧穴分布最多的部位为下肢。所获结果显示针灸治疗膝关节骨性关节炎选穴以循经取穴、局部取穴为主，部分结合辨证选穴，选穴相对集中。

山东中医药高等专科学校吕美珍[2]依托山东省中医药科技发展计划（2008—2009）项目（2009-261）开展相关文献研究工作，并依据其中采用随机对照实验的腧穴数据建立数据库，从选经、用穴、特定穴3个角度对用穴规律进行了分析。研究结果显示十四经均与本病相关，腧穴应用上以阳经为多，阴经较少，经外奇穴也有较多的应用；在腧穴选取上，局部取穴是主流的思路；另外，尚可根据受累经脉、辨证、解剖学特点及临床经验选用不同的穴位。研究者发现特定穴应用方面，交会穴、合穴、原穴应用最多；八脉交会穴、八

---

[1] 刘晴，刘维，吴沅皞．针灸治疗膝关节骨性关节炎选穴规律现代文献研究［J/OL］．山东中医杂志，2015，34（11）：824-826.

[2] 吕美珍．针灸治疗肩周炎临床选穴规律探析［J］．针灸临床杂志，2011，27（11）：46-47.

会穴、腧穴应用其次；背俞穴、井穴、募穴、经穴、郄穴、荥穴的应用则很少，有关问题被认为值得深入研究。

（五）脏腑经络辨识关键技术的数字化、量化研究

传统进行经脉辨证的经典经络诊断方法包括了病候诊断法与经穴按诊法。随着现代经络穴位电、热学等失衡现象测定技术的发展，近现代各种经络穴位诊断技术与仪器研发得到了不断应用，新的经穴皮肤电阻测量，经穴光、热失衡现象的研究、经穴力学失衡现象的研究等现代经络诊断方法的应用与设备的研发为建设辨识经络状态为核心的经络辨证体系提供了可能，有关研发工作为开展临床实际经络辨证论治、观察病情变化及评估治疗结果提供了客观依据。

近半个世纪以来的研究显示，经络气血的本质与交感神经及其支配的血管功能有着密切的关系，其活动规律可通过经脉循行部位的生物电即经脉穴位上的皮肤电位或皮肤电阻显示。较早的研究发现，机体体表经络、腧穴部位及病变相应的耳穴在电、光、声、热等方面具有一定的特异性，其皮肤电阻都呈低电阻性，而其电位也不同于非经非穴部位，并随相应脏腑功能的变化而变化。20 世纪 50 年代开始使用的经络电测定法[1]，一般采用原穴、井穴、郄穴及背俞穴，分析各经代表穴位的导电量高低，以推断各经气血的盛衰，数值高则表示病情属实，低则表示病情属虚。研究人员认为，经穴电阻抗特性在经穴定位、评估人体健康状态等方面具有潜在的应用价值，仍然存在测量结果重复性差、应用时具有局限性等问题。而在未来团队希望通过采用新的研究方法与思路以期可以克服

[1] 杨玥，周桂桐，汤德安. 人体十二经脉井穴电阻比值与疾病相关性研究［J］. 针灸临床杂志，2009，25（5）：3-5+4.

当前研究中存在的问题，获得可靠的研究结果。相关研究团队中以燕山大学常凤香等[1]为代表，承担国家自然科学基金（60873090）项目通过对人体经络原穴的电阻抗数据的采集和处理，采用多元图来表示经络诊断的多维数据，实现了人体整体经络功能的状态可视化采集与展示技术，有关工作为经络诊断提供了一种新的诊断方法。

承担江苏省教育厅自然科学研究计划项目（03KJB360099）的南京中医药大学赵京生[2]研究团队在整理、分析有关文献基础上发现人迎寸口脉法是一种通过比较人迎脉和寸口脉两处脉动的搏动差异进行经脉辨证的古代脉法，项目组运用经颅多普勒（TCD）血流检测技术，对比观察了61例高血压病人和60例正常人的人迎脉、寸口脉的收缩期最大血流速度（Vs），比较其差异。在具体研究中将61例原发性高血压患者按经脉辨证的不同分为厥阴经组、少阳经组、太阳经组和阳明经组，比较其人迎脉和寸口脉的脉动差异程度，探索其与经脉辨证的关系。四个组均取足厥阴经和足少阳经的腧穴为主治疗，其中厥阴经组和少阳经组根据人迎脉、寸口脉的检测结果施以补泻，太阳经组和阳明经组施经平补平泻手法，比较其疗效、症状改善情况和人迎脉、寸口脉的变化。结果显示如下：①正常人的人迎脉与寸口脉相比无差异（$P > 0.05$），阴经组寸口脉大于人迎脉（$P < 0.05$），阳经组人迎脉大于寸口脉（$P < 0.01$）；

[1] 常凤香，洪文学，宋佳霖．基于多元图表示原理的经络诊断研究［J］．辽宁中医杂志，2010，37（12）：2323-2325.

[2] 孙英霞．人迎寸口脉法经脉辨证意义的研究［D］．南京：南京中医药大学，2001.

②各阳经组中，人迎脉、寸口脉的差异程度不同，少阳经组的小于太阳经组（$P < 0.05$），太阳经组的小于阳明经组（$P < 0.05$）；③厥阴经组和少阳经组的降压疗效、症状积分的变化均优于太阳经组和阳明经组（$P < 0.05$）。项目组所获结果证明人迎寸口脉法可以作为经脉辨证的方法之一，以该脉法取穴用针，可以提高疗效。相关工作为针灸临床辨证施治提供了一个新的思路，值得深入研究。

20 世纪 60 年代初杨长森团队应用物理加热的方法发现两侧十二经井穴或背俞穴对热的反应敏感度[1]特征因疾病虚实不同而有差异，如知热感度数高，为经脉虚证，反之为实证。20 世纪 80 年代以来，团队最初应用探穴测温仪直接测量穴位温度[2]作为可以用来反映和探索内脏病变的客观指标之一，研究结果显示肝实热证患者的太冲、肝俞穴温，冠心病患者针刺前的井穴穴温均比健康人组高。随着红外等热学观测技术的发展，红外线热像图[3]、经络发光特异性探测法、穴位声发射信号及辐射场照相等技术进一步用于对腧穴进行大量的实验室研究工作之中，以求建立临床诊断客观指标。

湖南中医药大学相关团队[4]选择跨越头身躯干下肢多节段的足阳明经为突破口，将“穴位－脏腑”相关推进到“经脉－脏腑”相关的研究水平。团队采用穴位与非穴位，经线与非经线、健康人与病人等多种对照，相关实验显示针刺胃经“经脉线”对人体胃窦运

---

［1］ 杨长森．针灸治疗学［M］．上海：上海科学技术出版社，1985.

［2］ 常小荣，严洁．经络诊断的现代研究概况［J］．湖南中医学院学报，1998，18（1）：64-66.

［3］ 杨玥，周桂桐，汤德安．人体十二经脉井穴电阻比值与疾病相关性研究［J］．针灸临床杂志，2009，25（5）：3-5+4.

［4］ 足阳明经与胃相关规律的研究．湖南中医学院，2005.

动和胃幽门压力的影响明显高于非经线，模拟感传的逐点动态刺激对动物胃酚红排空率、胃液 pH 变化率、胃黏膜损伤指数指标有相对特异影响。所获发现头面部“四白”穴对胃窦作用与下肢穴相当，经线上非穴点对胃活动也有相应的影响，结果证实了经络学说中胃经与胃功能相关，“宁失其穴、勿失其经”，“经络上下对应”理论的正确性，为经络辨证理论提供了客观依据，有关成果 2001 年、2005 年分别通过应用技术鉴定。

2001—2003 年，北京中医药大学谷世喆等[1]团队展开了“募穴与相应脏腑的特异性通路”研究项目。课题组着眼于内行经络线，横向探求气街的现代生物学本质，研究所应用荧光素双标记法全面地研究俞募穴与相应脏腑的联系，能够直观而有对比性地观察俞募穴与相应脏腑的联系通路。相关工作可进一步说明经络辨证理论的部分实质，为临床俞募配穴提供理论基础。研究成果为经络与神经系统相关提供了实验基础，推动生物医学和经络理论的发展，对提高针灸治疗脏腑病疗效重要意义。

在动物实验研究方面，中国中医科学院针灸研究所朱兵等[2]研究团队依托国家中医药管理局课题，选用雌性生殖龄 SD 大鼠，通过针刺激活下丘脑促性腺激素释放激素（GnRH）

---

[1] 谷世喆．俞募穴与脏腑特异性通路的荧光双标法研究［D］．北京：北京中医药大学，2003，3.

[2] 王少军．针刺调节生殖内分泌功能经脉、穴位特异性研究［A］．中国针灸学会．中国针灸学会 2009 学术年会论文集（上集）［C］．中国针灸学会，2009.

相关神经元的实验方法，探讨调节生殖内分泌功能的最有效部位、奇穴、经穴及经脉。课题组通过模拟性刺激及反馈性调节作用在体研究下丘脑 GnRH 相关神经元。并以该神经元放电为指标，研究与生殖内分泌相关的脏腑所属经脉上的穴位及不同部位的奇穴对该神经元的激活效应。结果显示任脉的关元穴、脾经的三阴交能特异性激活下丘脑 GnRH 神经。

河北医科大学中医学院武密山团队[1]依托国家九五科技攻关课题（969060501）对骨质疏松症（OP）的主症、自觉症状、骨密度（BMD）、5 次坐立试验、闭眼单脚站立试验、最大限度前伸试验、双足并立垂直跳高试验等进行观察与检测。根据《灵枢 · 经脉》篇所载十二经脉病症，以 BMD 为依据，只有症状而 BMD 不低者称之为“是动”阶段（即骨质疏松症功能性疾病阶段），既有症状同时 BMD 降低者称之为“所生病”阶段（即骨质疏松症器质性疾病阶段），分别对“是动”“所生病”阶段相关参数指标进行分析。结果显示骨质疏松症以肾经、膀胱经表现为主；骨质疏松症的“是动”“所生病”阶段 BMD 有显著差异；课题组还获得男女两性在“天癸竭”后仍有两次《内经》未记载骨丢失高峰的实验新发现。

在基于脏腑经络辨识的数字化提取与量化识别的技术与仪器研发方面，上海中医药大学盛善本[2]从事针灸临床工作 60 余年，创立了海派盛氏针灸理论，其 6 条新经脉的发现解决了针灸背俞穴与脏腑、经脉理论的完整性，并将手足三阴三阳十二经脉（其中包括日本针灸

---

[1] 武密山，李恩，赵素芝.骨质疏松症“是动”“所生病”相关参数定量化研究［J］.北京中医药大学学报，2002，25（2）：31–34.

[2] 胡智海，王毅，王硕硕，等.海派针灸名家盛善本学术思想及临证经验［J］.内蒙古中医药，2015，34（11）：126–127.

家长滨善夫发现的两条新经脉）针灸书中没有经脉的部位补充完善。此外，研究者对颈、胸、腰、骶椎与经脉的关系、经脉节段的存在、动静态与虚实辨证的关系等展开了讨论。在此基础上盛氏研制成功二十经脉测定自动诊断仪，其测定数据被认为可与中医的八纲辨证相结合，能正确定位脏腑功能区域。有关工作获得了上海市中医药三年行动计划重点扶持专科项目（ZY3-JSFC-1-1016）与上海市虹口区卫生与计划生育委员会重点专科建设项目（2015ZDZK001）的资金支持。

甘肃中医药大学文林林团队[1]依托2013年甘肃省中医药管理局科研课题（GZK-2013-35）采用经脉检测仪探讨原发性高血压患者与十二经脉关系，有机结合西医学检测技术与中医理论，为量化经脉辨证分型奠定基础。该团队采用HD-EDT型中医经脉亚健康检测仪检测人体十二经脉，统计相关数据分析其与高血压的相关性。实验结果显示总人群中肝经偏盛的人数为132人，占总人数48.00%；心经偏盛人数为122人，占总人数44.36%，表明高血压患者中心、肝两经电位偏高，有关结果与临床调查结果一致。

在承担既往国家“十一五”“十二五”科技支撑计划重大项目、国家重点基础研究发展计划项目、教育部重大培育及博士点项目、国家中医药管理局课题、山西省科技项目等的支持下，北京中医药大学牛欣等[2]研究者团队分别同中医基

[1] 文林林，龙旭，潘健，等.利用经脉检测仪探讨原发性高血压患者与十二经脉关系[J].中医研究，2016，29(1)：45-46.

[2] 牛欣，冯前进，杨学智，等.脏腑经络辨识关键技术的数字化、量化实现[Z].国家科技成果，2014.

础理论、中医诊断学、生物医学工程学、生物信息学、计算机应用科学、生理学等不同技术领域的人员开展了近30年的多学科合作，进行了脏腑经络数字化研究技术的长期研究工作。研发团队对中医四诊的生物学内涵进行了阐释，阐明其医学工程学的原理，最终发展形成了“搞清机理－单诊突破－两诊集合－四诊合参”的研究思路和“数字化、量化”的关键技术路线；该团队运用数字模拟重建，将脉动触觉信息转化为视觉信息，初步构建出直观的桡动脉的口径变化、位移变化和轴心运动等动态图像，突破了目前常规脉诊的一维（脉搏波形）信息采集模式；在整个脉诊内容中包括了脉诊属性简化归类多维信息采集、脉动信息数字化、脉诊信息软件的分析研究过程，贯穿了“复杂－简单－复杂”的思路。在方法层面提出融主、客观判断于一身，宏观辨证、微观辨识相结合的中医数字化提取与量化识别的方法；提出脏腑经络辨识的数字化提取与量化识别的方法；提出将中医四诊信息模拟信号转变为数字化信号，进一步实现其量化研究并对四诊信息进行精确测量；以“位、数、形、势”属性和“模态”属性等简化归类、执简驭繁的诊法研究理论，实现从“象”研究，到“形”的量化，再到“神”的四诊合参多模态识别的方法学创新……项目所研发的中医四诊合参辅助诊疗仪器，将动态心电、血氧、PWV、血管顺应性等多种人体指标参数混搭于中医诊断的装置，为第一个获得sFDA注册、sFDA生产许可、国家注册软件、医疗仪器标准的舌诊、脉诊、闻诊、问诊合一的诊断装置。

厦门大学海外教育学院相关研究团队[1]采用加权求和与模型匹配相结合的方法，模拟针灸专家的经络辨证过程，确定疾病所在的经

[1] 经络辨证微机辅助诊疗系统．厦门：厦门大学海外教育学院，2000.

络，并提出腧穴和中药处方，进行了经络辨证微机辅助诊疗系统的研发。该系统适用于针灸临床和教学，也是实用的针灸辅助诊疗工具，包括70余种针灸常见病，具有初诊、复诊、验方查询、按病查方和病历管理五大功能，能修改和优化处方，成功地解决了庞大的数据量与微机内存有限的矛盾，在病种的数量和微机上实现理论指导针灸临床的辨证论治方面均有特色。该系统已在临床应用336位患者，涉及疾病41种，辨证论治总符合率达95.6%，操作方便，运行可靠。

基于传统文献统计方法或Meta分析的方法尚未对研究证据中针灸处方规律、辨证规律进行深入研究。成都中医药大学梁繁荣[1]团队与成都信息工程学院多学科合作，依托国家重点基础研究发展计划（2006CB504501）、四川省科技厅社会公益计划项目（2007SGY008），引入了循证医学的理念和方法，结合针灸学科特色和临床诊治规律，采用数据仓库技术存储、管理针灸循证证据，运用数据挖掘技术进行最佳针灸诊断、治疗方案的临床决策方法探索，并构建具有人工智能特征的针灸临床循证诊疗决策支持系统。引入循证医学理念和方法促进针灸经验决策模式向循证决策模式转变，对提高针灸临床疗效具有非常重要的意义。

（赵燕平）

[1] 任玉兰，梁繁荣，吴曦，等.基于数据挖掘的针灸临床循证决策支持系统研究[J].中华中医药杂志，2011，26（4）：795-797.

第五章　经穴效应研究

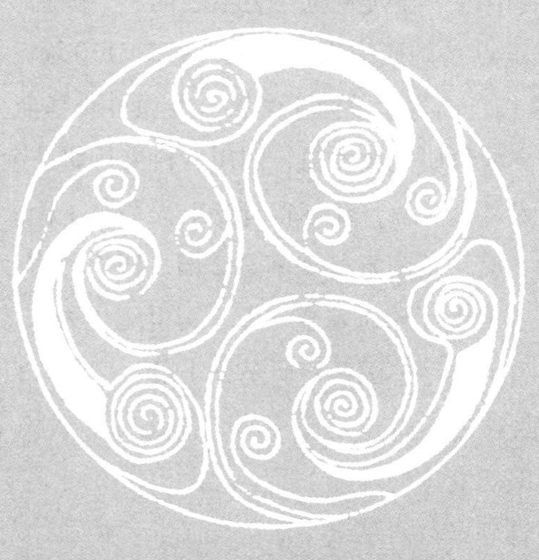

一、资料检索与分布情况

以“经穴效应”为主题词或关键词检索中国知网（CNKI）、万方、维普、中国生物医学文献数据库，时限为从该数据库最早收录时间至2016年9月，共可检索到各类文献420篇，其中以“经穴效应”为主题词+“基金”检索，共检索到国家重点基础研究发展计划（973）130篇，国家自然科学基金68篇，高等学校博士学科点专项科研基金19篇，辽宁省教育厅高校科研基金4篇，四川省科委科研基金3篇，辽宁省科学技术基金3篇，江苏省青蓝工程基金3篇，湖南省教委科研基金2篇，湖南省科委基金2篇，四川省青年科技基金2篇，湖南省卫生厅科研基金1篇，跨世纪优秀人才培养计划1篇，湖南省卫生厅中医药科研基金1篇，广东省自然科学基金1篇，山西省自然科学基金1篇，福建省自然科学基金1篇，山东省中医药管理局基金1篇，北京市自然科学基金1篇，国家中医药管理局科研基金1篇，长江学者奖励计划1篇，天津市高等学校科技发展基金1篇，攀登计划1篇。

以“经穴效应”为主题词+“机构”检索，共检索到成都中医药大学71篇，北京中医药大学49篇，湖南中医药大学25篇，辽宁中医药大学22篇，天津中医药大学17篇，国家中医药管理局17篇，广州中医药大学16篇，湖南中医学院14篇，辽宁中医学院13篇，天津中医药大学第一附属医院12篇，中国中医科学院针灸研究所12篇，首都医科大学电力总医院8篇，中国中医科学院6篇，中国中医科学院中医临床基础医学院6篇，黑龙江中医药大学5篇，福建中医药大学5篇，南京中医药大学5篇，中国中医研究院针灸研究所5篇，上海中医药大学4篇，郴州市第一人民医院4篇，宁夏医科大学4篇，湖南中医药大学第一附属医院4篇，南方医科大学4篇，承德医学院4篇，深圳市南山区蛇口人民医院3篇，山东中医药大学3篇，贵阳中医学院3篇，黑龙江中医药大学第一附属医院3篇，首都医科大学附属北京同仁医院3篇，广西中医学院第一附属医院3篇，河北医科大学3篇，山东中医药大学附属医院3篇，重庆医科大学2篇，成都中医药大学附属医院2篇，中国中医药报社2篇，湖南中医药大学第二附属医院2篇，本溪市传染病医院2篇，湖北中医学院2篇，江西中医学院2篇，湖北中医药大学2篇。

以“经穴效应”为主题词+“学科”检索，共检索到中医学367篇，医学教育与医学边缘学科12篇，中西医结合6篇，临床医学4篇，基础医学4篇，感染性疾病及传染病3篇，神经病学3篇，消化系统疾病2篇，外科学2篇，医药卫生方针政策与法律法规研究2篇，心血管系统疾病2篇，生物医学工程2篇，儿科学1篇，呼吸系统疾病1篇，药学1篇。

各基金、机构、学科具体分布情况如下：

1. 基金分布情况，见图5–1。

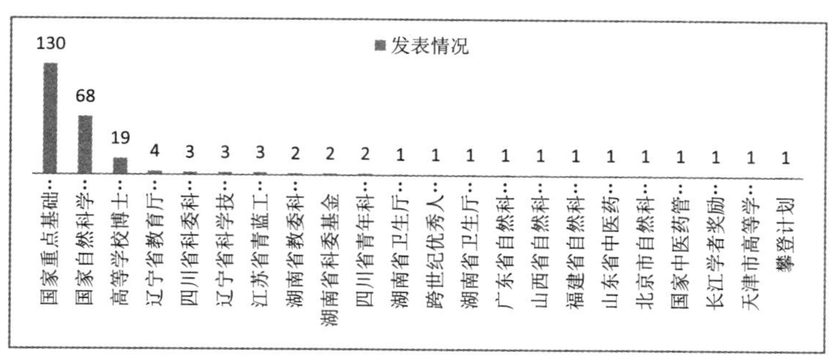

图5–1　经穴效应研究基金分布情况

2. 机构分布情况，见图 5-2。

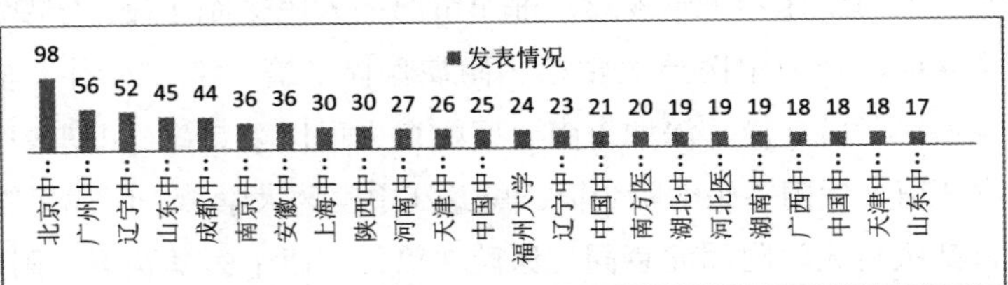

图 5-2　经络系统研究机构分布情况

3. 学科分布情况，见图 5-3。

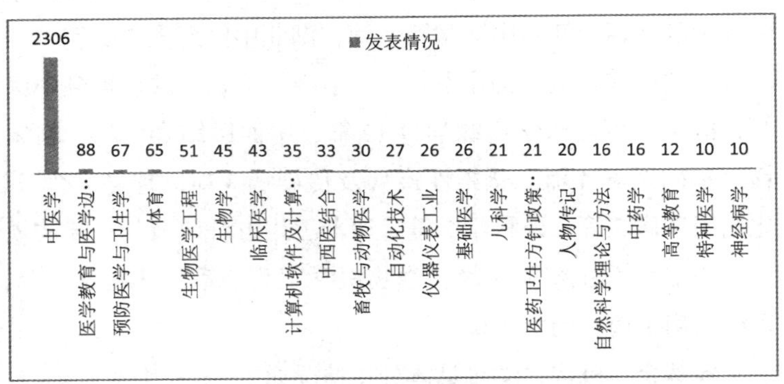

图 5-3　经络系统学科分布情况

从上述分布情况可以看出，新中国成立以来，经穴效应的研究文献贡献 420 篇，所涉及的基金、研究机构与学科较多。国家与省级相关项目支持多，一定程度反映了国家与团队个体对经穴效应研究的重视。在机构方面，除大型研究机构与专业院校外，大部分的省级中医临床医院也进行了相关的研究，反映了经穴效应的研究热度以及各单位对其研究的重视。在学科分布方面，研究除主要集中于中医学学科外，有较多现代临床医学、中西医结合以及其他多学科的交叉融入、反映了经穴效应得到了不同学科研究者的关注。在发表年度总体趋势方面，1992 年前基本无相关文章，此后经穴效应文献年度发表量缓慢上升，1998 年后以个位数增长，2008 年后相关论文以每年十篇左右速度快速增长。

二、经穴效应研究概况分析

经穴是腧穴中十二正经上的穴位，为针灸疗法的主要刺激部位，也是人体经络脏腑之气输注、聚集在体表的地方，针灸之所以能起到防病治病的效果，主要是通过刺激经穴来实现的。经穴效应特异性是指经穴在形态结构、病理反应、刺激效应、生物物理特性等方面与经穴及其周围的非经穴比较具有的特异性，为针灸研究的热点之一[1]。在针灸作用机理的研究中，经穴特异性研究是研究者关注的基础与核心。经穴效应的特异性主要体现在经穴与非经穴效应的差异、同一经脉不同腧穴效应的差异、不同经脉上腧穴效应的差异等方面，国内研究结果普遍支持经穴效应具有相对特异性这一结论，国外研究对经穴是否存在特异性效应尚存在争议。2005 年，德国科学家 Linde 以针灸适宜病种——偏头痛为例进行了临床实验，其结果表明中医传统针灸按辨证取穴治疗对临床疗效无帮助。这一结论在世界著名医学杂志《美国医学会刊》上发表后，经络学说受到了质疑与否定。如何认识经穴效应特异性，并设计实验验证和证实经穴效应的相对特异性，是当代中国针灸科研人员思考和首要解决的

[1] 马金娜，宁丽娜，朱婧，等. 经穴效应特异性的研究［J］. 中国康复，2012，27（6）：464-466.

问题[1]。2006年，经穴特异性研究被列入《中医药创新发展规划纲要（2006—2020）》，成为国家较长时期内需要深入研究的针灸学科重大课题。经穴特异性影响因素的相关研究是今后研究的重要方向之一。

北京中医药大学朱江团队[2]依托国家973计划项目（2012CB518506）、科技部对发展中国家科技援助项目（KY201302010）、联合北京中医药大学、首都医科大、北京市中关村医院、中国中医科学院、北医科大学中医学院、中国中医科学院针灸研究所等多家科研院所与临床医院先后对2003—2012年、2011—2015年不同阶段中国期刊全文数据库（CNKI）、MEDLINE数据库发表的经穴特异性相关中文文献及国内学者发表的英文文献进行了文献分析，调研结果显示：所调研期间国内学者的研究基本肯定了经穴在形态结构、生物物理、病理反应、刺激效应、治疗效应等方面存在特异性，但经穴特异性的研究方法有待于进一步完善和提高，对于研究结果的分析、凝练及提升有待于加强。丁喜艳团队成员系统回顾我国近30年来关于经穴效应特异性的研究文献，经穴效应特异性被认为具有相对性、规律性和系统性三个基本特

[1] 罗朝淑. 揭秘“经穴特异性”为传统医技正名［N］. 科技日报，2014-04-03.

[2] 李春华，徐大钊，刘玉祁，等. 近10年国内经穴特异性研究［J］. 针刺研究，2013，38（4）：324-329.

征[1]。“十二五”期间[2]国内发表的经穴效应特异性相关文献显示各团队对经穴效应具有相对特异性的认识已获共识，生理状态下经穴效应特异性通过一些特定的指标实现对其的客观观察；病理状态下，病症相关经穴疗效优于非相关经穴。研究结果亦提示经穴效应特异性研究今后应注重多学科交叉应用，加强实验设计严谨性，增加研究的深度与广度。成都中医药大学梁繁荣等[3]研究团队相应提出了纵向、横向相结合的研究思路和相应的研究方法。

（一）经穴效应的基础性研究

1. 经穴的形态学研究

20 世纪 60 年代朝鲜学者金凤汉[4]报告了其所发现的经络系统的实态，并命名为凤汉系统，包括“凤汉管”和“凤汉小体”。但由于金氏没有详细公开研究方法，结果没有得到国际上相关研究者的重复和验证。2002 年以来，首尔大学苏光燮教授重新研究原始小管（PVs），观察到 PVs 存在于血管、淋巴管内、脑内以及各类内脏器官的表面，并认为这些结构和针灸经络穴位有关。中国中医研究院经络研究所的学者在对 20 世纪中国专家重复金凤汉的工作进行总结的基础上，认为已经能够重复出金凤汉所谓经络实态的结构，但这些结构都是已知的，或在一定条件下出现的结构，团队并没有

---

[1] 梁繁荣，曾芳，赵凌，等. 经穴效应特异性及其基本规律[J]. 中国针灸，2009，29（2）：129–132.

[2] 潘秋银，杨洋，钱桂凤，等.”十二五”期间国内经穴效应特异性研究[J]. 针灸临床杂志，2016，32（1）：90–92.

[3] 唐勇，余曙光，刘旭光，等. 经穴特异性研究思路与方法探讨[J]. 成都中医药大学学报，2007，30（2）：3–4.

[4] 朝鲜金凤汉教授等. 现代生物学和医学中的一个伟大发现研究出经络系统的本态[J]. 人民军医，1964（1）：2.

在金凤汉指定的部位找到表层和深层的相应凤汉管和凤汉小体；而另一方面脐部是脐带血管退化吸收后残留的组织，只在兔脐存在（甲状旁腺的结构也与深层凤汉体类似），但这些结构和金凤汉所述的，经络系统没有关系。中国相关课题组率先在针灸经络领域开展“证伪”的研究，对经络的研究起到“正本清源”的作用，并首次与国外原创性学术团体开展实质性“面对面”对抗的“证伪”研究，其中中国中医科学院针灸研究所景向红等[1]团队通过和韩国首尔大学合作，掌握标记PVs的方法，并对PVs和经络的关系进行了探索性研究。在形态学研究方面，团队人员分析了PVs出现的条件并对其进行了形态学观察，并从经络的功能入手研究PVs是否参与穴位对内脏功能的调节这一经络功能最经典的功能体现。研究结果显示不同强度电刺激腹腔脏器与腹壁相连的PVs，对胃运动没有显示出影响；针刺中脘穴，在PVs保留完整和剪除后均可引起无显著差异的胃运动抑制；同样针刺足三里穴，在PVs保留完整和剪除后均可引起无显著差异的胃运动增强。有关结果表明PVs不参与针刺穴位对胃肠运动的调节效应，因此从形态和功能两方面证明PVs明显与指导针灸临床的经脉-脏腑相关理论不符。该研究团队有关工作得到了国外同行的高度赞誉和认同。团队共发表文章5篇，SCI收录4篇，所完成的率先在针灸经络领域开展“证伪”的研究工作，对经络效应的研究起到“正本清源”的重要作用。

[1] 景向红，王晓宇，朱兵，等.原始管道系统（PVs）与针灸经络关系的研究［Z］.国家科技成果，2014.

皖南医学院胡剑北研究团队[1]首次应用现代统计分析与理论研究相结合的方法，一次性较大规模提出了 27 个新的经穴。团队根据中医经络经穴理论的经穴分布规律，在已有经穴主治规律的基础上，提出了新的经穴分区段主治作用规律。该理论对经络经穴学说的发展和更好地开展临床针灸治疗，均具有直接的重要意义。有关工作亦为针灸学的科研提供新的理论思路与途径，为临床针灸治疗提供更多的经穴选择参考。

2. 经穴效应研究新发现

（1）穴位可塑性与穴位敏化

腧穴的大小和功能强弱问题一直备受临床医生与研究者关注和争论。基于国家 973 计划项目（2006CB5045、2005CB523308）、北京市自然基金项目（7072053）支持，中国中医科学院医学实验中心、中国中医科学院针灸研究所等多家单位[2]合作开展了穴位可塑性研究工作。团队研究者们联系在腧穴发展历史的初始阶段形成的“以痛为输”的经典概念和现代医学体表 – 内脏联系理论中内脏病变在体表的痛觉过敏和痛觉异常现象的神经生物学机制，提出了腧穴的大小和功能强弱随内脏功能变化而变化的动态概念及其相应的科学基础理论，其中朱兵课题组[3]提出穴位具有“反映病邪”（诊断）和“疾病”（治疗）的两大基本功能。穴位可塑性是疾病过程中体表出现的一种以神经源性炎性反应为主的病理生理学动态改变，它

---

［1］ 胡剑北．经穴规律与新穴研究［D］．芜湖：皖南医学院，1999.

［2］ 喻晓春，朱兵，高俊虹，等．穴位动态过程的科学基础［J］．中医杂志，2007，48（11）：971–973.

［3］ 朱兵．穴位可塑性：穴位本态的重要特征［J］．中国针灸，2015，35（11）：1203–1208.

能同步激活机体自愈系统，发挥治疗作用。研究团队[1]基于“腧穴动态性”概念，通过总结分析古今中外经穴反应效应及证型研究相关文献，发现经穴具有生理和病理反应特异性及治疗疾病的效应特异性，证型是对疾病过程中一定阶段病位、病性、病势及机体抗病能力的本质概括，并初步得出经穴反应效应特异性与证型相关的结论。

穴位敏化是近年来人们对穴位功能属性的认识新概念，主要用来说明穴位在疾病状态下其反应疾病的能力大大增强，对内脏的调节效应也增强的现象。朱兵等[2]研究团队从敏化现象出发，在临床观察到冠心病因心绞痛发作患者在胸前区出现的牵涉痛多呈片状，有多个敏感点出现，与手少阴心经及相关背腧穴基本一致。胃十二指肠溃疡患者出现的牵涉痛分布区在胸腹背部压痛点（或区）范围较弥散，而下肢敏感点较少，与常用治疗该病的穴位基本一致。在实验研究中研究者观察到穴位的功能活动是一个动态过程，穴位在病理状态下具有和生理状态下不同的特征，在内脏病变时，穴位处于激活状态，其和内脏相关的敏化穴位出现痛敏状态，伴有致痛物质 SP、五羟色胺、组胺和缓激肽的升高，同时存在肥大细胞聚集和脱颗粒现象，这些现象被认为可能是穴位敏化的组织化学机理。研究团队在神经生理学研究中所观察到的穴位敏感情况下在腰髓背角神经元、颈髓背柱神经元、延髓

---

［1］刘玉祁，苑鸿雯，李春华，等．经穴反应 / 效应特异性与证型的相关性探讨［J］．中华中医药杂志，2013，28（9）：2577–2580.

［2］朱兵，荣培晶，景向红，等．穴位的敏化与效应的变化研究［Z］．国家科技成果，2013.

背侧网状亚核神经元以及丘脑基底核神经元等不同中枢水平的敏化反应现象，国内外目前尚无类似的报道。团队[1]于2006—2010年在建立针刺效应数据采集与分析系统的基础上，探讨内脏病理情况下的穴位反应，研究穴位结构特征与功能的关系以阐明穴位反映内脏病变的特异性规律。为了进一步阐明穴位治疗作用的特异性规律，研究团队在动态、同步、多指标穴位效应数据采集与分析平台的基础上，开展人体观察和动物模型等实验，观察不同穴位针刺效应的特异性规律，阐明穴位从“沉寂”到“激活”（敏化）的动态过程的机制及其与微理化环境变化的关系。有关工作为针灸学的腧穴概念和穴位特异性理论提供科学依据，促进针灸学的规范化和现代化，奠定现代针灸学的理论基础，诠释经络学说的科学内涵。

（2）同功穴

“同功穴”是针对某一病症，具有相同主治作用的一类腧穴。长春中医药大学王富春研究团队[2]基于国家973计划项目（2014CB543100）开展了“同功穴”的相关研究，团队成员分别针对不同病症进行“同功穴”的选取规律分析，总结针灸教材中治疗相关病症的“同功穴”选取规律，整理规律谱，证明“同功穴”的提出与发现对临床疗效的提高具有重要的指导意义。团队成员马天姝等[3]采用计算机检索结合人工检索，检索出主治腹胀的腧

[1] 朱兵，晋志高，喻晓春，等.穴位效应规律研究［Z］.国家科技成果，2013.

[2] 王富春.试论“同功穴”（英文）［J］.World Journal of Acupuncture-Moxibustion，2015，25（1）：24-27.

[3] 马天姝，王富春.基于现代针灸教材对腹胀的“同功穴”分析［J］.吉林中医药，2015，35（5）：433-445.

穴，重点分析其归经、部位、频次，总结出规律谱，将规律谱与《腧穴主治·国家标准 GB/T30233-2013》以及现代文献加以对比分析。结果显示治疗腹胀的“同功穴”共计 115 个，其中胃经、脾经、膀胱经分布较多，胸腹部、下肢部分布居多。腹胀同功穴的 1 级谱中的 32 个同功穴与腧穴主治的国家标准以及自 1959—2014 年的 27 篇现代文献相比较，存在着高度的一致性。团队张琼帅等[1]研究人员整理分析现代针灸教材中主治遗精的腧穴，归纳总结主治遗精的“同功穴”及其规律谱，结果显示 30 部现代针灸教材中共有 47 个主治遗精的腧穴，经脉以足太阳膀胱经、足少阴肾经、任脉为主，部位全部集中于背腰部和下肢部。其中一级谱中的 13 个“同功穴”全部存在于《腧穴主治·国家标准》中，一致率为 100%。曹迪等人[2]查阅 27 部针灸相关教材，总结头痛的“同功穴”并分析其规律，对 27 部教材中主治头痛的腧穴进行频次、归经、所属部位以及规律谱进行分析和对比。总结显示 27 部现代针灸教材中共有 119 个主治头痛的腧穴，其中出现频次为 27（100%）的腧穴共有 2 个，分别是申脉和丝竹空，所属经脉以足少阳胆经、足太阳膀胱经为主，所在部位以头面部为主，其中 1 级谱中 50 个“同功穴”被收入《国家标准·腧穴主治》，占一级谱腧穴总数的 87.72%，与腧穴主治的国家标准基本吻合。团队从现代文献研究方法入手提出

[1] 张琼帅，牛野，王富春．基于 30 部现代针灸教材治疗遗精“同功穴”分析［J］．吉林中医药，2017，37（9）：868-871.

[2] 曹迪，王鹤燃，王富春．现代针灸教材关于头痛的“同功穴”分析［J］．吉林中医药，2015，35（12）：1189-1191.

“同功穴”是研究腧穴共性的切入点，是研究临床对症取穴的支撑点，也是研究腧穴配伍的关键点，有关工作为腧穴研究和腧穴配伍的研究提供新思路和新方法。

3. 经穴效应循经特异性研究

穴位是经络－脏腑相关的最为重要的环节，穴位对于内脏病变具有诊断和治疗两大作用，其功能活动是一个动态的概念，病理状态下具有和生理状态不同的特征。早期对穴位诊断的研究还停留在经验水平，缺乏相应理论支撑。躯体内脏相关或经穴脏腑相关研究是近年来现代医学和中医学皆十分关注的前沿课题，既有深刻的理论价值，也有重要的临床意义。天津中医药大学班海鹏等[1]依托国家基础研究发展计划（2012CB518505）、国家中医临床研究基地业务建设科研专项课题（JDZX2012151），检索中国知网、维普等数据库经穴效应循经特异性的相关文献，从文献研究、实验研究与临床研究三方面总结经穴效应循经特异性的研究现状。结果表明经穴效应循经特异性客观存在，且可能通过机体内在生物学机制发挥作用。研究团队认为目前还存在研究缺乏系统性、全面性、科学性等问题，今后当加强实验设计和评定方法的科学性，以广泛的疾病或疾病模型为载体，充分运用现代技术手段展开相关研究。

4. 经穴的结构－功能特异性

20 世纪 90 年代北京中医药大学耿恩广等[2]研究团队采用实体测量的方法，详细记录了肺经、大肠经、胃经共 75 穴的针刺深度、

[1] 班海鹏，杜宇征，张丽丽，等. 经穴效应循经特异性研究［J］. 辽宁中医杂志，2014，41（2）：372–374.

[2] 耿恩广. 腧穴特异性研究［D］. 北京：北京中医药大学，2004.

针感和 pH 酸碱度，分析了针感与针刺深度、pH 酸碱度与性别的关系，并与古代文献记载进行了对比。有关研究深化了对腧穴特异性的存在及其内涵特征，即腧穴与非腧穴、不同腧穴间不仅在形态结构、生物物理、病理反应等方面存在差异的认识，在刺激效应（主治）上更存在相对特异性规律，这正是针灸起效和提高针灸疗效的关键环节。之后该团队历时 10 年，以十二经脉为纲，对人体 300 余穴进行了古今文献的整理，总结和分析了穴位主治特异性规律，并对其中发现的若干问题采用现代科学的方法开展了实验研究，从经穴脏腑相关、特定穴、针灸治未病等角度分析了腧穴主治特异性产生的规律，从生理病理、神经生物、免疫内分泌等角度探讨了腧穴主治特异性产生的机制，有关研究于 2005 年作为基础理论项目通过评审。

中国中医科学院针灸研究所朱兵团队[1]的研究则深化了经穴在穴位 - 内脏联系中植物神经系统起到关键作用的认识。相关研究结果表明体表经穴与相同节段神经支配的内脏器官在交感神经控制下组成一个相对紧密联系的结构 - 功能性单元（体节）；围绕这种结构 - 功能性单元的异节段神经支配区域经穴形成一个可能通过迷走神经通路发挥相悖效应的功能性集元；研究团队认为经穴在结构—功能性单元发挥相对特异性效应，经穴在功能性集元发挥与之相反的非特异性效应。单元经穴和集元经穴共同构建躯体传入信息调整和平衡内脏

[1] 朱兵．穴位 - 靶器官特异关联与植物神经系统的关系．中国中医科学院针灸研究所，2009.

功能的稳态系统。在临床治疗中迷走神经活动偏亢的病症主要取单元穴位，交感神经活动偏亢的病症主要取集元穴位。相关临床实验结果显示耳针刺激迷走神经分布的耳甲区能有效降低实验动物和高血压病人的血压，能促进实验动物和 2 型糖尿病患者分泌胰岛素，降低血糖，提高疗效。研究者亦发现结构 – 功能性单元穴位（与相应内脏神经支配同节段的穴位）能加强心血管系统功能，但同时抑制消化系统的胃肠运动功能；而在功能性集元穴位（与相应内脏神经没有节段性支配关系的穴位群）没有调节心血管系统功能的作用，但具有明显促进消化系统的运动功能。本项研究所获结果为不同部位穴位的特异性规律奠定科学基础，并为临床选穴及提高针灸临床疗效提供符合现代生命科学的理论依据。

2005—2007 年，中国中医科学院针灸研究所晋志高等研究人员[1]采用单位（single unit recording）神经纤维记录技术、显微结构及超微结构技术，免疫组织化学技术，神经终末及感受器标记技术等，由表及里，从整体到立体研究穴位结构的复杂性、探讨穴位的结构特征及其对不同针刺信息的感受，整合、传导的生物学机制，以揭示电针与手针临床疗效不同的原因，为临床不同针刺手法取得的不同临床疗效提供生物学基础。课题组有关工作已作为国内领先的基础理论研究工作结题。另外，课题组发现在临床上不同针刺手法有不同的临床效果、研究中为了减小实验系统的变异而采用的电针方法虽然达到了方法学上的目的，但又脱离了临床实际。面对这一个困扰针灸实验研究的实际问题，从已知的形态学看，穴位区域

[1] 晋志高 . 穴位对针刺信息感受、整合及传导到生物学机制 . 中国中医科学院针灸研究所，2007.

的神经支配种类繁多，分布的感受器类型也各不相同，团队认为需要考虑穴位结构复杂性，而以往采取的实验手段单一，没有全面了解穴位结构的复杂性。

5. 躯体内脏相关与经穴脏腑相关性研究

躯体内脏相关或经穴脏腑相关研究是近年来西医学和中医学均十分关注的前沿课题，既有深刻的理论价值，也有重要的临床指导意义。为探索脊神经节在躯体及内脏传入中的作用，安徽中医学院经脉脏腑相关研究中心周逸平等研究人员[1]于1998—2001年开展了相关的研究工作，并率先提出经脉—脏腑相关是经脉理论研究的核心，选择心经与心脏进行一经多脏的对应研究，通过临床观察以及应用电生理学、生化、免疫组化及形态等方法开展综合研究，结果显示心经（或心经穴位）与心脏存在相对联系，表现为心脏疾患可相对特异性的反映于体表的心经和心包经，针刺心经（或心经穴位）对心血管系统具有特异性的调节作用。

首都医科大学[2]2001年前后在有关基金资助下，采用细胞内记录技术，配合其他方法，观测同一脊神经节神经元对躯体和内脏刺激的反应规律实际情况，据以分析其在躯体及内脏传入会聚和整合作用。课题组发现对刷毛、触压和夹挤等皮肤感受野刺激发生反应的75个脊神经节神经元中，22个神经元还对降结肠充气气囊的自然刺激发生；皮肤和内脏

---

[1] 周逸平．心经与心脏相对特异性联系的躯体交通感路与体液机制研究．安徽中医学院经脉脏腑相关研究中心，2003.

[2] 贾军，曲瑞瑶，赵晏，等．循经感传现象产生机理的探讨［J］．中国针灸，2002，22（6）：391-394.

刺激引起的脊神经节神经元动作电位的传导速度分别平均为23m/s和21m/s，生理类型多为LTM型；另有9/14个自然放电的神经元对内脏自然刺激也发生反应；在182个脊神经节神经元中的74个神经元对电刺激阴部神经和盆内脏神经均发生反应；而阴部神经和盆内脏神经刺激诱发的动作电位可相互碰撞掉，二者的传导速度分别为38m/s和21m/s；脊神经节神经元存在活跃的自发放电，诱发放电不能跟随低频刺激；动作电位波形随刺激频率的增高分解，出现EPSP样前电位和低幅去极化；同一神经元对其外周突和中枢突的刺激发生不同反应；高镁低钙溶液灌注下，A型神经元动作电位波幅降低或消失，EPSP样去极化率增高，对刺激频率的跟随能力降低；C型神经元动作电位被穹隆样去极化取代，传导速度显著减慢；课题组通过放免测定发现，脊神经节内存在SP、VIP和其他神经肽。

河北医科大学武密山等[1]研究人员根据“体表穴位－经络－内脏－靶器官”理论，确立补肾方剂的“归经－内脏－靶器官－受体－靶基因”研究思路，将补肾方剂分别制成“外贴剂”和“口服剂”，分别通过外贴穴位和口服两种不同的给药途径治疗骨质疏松，研究组并提出按照中医传统归经理论推测均会“归入肾经”而发挥调节作用，但实际上是否会存在有“靶向给药”的特异性的疑问。在相关研究工作中，团队检测“下丘脑－垂体－靶腺”系统的激素，同时分析肾、骨、子宫、睾丸等靶器官的雌激素受体、雄激素受体、特异的转录因子等实际情况。所获结果显示补肾方药通过两种不同途径给药后发挥“归经”作用，至少在骨和性腺两个靶点起作用，

[1] 孙世东．穴位注射对乳腺癌化疗后白细胞减少症的102例疗效观察．沧州市妇幼保健院，2007.

表现为促使骨组织中雌二醇、睾酮、降钙素升高，甲状旁腺素降低，结果抑制骨吸收，促进骨形成，逆转骨质疏松，增加骨密度，而穴位和非穴位是有明显区别的。以上研究成果提示不同经穴的功能和主治效应主要与经脉循行所过部位和所属络的脏腑有关。有关课题 2009 年通过国内领先的应用技术鉴定。

6. 经穴多元化配穴规律

临床针灸历经数千年医家探索和经验累积，形成一套独特的经络腧穴理论体系。经络理论包括经脉和络脉，其核心内容是十二经脉和奇经八脉。腧穴理论包括常见分类（十四经穴、经外奇穴、阿是穴、耳穴等），及背俞穴、募穴等特定穴理论。经络腧穴理论尚存在着诸多疑点，阻碍着理论的进一步更新和突破。如十二经脉，其理论基石是经脉与脏腑和肢体间的对应性联系，并由此产生临床“循经取穴”的重要理论。然而在实际临床治疗上，脏腑疾病的治疗针灸选穴与十二经经穴并非一一对应，如心包经既能治心，又可治胃；脾经既治脾胃疾病，又治泌尿系统疾病，此为一经对多脏；心包经、心经均与心相关，为一脏对多经。六阳经除胃经和胆经部分穴位临床应用与“脏经对应”理论较吻合，其余四经均无显著的临床对应性应用（其中三焦范围广泛，贯穿呼吸、消化和泌尿系统）。如膀胱经穴位除局部（腰骶部）的次髎、会阳等穴外，很少治疗泌尿系统疾病。余汝堂等研究者认为经络腧穴理论不但存在着上述诸多疑点，而且一些圆滑解释指导临床并不明确，勿需实验，无法证实，却也难以证伪。[1]

温州医学院附属第二医院楼新法[2]等研究者从古典经脉理论的“脏经对应”理论和“循经取穴”入手，研究发现“脏经对应”理论存在许多疑点，其合理成分具有“方位对应”的现象，而其疑点之处恰恰不具有“方位对应”的特点。课题组从古典经脉理论、部分腧穴中所隐含的规律及现代文献检索三方面，归纳出经络“对称律”，并从古典经络理论、神经解剖生理和颈腰椎病临床三个角度，对阴阳、脏腑和疏通经气等经络理论的基本概念进行转译和研究。课题组在已有的古典经络理论和床经验中，结合现代多学科研究成果，提炼出基本的、带有普遍指导意义的针刺规律；并以临床针刺规律为基础，总结多元化配穴规律，初步制订常见病症的多规律配穴法首选常规和多重备选方案。所获研究结论显示阴阳、脏腑在经络理论中的精髓含义分别是“对称对应规律”和“节段支配规律”，其机制可能与脑的双侧支配性、脊神经传入纤维在脊髓的汇聚及脊髓节段性相关；疏通经气则是在此基础上出现的与针灸临床疗效相关一种信息传导。

在形态学实验方面，蒋松鹤团队课题组对15具成年尸体进行了层次解剖，观察到头顶、颞区、躯干中央部、四肢远端等穴位高密集区，均可见含有血管神经终末的致密结缔组织结构，有关发现为“中枢中轴规律”和“远肢优势规律”提供形态学基础；团队进一步观察肘膝关节以下腧穴的循经分布与浅层和深层神经分布之间是否

---

[1] 余汝堂，陈忠孝，杨新东，等.骶后孔解剖学定位及其临床意义[J].中国临床解剖学杂志，2007，25（4）：406-408.

[2] 蒋松鹤，张丹迎，张瑞峰，等.多规律配穴法及其在中风康复中的应用[J].针灸临床杂志，2007，23（7）：48-50.

存在某些规律，探讨临床针刺“远肢优势规律”的可能传入途径，结果发现十二经四肢远端穴位浅层神经分布具有一定规律，可能是其特异的主治特点的形态学基础之一[1]。另基于所观察十二经脉四肢远端穴位各解剖层次肌肉相应的脊髓神经节段支配实际情况，研究者认为与具有“节段支配规律”的躯干部穴位相比，具有相对特异的远道治疗作用的四肢远端穴位则与“节段支配规律”无关。同时课题组通过45具成年尸体的人迎穴形态学研究，从解剖学角度论证了人迎穴与颈动脉窦压力感受器的关系，为“特殊反馈规律”提供了形态学实验研究基础。[2]

蒋松鹤课题组在相关研究的基础上，并提出临床针刺存在以下若干规律：对称对应规律、节段支配规律、中枢中轴规律、远肢优势规律、末梢促醒规律、外周促通规律、局部反馈规律和特殊反馈规律等刺激点选择规律，及不同层次的针刺规律。相关发现使古典经络理论和大量临床经验以非模糊性概念得到归纳，简化了针灸学科复杂的理论体系。与针刺规律密切相关的古典针灸学理论的重要术语如阴阳、气街、阴（阳）脉之海、特定穴、皮部等概念，也因此得到合乎逻辑的初步解读和中西医汇通；有关工作进一步研究多元化的临床针刺规律与临床选穴配方的关系，将前人大量散在的临床经验总结成系统的多元化配穴规律；课题并结合康复医学，探

---

[1] 姜永霞，程博，蒋松鹤，等. 腰段夹脊穴的解剖学特征及其临床意义［J］. 中国针灸，2012，32（2）：139–142.

[2] 楼新法，蒋松鹤，徐向党. 穴位高密集区的解剖学研究［J］. 针灸临床杂志，2003，19（6）：5–6.

讨同一病症康复评定不同分期的最佳配穴方案，为未来制定单病种针刺配穴首选常规和多重备选方案提供初步工作。

7. 腧穴的配伍规律和协同效应

腧穴的配伍规律和协同效应研究是针灸腧穴效应研究的重点之一，长春中医药大学相关研究团队[1] 2012年采用代谢组学等系统生物学方法和技术，探讨合募配穴对胃溃疡大鼠血清和尿液代谢物谱表达的影响，从特征代谢物谱表达角度揭示合募配穴防治胃溃疡的效应和协同可能机制。结果表明，捆绑加水浸较单纯捆绑更易造成胃溃疡模型，并且二者血清、尿液代谢物谱也存在明显差异；不同配穴针刺后对胃溃疡大鼠血清代谢物谱表达均有显著影响，但不同配穴对血清代谢物谱的影响存在一定差异，合募配穴组、募穴组与下合穴组相比，有三个共同的代谢产物与针刺有关，而合募配穴组另外存在三个特异性代谢物；不同配穴针刺对尿液代谢物谱均有显著影响，但不同配穴对尿液代谢物的影响也存在显著差异，也有三个共同的代谢产物与针刺有关，而合募配穴的特异性代谢产物数量最多。上述结果表明合募配穴与单纯募穴、下合穴相比，对胃溃疡代谢物谱具有一定的特异性影响，二穴合用存在一定的协同作用。该课题研究结果为针灸治疗腑病和腧穴协同效应的生物学机制提供了新的研究思路和方法，为胃腑的代谢效应及针灸调节研究提供了客观依据。

（二）经穴效应特异性研究

经穴效应的特异性是针刺治疗取得疗效最关键的基本条件，经穴特异性理论亦是阐明经穴功能和指导针灸临床治疗的重要基础，

[1] 合募配穴对胃溃疡大鼠代谢物谱表达调节的研究．长春中医药大学，2012.

研究经穴在治疗脏腑病证中的特异性效应，是揭示经穴特异性效应的重要课题。经络穴位是否具有特异性的疗效是关系到针灸学科发展的关键科学问题，中华人民共和国成立以来各研究团队对此开展了多项研究工作，而对经穴效应特异性认识主要集中在经穴与非穴、相同经脉不同经穴、不同经脉经穴效应差异等相关问题方面。

1. 经穴效应特异性文献研究新方法

经穴特异性理论是针灸传统经典理论，它既是经络理论研究的切入点，也是指导临床合理用穴以提高疗效的关键所在。经穴效应特异性是中医针灸理论的重要组成部分，其存在与否是目前国内外针刺研究的焦点之一。国外学者存在质疑经穴存在特异性，进而否定经络腧穴，否定传统针灸理论的学术争议，围绕“经穴效应是否存在特异性”这一关键科学问题，我国相关研究工作者运用多学科研究方法，通过文献、临床和基础研究，系统证实了经穴效应存在特异性，并深入阐释了其科学内涵。文献研究结果显示国内外有关经穴特异性研究已取得了大量的成果，但对于回答经穴特异性、其基本规律和生物学基础等科学问题，尚缺乏有说服力的结论性研究成果。研究者认为经穴效应特异性研究应该以针灸临床有效病症为载体，积极加强国内外交流与合作，采用多学科交叉研究的方法进行。

基于以往缺乏利用现代科学技术进行深入、系统的文献评价研究实际情况，现代数据挖掘技术的发明应用为经穴效应特异性的文献评价研究提供了新的技术和方法。成都中医药大学梁繁荣研究团队[1]依托国家重点基础研究发展计划（2006CB504501）等开展“基于数据挖掘的经穴效应特异性文献评价思路”相关研究工作，有关工作围绕经穴特异性研究方法的构建，针对高质量针灸证据产生、评价和应用三个核心环节，率先引入循证医学原理和方法，构建了高质量针灸证据产生、评价和应用的循证针灸研究新方法，并提出了综合文献证据、临床证据和实验证据产生高质量针灸证据的研究新模式。研究团队从针灸文献中探索经穴效应特异性基本规律，在针灸文献数据库构建的基础上，以针灸处方为切入点建立数据分析模型，建立经穴效应特异性研究的数据挖掘方法体系，对经穴效应特异性国内外研究现状进行了调研，团队在运用数据挖掘技术[2]整理、分析有关经穴效应特异性的古代文献记载和现代研究成果的基础上，初步认为经穴效应具有相对特异性并存在一定的规律，其基本规律可以总结为“经脉循行是基础，经气会聚是关键”，即经穴效应特异性的产生与经脉循行和经气会聚多少（部位）密切相关。

此外，梁繁荣团队率先引入计算机数理和数据挖掘方法，创建了针灸古今文献证据收集、整理和评价的现代研究方法，研发了针灸数据挖掘和针灸临床循证诊疗决策支持系统。课题组以数据挖掘及支持系统为平台，以 22 种针灸临床优势病种为载体，围绕经穴效应特异性进行文献评价。所获结果证实了古今针灸临床选穴均以循经取穴为基础，更多采用的是特定穴。在此基础上，课题组遵循循

---

[1] 任玉兰，梁繁荣 . 基于数据挖掘的经穴效应特异性文献评价思路［J］. 针刺研究，2009，34（3）：199-201.

[2] 梁繁荣，曾芳，赵凌，等 . 经穴效应特异性及其基本规律［J］. 中国针灸，2009，29（2）：129-132.

证医学及临床 GCP 原则，率先建立了规范的针灸临床试验质量控制方法，并以偏头痛、功能性消化不良、面瘫及痛经等为研究对象，实施了 2670 例多中心大样本随机对照试验，获取了高质量的临床研究证据，有关结果证实了经穴效应存在特异性，经穴效应特异性具有相对性、循经性、持续性和条件性等规律。课题组运用分子生物学、神经影像学、代谢组学等技术，深入探讨经穴效应特异性的生物学基础，发现经穴效应特异性与穴位状态有关，经穴生理情况下的“沉寂”转化到病理情况下的“激活”是发挥经穴效应特异性的关键；实验结果证实穴位与非穴位在肥大细胞分布、胶原形态、元素含量等存在差异，其中肥大细胞脱颗粒是经穴效应特异性发挥的重要始动信号之一，发现经穴的中枢整合及对疾病关键代谢产物的影响较非穴而言，具有显著的靶向特征。相关项目取得发明专利 1 项，实用新型专利 2 项，计算机软件著作权 2 项，出版专著 8 部，发表论文 426 篇，其中 SCI 收录论文 111 篇，他引 141 次，课题组发表在 *Gastroenterology*（IF：12.03）、*CMAJ*（IF：9.02）的论文，已被全球知名医学网站 Medscape 和著名生物学论文评价机构“Faculty of 1000”收录并推荐阅读，在国际上产生了广泛影响。石学敏院士、韩济生院士等组成的鉴定委员会一致认为成果已达到国内外同类研究领先水平，具有重要的科学意义和临床指导价值。项目获省科技进步一等奖 2 项，二等奖 1 项。其所创新的经穴特异性理论，制定的针灸临床循证治疗方案和研发的针灸临床循证诊疗决策支持系统等，已在国内外广泛推广应用，有关工作对提升针灸研究水平，指导针灸临床合理选穴以提高针灸临床疗效，降低医疗成本，发挥了重要作用[1]。

2. 经穴效应特异性规律与机制的实验研究

经穴特异性研究引起了国内外学者的密切关注，如何对经穴效应特异性进行量化研究是当前国内外针灸领域研究的热点之一。现代科学技术的不断发展与应用，为回答经穴特异性和影响效应产生的关键因素等科学问题提供了阐述和研究可能，亦为提供有明确说服力的结论性研究成果提供深入系统的研究的必要可能。

《经穴效应特异性规律与机制的临床及实验研究》是由国家科技部 2006—2010 年国家 973 项目三个子项目《经穴效应特异性基本规律及生物信息基础研究》（2006CB504501）、《穴位效应规律的研究》（2005CB523308）、《针刺效应与经络功能的科学基础》子课题“有效信息在神经复杂网络中传输”（2006CB504509）构成。该项目中研究关于不同经脉对心、胃、肠的调整作用的比较可作为中医针灸教学及临床参考，而对于特定穴治疗偏头痛及功能性消化不良等病的疗效观察对针灸临床具有指导意义。研究团队湖南中医药大学严洁等[2]研究人员突破以往仅以一经对应一脏相关性的研究思路，采取针刺十二经脉腧穴并同步观察心、胃、肠三脏的功能变化，全面分析十二经脉与三脏的多层次对应关系，以揭示其产生效应差异的信息传导功能特点的科学机制。课题率先从特定穴、非特定穴与非经非穴对功能性消化不良和偏头痛的疗效比较来探讨经穴效应特异性的规律；围绕针刺有效信息的产生、传输与整合，及对靶器官的

[1] 经穴效应特异性循证评价及生物学基础研究 . 成都中医药大学，2016.

[2] 严洁，易受乡，常小荣，等 . 经穴效应特异性规律与机制的临床及实验研究 . 湖南中医药大学，2010.

调整作用过程，阐明针刺效应和不同针刺手法、强度及不同电针参数对针刺效应的影响机制，研究团队从神经生物信息学角度阐明针刺信号从穴位到靶器官的传输整合过程有一些重要介质的参与；不同针刺手法及电针强度之所以产生不同效应也与这些传输物质信息的表达差异有一定关系。上述研究为经脉与脏腑相关的复杂网络机制提供了一定实验依据，为进一步阐释经络理论和针刺调整机制奠定了相应的理论基础。研究结果显示经脉（穴）与脏腑之间确实存在着相关性关系，其效应规律可概括为“多经司控一脏”与“一经调节多脏”；研究结果亦验证了特定穴较非特定穴与非经非穴对功能性消化不良及偏头痛的疗效较佳；并发现针刺足三里减轻胃扩张疼痛的行为反应，及针刺内关对心肌缺血再灌注损伤的抑制作用均与针刺信息在中枢传入通路上不同部位相关信息物质的表达有关。相关研究深化了经络对脏腑调控规律及机制的认识，丰富了传统针灸中经穴效应特异性及经脉－脏腑相关理论的认识，为针灸临床循经取穴、下合穴及特定穴应用提供了一定理论及实践依据，具有重要的临床应用价值。

虽然经穴特异性研究引起了国内外学者的密切关注，但由于缺乏现代科学技术的介入进行深入系统的研究，目前对于回答经穴特异性和影响效应产生的关键因素等科学问题的研究工作，被认为尚缺乏有说服力的结论性研究成果。宁夏医科大学黄银兰等研究人员[1]整合针灸学、分子生物学、生

---

[1] 本经取穴干预少阳经偏头痛患者基因表达谱的研究．宁夏医科大学，2012.

物信息学、计算机科学、数学等多学科方法技术，以针灸临床证实确有疗效的偏头痛作为疾病载体，运用高通量的基因芯片技术，提取针刺相关经穴后的偏头痛患者外周血中相关物质的基因表达信息，并结合经典针灸理论进行相关研究。研究采用严格的随机对照临床试验，结果显示经穴效应在基因表达层面具有特异性，与非经非穴相比，针刺本经经穴治疗肝阳上亢型偏头痛患者之后，患者外周血中偏头痛相关基因表达有显著差异，提示经穴效应的体现是有物质基础可循的。研究团队认为以此指导针灸临床治疗，更加科学合理，从而具备良好的社会经济效益，团队并提出“经穴的效应信息基因表达有征可寻”的研究假说及论据。

广州中医药大学赖新生等[1]依托科技部973中医专项课题“经穴特异性的脑功能界定”（2006CB504505）对有关腧穴在形态结构、生物物理、病理反应、刺激效应方面存在的特异性（包括腧穴与神经、肌肉肌腱、结缔组织的关系；腧穴的电、电磁、声、光、热特性；腧穴的病理反应、刺激效应的特异性等）开展研究工作，赖氏认为经穴具有生理效应、病理效应与治疗效应，其中治疗效应体现在经穴特异性和刺法特异性两个方面，影响经穴治疗的效应有五大要素[2]，分别为脉气所发是构成经穴治疗效应的经络基础、各经经气多少及逆顺流注等机体状态是体现经穴特异性的时间和空间要素、经穴配伍是构成经穴治疗效应多种形式的必要条件、得气补泻是针刺获取经穴治疗效应的关键、经穴特异性与刺法特异性并重是发挥

[1] 金炳旭，赖新生，唐纯志．腧穴特异性研究［J］．针刺研究，2008，33（2）：135-138.

[2] 赖新生．论经穴治疗效应及其构成的五大要素［J］．中医杂志，2010，51（8）：681-683+690.

经络治疗效应的基本途径。

经穴主治的特异性是针灸发挥特异性的调整和治疗作用关键因素之一，北京中医药大学针灸推拿学院刘乃刚研究团队[1]依托973计划（2006CB504508）对经穴效应特异性进行了相关分析及理论思考，团队认为经穴效应特异性的研究应该在总结临床上确有实践基础的经穴效应的基础上，对经穴的特异性效应进行分类总结，以区别不同经穴的不同类型的特异性效应，然后再通过各种现代的实验手段和实验方法对其产生特异性效应的通路进行研究，以明确其产生特异性效应的作用机制。团队提出了经穴与效应部位之间“双向单通路联系”的观点，认为效应特异性可分为循经特异性、部位特异性、脏腑特异性、病症特异性及神经节段特异性这五种类型。

1992—1994年，北京中医药大学耿恩广等[2]研究者采用实体测量的方法，详细记录了肺经、大肠经、胃经75穴的针刺深度、针感和pH酸碱度，分析了针感与针刺深度、pH酸碱度、性别的关系，并与古代文献记载进行了对比。有关研究深化了腧穴在形态结构、生物物理、病理反应等方面特异性的存在及其内涵，在刺激效应（主治）上更存在相对特异性规律被认为是针灸起效和提高针灸疗效的关键环节。研究者之后历时10年，以十二经脉为纲，对人体300余穴进行了

---

[1] 刘乃刚，郭长青．经穴效应特异性研究思路及其规律探讨［J］．中华中医药杂志，2010，25（12）：2278-2282.

[2] 耿恩广．腧穴特异性研究［D］．北京：北京中医药大学，2004.

古今文献的整理，总结和分析了穴位主治特异性规律，并对其中发现的若干问题采用现代科学的方法进行了实验研究，从经穴脏腑相关、特定穴、针灸治未病等角度分析了腧穴主治特异性产生的规律，从生理病理、神经生物、免疫内分泌等角度探讨了腧穴主治特异性产生的机制。

3. 经穴与非经穴生物理化特性的差异性研究

（1）微循环特异性差异研究

穴位是经络－脏腑相关的一个最为重要的环节，穴位对于内脏病变具有诊断和治疗两大作用，其功能活动是一个动态的概念，病理状态下具有和生理状态不同的特征。目前对穴位诊断的研究还停留在医家临床经验水平，缺乏客观的科研研究与理论支撑。中国中医科学院针灸研究所景向红团队[1]于2007—2009年采用形态学、组织化学与细胞化学、分子生物学等方法从整体、组织、细胞和分子水平研究内脏病变情况下相应体表穴位的组织化学和细胞化学特征，并将穴位的“反映病邪”的诊断功能与其形态以及生物活性分子变化结合起来，以探讨找到穴位反映内脏病变的“化学语言”，揭示内脏疾病和穴位的病理变化过程的关系，为穴位的诊断功能奠定理论基础。

复旦大学测试中心、复旦大学现代物理研究所、上海宝山针灸专科医院、上海市第六人民医院、第二军医大学解剖学教研室、复旦大学等多家研究机构组成多学科研究团队[2]依托国家攀登计划

---

［1］ 与内脏病变相关穴位的组织细胞化学特性研究．中国中医科学院针灸研究所，2009.

［2］ 费伦，承焕生，蔡德亨，等．经络物质基础及其功能性特征的实验探索和研究展望［J］．科学通报，1998，43（6）：658-672.

（JL93014）开展了经络物质基础及其功能性特征的实验探索和研究。课题组发现人体经络穴位的物质基础是以结缔组织为基础，连带其中的血管、神经丛和淋巴管等交织而成的复杂体系与穴位位置相对应的深层组织结构中，富集有 Ca、P、K、Fe、Zn、Mn 等元素，这个物质基础中的液晶态胶原纤维具有高效率传输红外光的特征波段。复旦大学魏瑚等[1]2003 年开展了人体前臂骨间膜动脉及其与穴位的关系相关研究，研究者从生物流体力学角度，通过建立人体血液——组织液循环动力学模型来阐述中医气血运行的机理，并分析中医各脏腑功能引起的气虚证的特征及参数变化规律，有关工作为临床提供一种中医气血运行和气虚证的新方法。

（2）光学特异性差异研究

经穴光电位信号含有丰富的人体病理、生理状态信息，对其进行判读在中医经络科学研究及其临床诊断应用方面具有重要作用。北京市第二医院研究团队[2]1989—1993 年期间采用超微弱冷光测量技术及计算机分析手段，研究 6 种中医“证”动物模型体表冷光信息规律、动物体表高发光区变化规律、动物体表 10 种器官发光水平实际情况，所获对针刺得气、循经感传与超微弱冷光相关规律及对人体腧穴和特定穴超微弱冷光特性的研究成果被认为在中医造模术中有重要学术及应用意义。

---

［1］ 魏瑚，丁光宏，沈雪勇，等．经络科学研究与经络物质基础若干研究探索［Z］．国家科技成果，2010.

［2］ 体表超微弱冷光信息规律在中医“证”、针刺得气和腧穴．北京市第二医院，1993.

上海中医药大学相关团队[1]对240例正常人（包括儿童、青年、老年人）分布于四肢、躯干和面部的30个经穴前主穴及其侧旁点的发光及连续光谱，对高血压、胃十二指肠溃疡患者的相关穴位的连续光谱、电针前后正常人的部分经穴和非经穴（侧旁对照点）的发光特征开展了测试工作。研究工作证实经穴与非穴（侧旁对照点）之间在超微弱发光方面有明显的差异，而左右两侧同名经穴发光未发现明显差异。相关检测结果发现不同年龄正常人经穴发光连续光谱均显示其峰值区在4500～4900A，发作期高血压及无胃十二指肠溃疡患者相关经穴的发光连续光谱呈左右不对称状态，峰值区有右偏移现象，高血压患者在5300～5700A，胃十二指肠溃疡患者在4900～4900A，发作期高血压及胃十二指肠溃疡患者相关经穴的发光连续光谱呈左右不对称状态，峰值区有右偏移现象，高血压患者在5300～5700A，胃十二指肠溃疡患者在4900～5300A，而缓解期则趋向正常。在电针疏密波刺激后，受刺激经穴及同名经穴发光强度明显增加，但电针密波刺激后，经穴发光变化不明显，电针刺激非穴，其发光强度亦无明显变化。再次证实了经穴发光现象是客观存在的，而且经穴发光主要由一定波长的光线所组成，相关研究推进了经穴发光研究的深化，其所发现的经穴发光的对称性特征现象对人体健康状态有着相应的诊断价值。

（3）电学特异性差异研究

穴位能敏感反映人体气血变化，穴区血流灌注量丰富被认为是穴位低电阻的重要原因。经穴电位特性研究的目的是探寻经络特异性，并阐明经穴电位信号与人体病理、生理状态的关联性。现代研

---

[1] 人体经穴发光光谱的研究，上海中医药大学，2001.

究发现，人体穴位伏安特性的基本特征即随生理、病理变化出现的改变，探讨其生物物理学基础为研究经穴效应的重要内容。

基于国家973计划（2009CB522901）、国家自然科学基金项目（30801489）、上海市科委项目（08DZ1972801、10QA1406400）、上海市教委创新项目（11YZ68）、国家中医药管理局和上海市重点学科建设项目（S30304）等多项基金支持，上海中医药大学针灸推拿学院、复旦大学力学与工程科学系和生物医学工程研究所等多家机构近10年来开展了有关穴位伏安特性的长期合作研究工作。课题组展开了穴位伏安特性与人体气血盛衰关系的研究工作。沈雪勇等[1]团队成员研究发现人体穴位伏安特性曲线具有非线性、惯性两大特征。与对照点比较，穴位低电阻特征并非普遍存在，而低惯性特征则较具普遍性。穴位伏安面积不具有明显的昼夜节律而大部分穴位的惯性面积则具显著的昼夜节律性，其峰值相位和体温节律的谷值相位相应。心脏病患者和胃病患者穴位伏安特性发生了显著变化并具有穴位特异性，病变缓解后穴位伏安特性也恢复正常。课题组认为人体穴位具有非线性、惯性两大特征，穴位非线性特征反映了人体作为高等生物所具有的生理与行为的复杂性，而惯性特征则与穴位能量代谢有关。沈氏认为研究所获穴位惯性面积比伏安面积更能敏感地反映人体生理病理变化，应是今后穴位电学特性研究的重要指标。

---

[1] 沈雪勇，魏建子，张一和，等. 人体穴位伏安特性研究［J］. 中国针灸，2006，26（4）：267-277.

2009年沈雪勇等[1]研究发现正常人冲穴阳穴伏安曲线具有非线性和惯性特征；而尸体冲阳穴伏安曲线的惯性面积显著小于正常人，其非线性和惯性特征程度明显降低；另外正常人冲阳穴伏安曲线具有的非线性和惯性特征在献血者冲阳穴上依然明显存在，献血者冲阳穴的惯性面积和伏安面积仅于献血后第4天明显大于正常人，至第7天即得到恢复。相关结果提示存在于人体活体穴位的某些功能特征在尸体上不复存在；研究者考虑人体献血后的功能恢复是迅速的，献血对机体影响短暂、轻微，认为冲阳穴能较敏感地反映机体及气血盛衰的变化。

研究者认为现代经穴电位特性研究尚存在一定问题有待解决，如经穴电位是非线性、时变的微弱信号，容易受到人体个体差异、环境噪声、测量方法等各种内外因素的影响，使得对其进行准确检测比较困难；另外，缺乏有效的、针对性强的信号处理方法，特别是缺乏能够反映经穴特异性和人体病理、生理状态的经穴电位特征提取方法。针对这些问题，西安电子科技大学甘才军[2]研究团队依托国家自然基金课题、广西自然基金课题对经穴电位采集系统的实现和特征提取方法进行了系统深入的研究，研究所获包括如下几个方面：①实现在工频源频率波动范围内具有最优的抗工频干扰能力；②验证了该模型及其求解算法的有效性；③构造并实现了一种改进的能产生复杂生物电波形的SPICE模型，并验证了该模型的有效性；④针对经穴电位采集系统程序设计中存在数据读取、数据存储、

[1] 王捷生，沈雪勇．冲阳穴伏安特性与人体气血盛衰［Z］．国家科技成果，2009.

[2] 甘才军．经穴电位特征提取方法及其采集系统实现研究［D］．西安：西安电子科技大学，2015.

实时曲线显示等多任务与采样频率提高的矛盾，提出了基于“生产者 – 消费者”架构的改进多线程方案，较好地解决了前述矛盾，使程序可维护性得到显著提高；⑤针对传统拟合基线漂移法在拟合点的定位上存在的漏检和误报，从阈值定位准则和误报剔除准则两个方面对其进行改进；针对经穴电位放大电路多通道间固有的频谱差异影响后续特征提取与模式识别的问题，提出了多通道频谱差异校正算法，并通过仿真与实验验证了该算法的有效性；⑥为表征经穴的“能量”特性，提出了基于 PSD（Power Spectrum Density，功率谱密度）的经穴电位特征提取方法；⑦为表征经络的“通”与“不通”状态，提出了基于经穴心动能量的双经穴电位特征提取方法，提取过程包括基于经穴电位波形的定位分段和心动能量分析与计算，使用百分比心动能量计算双经穴能量均值差异特征。研究并发现位与非穴位、疾病（感冒）与健康两大分类问题在该特征上具有可分性，疾病状态下的双经穴心动能量均值差异大于健康状态下双经穴心动能量均值差异。

上海中医药大学刘义堂等[1]研究者采用绝缘针探测技术与 Agilent 34401A 数字示波器，研究人体经穴内部电阻在留针过程中的动态变化特征，研究发现应用普通针进行穴位内电阻检测，电阻在 5 分钟之内呈现不断上升的趋势，可以从 1.2MΩ 左右上升到 2.2MΩ 左右；绝缘针测得电阻有两种变化：①少数情况阻值在 5 分钟内维持于 4MΩ 左右不变；或在

[1] 刘堂义，基于"双极针灸针"探测技术的穴位电特性研究［D］. 上海：上海中医药大学，2013.

初期上升至 4MΩ 左右后维持不变；②多数情况电阻总体呈下降趋势，从 4MΩ 左右下降至 2.5MΩ 左右；或在初期呈现上升趋势，从 3MΩ 左右上升到 4MΩ 左右以后再下降至 2.5MΩ 左右；研究亦发现应用绝缘针检测的穴位（或穴位旁）内电阻，要显著高于应用普通针的检测结果，但在留针后，两种检测方法的结果，其差异没有显著性差异。另外，应用绝缘针探测技术研究中风偏瘫患者健、患侧肢体经穴电特性变化特征，探测病理状态下人体穴位内电特性的变化特征研究结果表明，中风偏瘫患者患侧肢体的穴位内电阻变化特征与正常人体呈相似趋势；穴位与穴位旁的电阻无明显差异，留针前后的电阻特性变化存在差异，中风偏瘫患者患侧肢体穴位电阻与正体人体无显著性差异。团队根据并联电阻理论，对所获成果进行了初步的解释。在此基础上，课题组还进行了“单穴电特性数据分析系统”的研发，以单次实验为单位，建立穴位电特性检测数据库，以备相关研究进行数据查询、后期数据处理等后继工作。

在经穴电学特性的动物实验研究方面，辽宁中医药大学郑利岩等研究人员[1]开展了实验家兔经穴定位的标准化研究。研究采用检测人体经穴的技术检测家兔相关指标，客观标定出家兔经穴，解决了当前家兔经穴无统一标准的问题。研究团队拓展将检测人体经穴的皮肤导电量的测定及声测经络技术应用于实验动物 – 家兔经穴的检测。通过经穴处反映出的生物物理学性能来确定经穴的位置检测手段，并通过经穴 – 脏腑效应加以验证。经科技查新检索证明，目前国内、国际尚未发现有将两种技术合用于客观检测家兔经穴的报

[1] 郑利岩.实验家兔经穴定位的标准化研究[D].沈阳：辽宁中医药大学，2002.

道，而该项目采用的实验方法和实验技术适用于大鼠、豚鼠、狗、猫等实验动物；同时本项研究推出的家兔常用经穴图谱，成为针灸实验研究的主要参考资料，满足兽医防治家兔疾病的市场需要，创造了良好的社会效益和经济效益。研究团队相关工作解决了家兔经穴无统一标准问题，后继工作通过了2006年应用技术的鉴定[1]。

中国农业科学院兰州畜牧与兽药研究所郎子文等[2]以经络学说为理论基础，并以经穴与内在脏腑相关为实验依据，在动物体上首次应用电化学反应对马、驴、骡、牛、羊、猪、兔、禽、狗等动物的体表经穴进行了4988穴次经穴电穴特性的实验研究。结果准确而直观地表明以上动物86.21%的穴位上都存在较明显的低阻敏感点。研究者应用经穴具有相对低电阻这一特性，在动物繁殖领域中，首次发现了反映卵泡发育且具有调控生殖内分泌功能的腧穴。相关研究结果显示，对输精前后的母牛刺激与生殖相关的腧穴低阻敏感点，可促进卵泡发育、排卵、受胎及减少早期胚胎死亡，发情期受胎率提高18%～20%。有关工作被认为达到国际领先标准。

西安医科大学第一附属医院王克模等[3]研究者对实验动物四肢近50个穴位的部位、大小，研究了穴位处感受器及其

---

[1] 郑利岩．实验室兔经穴定位与经脉附着组织探讨的实验研究［D］．沈阳：辽宁中医药大学，2006.

[2] 腧穴电特性的研究及其应用．中国农业科学院兰州畜牧与兽药研究所，2001.

[3] 王克模．人体针感感受器及其电生理学特征［D］．西安：西安交通大学，2002.

神经支配的规律性情况进行了测试。研究发现针感感受器兴奋经各类纤维向中枢传递，粗的Ⅰ、Ⅱ类纤维传导麻、抽感，细的Ⅲ、Ⅳ类纤维传导肿胀、酸感。手针易兴奋细纤维产生酸感；电针易兴奋粗纤维产生酸痛感。团队将传入神经纤维的单位放电的波形作功率谱分析结果归纳为三型，该成果为针感生理学发展奠定了基础，有关工作有利于揭示生物现象的本质，为阐明经穴的实质及针灸气感治疗提供了客观科学依据。

（4）红外与热学特异性差异研究

人体是一个天然的红外辐射源，人体红外辐射是人体生命活动的外在表现，可反映人体脏器和全身各部的代谢变化。穴位皮肤温度表现的特异性和规律性可能是经穴效应特异性的表现形式之一，也是穴位敏化研究的重要切入点之一。成都中医药大学针灸推拿学院杨紫艺等研究人员[1]对50余年来的穴位体表温度相关文献进行检索与分析，研究结果显示健康人体穴位比非穴位体表温度高、同一条经脉上穴位的皮肤温度越接近头面躯干，温度值越高；左右侧对称穴位的温度大约相差0.5℃；不同经脉上相近穴位皮肤温度相近。患病后穴位皮肤温度会发生相应的变化，该变化可以作为临床治疗的辅助判断。同时，针刺、艾灸和拔罐等治疗方法均显示有刺激穴位，改善机体代谢，使人体阴阳平衡，调节穴位温度，对疾病起到缓解或治疗的作用。该团队认为今后的研究还需借助不同疾病的状态和属性，同时应结合现代生物工程技术，采用更加敏感、客观的温度测量方法，通过实验和数学模型更加深入地挖掘穴位温度的相

[1] 杨紫艺，周梦媛，汪杏，等．穴位皮肤温度研究之述评［J］．中国针灸，2017，37（1）：109-114.

关规律。

佘延芬团队[1]依托教育部博士点基金资助项目（20090013110005）、国家自然科学基金资助项目（30973793）、国家重点基础研究发展计划项目（2006CB504503）等课题基础上，通过采用经络穴位动态特性（温度）体表监测系统（I型）探测观察与胞宫密切相关经脉的经穴、非相关经穴及非穴体表温度在经期第1天和月经结束后第3天的表现，探寻特异性反应月经来潮的穴位。结果显示正常女大学生太溪穴经期第1天的同名穴位温差值显著低于经后第3天，而其他探测的经穴（血海、地机、中都、三阴交、太白、太冲、水泉）及非穴（小腿外侧，与悬钟同水平，胃经与胆经之间）上述2天的同名穴位温差值比较无显著性差异。研究者初步推测足少阴肾经原穴－太溪在体表温度上具有反映月经来潮的特异性。

上海中医药大学沈雪勇等研究人员[2]依托国家重点基础研究发展计划（2005CB523306）、上海市科技发展基金（05DZ19747）、上海市重点学科科研项目（T0302）等多项课题开展了相关工作，2014年团队研究发现经络对热的远距离传递以及艾灸激发循经高温线的现象，有关结果提示艾灸除了温热效应之外，光的非热效应可能是其发挥疗效的重要因素，研究发现传统间接灸与人体穴位红外辐射光谱的惊人一致性，提示艾灸与穴位红外共振辐射可能是其发挥疗效的基

[1] 佘延芬，齐从会，马良宵，等．胞宫相关经穴体表温度反映月经来潮的研究［J］．中华中医药杂志，2011，26（5）：897-901.

[2] 沈雪勇．穴位与艾灸红外辐射光谱研究［D］．上海：上海中医药大学，2003.

础。这给艾灸的临床应用及灸疗仪器制作提供了启示。

湖南中医学院[1]相关研究团队根据中医经穴－内脏相关理论，依托国家重点基础研究发展计划项目（2009CB522904）、湖南省教育厅重点基金资助项（08A048）等课题开展了相关工作，研究采用热辐射测试方法采集临床常见的内科肺胃病寒热证患者相关经穴信息，结果显示经穴辐射热失衡提示病位所在，肺病寒热证左右穴温失衡以肺经为主，胃病寒热证则以胃经为主；经穴辐射热失衡与证候性质有关：肺热、肺阴虚及肺寒证均有合穴（尺泽）及募穴（中府）左右辐射热失衡明显；研究团队认为局部经穴温度失衡与体内代谢及血管舒缩功能有关；经穴辐射热诊断的基础是内脏病变可反映于体表，动物造模多项指标观测表明，经穴辐射热改变与内脏病理相关。

对称和左右交互支配是人体常见的生命现象，而对称的观念始终贯穿于针灸核心理论及临床治疗过程。《内经》中的巨刺和缪刺理论，即左病取右、右病取左的针刺方法为这种观念的体现。长期以来，在经穴特异性研究领域，左右同名经穴间的联系和功能的异同被忽视。2008—2010 年，中国中医科学院针灸研究所张维波[2]研究团队采用聚类分析发现左右同名穴二氧化碳的释放量相关性最大，结果说明穴位处二氧化碳的释放也服从这种规律，在病理情况下，这种相关性会出现失衡。前期研究结果表明，无论是上肢还是下肢，当右侧穴位接受温热刺激引起血流增高后，肢体左侧相同穴位的局部血流也增高，显示同名穴位功能存在相关性。相关的前期研究仅

[1] 热辐射测试仪用于辨证诊断的研究．湖南中医学院，2005.

[2] 基于温热刺激的互刺作用原理研究．中国中医科学院针灸研究所，2010.

仅局限在同名经穴的左右一一对称上，还有大量问题需要回答，如同名经脉上的不同穴位，左右之间的相关性到底如何？这种相关性在病理情况下是否有所变化？生理状态下的相关和病理状态下的变化对正确选穴有何指导意义？研究者认为同名经穴相关性的研究，必然对研究机体的对称现象和进化过程中机体左右机能分工特别是大脑半球的左右不对称性提供有益的启示，具有重要的理论和应用价值。

在经穴—脏腑相关的客观显示研究方面，中国中医科学院针灸研究所在多项国家课题的支持下，开展了近 20 年的经穴穴位相对特异性作用的实验验证研究工作[1]。研究显示合谷穴对面部疗效显著，针刺合谷穴对面瘫治疗效果显著，光明穴对眼区针灸效应较强，艾灸肝经穴位也产生较强效应，对眼部疾病能产生较优疗效……结果说明经穴存在相对特异性作用。对穴位温度特异性用于临床针灸治疗选穴的研究表明面瘫面部温度对称性较差，并且与病变轻重程度相关。团队所创建的对面瘫患者选择温度对称性最差穴位的热像图选穴方法可提高痊愈率 15%，缩短治疗时间近 50%。相关循经温度特异性现象的显示和诱发研究结果发现背中线循督脉上循经高温线出现率最高，针灸能诱发循经高温线的出现，面部具有循经温度特性，不同针灸方法中以温灸后该线出现率、升温值和长度最高。对于内脏病变体表循经温度反应的研究发现胆囊炎病变引起相关经脉产生循经高温线，心包炎引起

[1] 针灸升温效应和经穴温度特性客观显示及机制与应用研究. 中国中医科学院针灸研究所，2012.

心包经循行线、心腧穴等部位呈现经穴高温现象，胆囊炎引起耳穴对应区高温现象。在针灸升温效应和经穴温度特性与血管调控关系的研究方面，研究者发现血液循环影响体表温度和循经高温线的形成，循经高温线与血管调控物质 - 血管紧张素、降钙素基因相关肽和 P 物质含量直接相关。在针灸升温效应和经穴温度特性与神经调节机制关系的研究发现 α 受体阻滞致交感肾上腺素能纤维抑制使循经高温线出现增加，循经高温线上乙酰胆碱酯酶活性较强，植物神经各单一环节在该线形成中显示出较为复杂的作用。在针灸升温效应和经穴温度特性与能量代谢关系的研究则发现，循经高温线上 Na^{+}–K^{+}–ATP 酶和 Ca^{2+}–Mg^{2+}–ATP 酶活性增强，乳酸脱氢酶活性较强，说明能量代谢旺盛是循经高温线机制之一。

依托国家 973 计划（2005CB523306）、国家自然科学基金项目（30572306）、国家中医药管理局，上海重点学科建设项目（T0302）和上海市科技发展基金科技攻关项目（03DZ19554–2）的支持，上海中医药大学沈雪勇等研究团队以高灵敏人体红外辐射测试装置，对人体生理、病理不同功能状态下及艾灸红外光谱进行测试，并应用先进的数学分析方法进行定性定量研究[1]。团队成员周愉[2]等应用高灵敏度 PHE201 体表红外光谱仪发现冠心病患者左太渊穴与非穴对照点（太渊穴与大陵穴连线的中点处）红外辐射强度比较有显著的差异，波长数显著少于健康人太渊穴红外强度，结果表明前者寸口脉太渊穴红外辐射光谱中的某些波长的红外辐射强度变化承载特异性病理

---

[1] 沈雪勇，丁光宏，褚君浩，等．穴位与艾灸红外辐射光谱研究［Z］．国家科技成果，2006.

[2] 周愉，沈雪勇，丁光宏，等．寸口脉太渊穴红外辐射光谱病理信息探测［J］．上海针灸杂志，2006，25（10）：37–40.

信息。团队成员应荐等[1]比较乳腺增生病患者双侧期门穴、膻中穴与非穴对照点（膻中穴右旁开1寸）体表1.5～16mm波段红外辐射光谱的差异，发现在检测的59个波长点中，乳腺增生病患者左、右侧期门穴分别有49、48个点红外额射强度显著高于与非穴对照点，膻中穴有13个点的红外辐射强度比非穴对照点显著降低，提示乳腺增生病不同的经脉系统的虚实状态不同。课题组认为期门穴红外辐射强度增高在一定程度上反映了乳腺增生病肝气郁滞的病理本质。

沈雪勇等[2]研究者采用ThermaeAMTMP30红外热像仪观察家兔不同生命活动状态下经穴红外温度的变化过程，发现在家兔死亡即刻其内关穴红外温度显著高于非穴（与左侧内关穴水平线，尺骨尺侧缘），而在家兔活体时、死亡30分钟和死亡60分钟时内关穴与非穴红外温度均无显著差异。研究显示家兔内关穴与非穴的差异在死亡即刻这一特殊的病理状态下而得以显现。团队所承担“穴位与艾灸红外辐射光谱研究”相关课题2006年通过国家应用技术验收，研究所应用的红外辐射光谱探测分析技术，经改进后可应用于临床协助诊断。研究发现的艾灸与穴位红外光谱在15mm一致的强辐射峰被认为可作为今后艾灸人工模拟的实验依据，开发相应的

---

[1] 应荐，沈雪勇，丁光宏，等.乳腺增生患者期门穴与非穴位对照点红外辐射光谱比较［J］.辽宁中医杂志，2008，35（8）：1145–1147.

[2] 沈雪勇，魏建子，黄奏琴，等.不同生命状态内关穴红外温度变化过程中穴位特异性的显现［J］.上海针灸杂志，2012，31（2）：71–73.

人体红外辐射仪应用于临床治疗。

依托国家攀登计划课题、国家自然科学基金课题以及福建省自然科学基金课题等 7 项课题，福建中医研究院胡翔龙团队围绕“人体红外辐射的循经特征及其与人体经络调控功能的关系”等目前经络研究的热点和难点问题开展研究。团队于 1998—2009 年从不同方面，多层次、多水平对循经红外辐射轨迹的形成机理及其相关物质基础开展了研究，团队首次在完全没有外加因素刺激或干扰的情况下在人体体表成功地显示与古典十四经脉基本一致或完全一致的循经红外辐射轨迹，证明了古人所描述的经脉循行路线是正常人群之中普遍存在的一种正常生命现象并可直观看到；团队发现人体经红外辐射轨迹基本循经，并始终处于动态变化之中，人体同一体区可同时显现多条经脉路线的循经红外辐射轨迹；循经红外辐射轨迹大多表现为高温带，但也可表现为低温带；沿经红外辐射轨迹全程的皮温可以相同，也可以不相同；身体左右两侧的循经红外辐射轨迹多对称出现；团队亦发现在经脉线上的穴位或非穴位点加热都可以诱发出与该经脉路线基本一致的红外辐射轨迹，经脉线上相关组织的导热特性显著高于非经对照部位，二者的物理学特性却有不同；经脉循行线下深部组织的微循环血流灌注量和经脉线下深部组织中的传热通道，是形成循经红外辐射轨迹的两个主要因素。研究所获结果显示经脉是一条具有三维结构的血流充沛、能量代谢旺盛的通道，这也是经脉参与人体机能调节活动的重要基础，而经脉循行线下深部组织的氧分压和组织温度高，微循环血流灌注量旺盛，能量代谢活跃，为实现物质、能量和信息的转换和传递提供了有利的条件，使经络参与人体功能调控过程成为可能。团队并利用 TSI–21 型热扫描成像系统（TTM）实验测量了约 300 例健康的青年志愿者体表温度分布实际情况，再次证实利用红外热成像技术可以显现和观察到人体体表的循经红外辐射轨迹和腧穴的温度分布特征，而且具有明显的时间相关性。团队有关工作 2011 年作为国际领先的基础研究成果通过评审，并取得了 2 项国家专利和 7 项单项科技成果奖[1]。

在此基础上，胡翔龙团队以检测经脉线上的理化特性和能量代谢过程为切入点，从探讨循经红外辐射轨迹的形成机理、经脉线上能量代谢特征及其与针刺效应的关系和经脉线上相关组织的光热响应及其传输规律着手，研究循经红外辐射轨迹的形成机理及其与经络调控功能的关系。团队发现应用与人体自然状态下发射的红外波长相近（10μm）的激光对人体经脉进行加热诱发更容易诱发出循经红外辐射轨迹（IRRTM）；研究亦发现经脉循行线上能量代谢比较旺盛，皮肤表面的微循环血流是形成 IRRTM 的直接热源，而深部组织中的血流则是形成 IRRTM 的主要热源。团队发现经脉线下是一条具有三维结构的血流充沛，能量代谢旺盛的通道，这也是经脉参与人体机能调节活动的重要基础；研究后继所获针刺可以引起经脉线上能量代谢发生变化和相应脏腑功能活动的改变等重要结果则为全面阐释经络实质打下可靠的基础，深化对人体机能的整合和调控的认识[2]。

福建省中医药研究院、福建医科大学基础医学院许金

[1] 胡翔龙，许金森，谢树森，等. 人体红外辐射的循经特征及其与人体经络调控功能的关系［Z］. 国家科技成果 .2011.

[2] 胡翔龙，许金森，谢树森，等. 循经红外辐射轨迹的形成机理及其与经络调控功能的关系［Z］. 国家科技成果 .2012.

森研究团队[1]基于国家自然科学青年基金项目（81001505）、福建省自然科学基金项目（2015J01323）、福建省卫生厅资助项目（wzzh201301）、福建省科技厅省属公益类科研院所科研专项项目（2014R1035-10）开展了任脉线上不同穴位点的导热特性有无差异的研究工作。团队利用红外成像技术，分别在任脉上的神阙、中脘和膻中施加热灸，观察不同穴位点的热传导特性。结果发现任脉上的神阙、中脘和膻中施加热灸均能诱发出循经红外辐射轨迹（IRRTM），加热后任脉线上 IRRTM 的皮温高于两侧皮肤的温度，形成高温带，显示热灸任脉上穴位点，热会沿任脉线特异性扩散，神阙穴的热效应较中脘穴和膻中穴好，导热性更强；研究亦发现任脉线上不同穴位的热学特性不同，在神阙穴加热，IRRTM 的全程诱发率为 92.6%，中脘穴为 84.2%，膻中穴为 41.7%，其中膻中与其他两个穴位差异显著（$P < 0.05$）；加热神阙穴后，任脉线的平均温度与加热中脘穴有显著差异（$P < 0.05$），任脉线的最低温度与加热膻中穴有极显著差异（$P < 0.01$）。

江西中医药大学陈日新研究团队[2]长期从事热敏灸的相关研究，并获丰富的研究成果，陈氏所提出腧穴热敏化悬灸新疗法的适应证涵盖了传统灸法的适应证，尤其对支气管哮喘、功能性消化不良、肠易激综合征、功能性便秘、原发性痛经、慢性盆腔炎症、阳痿、偏头痛、面瘫、三叉神经痛、枕神经痛、脑梗死、失眠、过敏性鼻炎、颈椎病、腰椎间盘突出症、骨性膝关节炎、肌筋膜疼痛综

---

[1] 许金森，潘晓华，吴国土，郑淑霞，朱小香 . 任脉线上不同穴位热学特性比较［J］. 辽宁中医药大学学报，2015，17（8）：8-10.

[2] 腧穴热敏红外检测技术的建立与临床应用 . 江西中医药大学附属医院，2016.

合征等病症有良好疗效。热敏灸新技术已在北京、广东、南京等全国 27 个省市及江西省 48 个市县推广应用，并被批准为 2006 年国家继续教育项目，该项研究获 2007 年度江西省科技进步一等奖。

基于腧穴热敏态客观显示与检测研究的瓶颈问题，陈氏课题组首次采用红外成像技术对不同疾病腧穴热敏红外辐射特征进行客观显示研究，建立了腧穴热敏红外检测技术，课题组获得以下四方面的重要创新：①首次进行了腧穴热敏艾灸特异性效应的红外检测研究，结果表明红外成像技术能在一定程度上客观显示腧穴热敏化艾灸特异性效应（透热、扩热、传热），为腧穴热敏的客观化提供了科学基础；②首次进行了腧穴热敏态的灸感法与红外法检测对比研究，测定了其敏感性（真阳性率），特异性（真阴性率）及准确性，有较高的符合度，为研究不同疾病的腧穴热敏分布规律奠定了临床基础；③首次进行了颈椎病、腰椎间盘突出症、支气管哮喘、原发性痛经及过敏性鼻炎等 21 个病症腧穴热敏分布的研究，初步明确了不同疾病的腧穴热敏高发区，为临床辨敏定位，提高灸疗疗效提供了科学依据；④应用腧穴热敏红外检测技术，首次建立了卒中大鼠腧穴热敏的客观指标，为阐明热敏灸的生物学基础提供了实验研究基础。课题组所获成果的原创性已通过江西省科技厅科技成果鉴定，被认为达到国际、国内领先水平；课题组出版了 4 部热敏灸专著，其中英文版与日文版各 1 部；发表论文 48 篇，其中核心期刊论文 18 篇，SCI 论文 13 篇；已授权发明专利 1 项，实用新型专利 2 项。腧穴热敏红外检测技术已在江西中医学院附属医院临床应用 5

年，依据该项技术阐明的 21 种病症腧穴热敏高发区分布规律，已由人民卫生出版社出版专著 3 部（其中英文版与日文版各 1 部），并在全国 12 家三甲医院及 56 家市县级以上医院广泛应用。该项技术于 2010 年 9 月 29 日在上海世博会的联合国计划开发署执行机构——国际信息发展网馆进行展示，并成为全球首家热敏灸医院的核心技术之一。

（5）声学特异性差异研究

声测经络是辽宁中医学院 1979 年以来一直开展的经穴应用技术研究项目，相关团队承担了国家中药管理局、辽宁省科学技术委员会等多项科研项目，在多年的实验及临床研究中取得了以下成果。在经络体表线路检测方面：应用声测经络技术，完成了胃、胆、膀胱三条经脉线的检测，结果显示经络分布虽有不同，低频声波均有明显的循经传导特性；研究发现经络的循行部位其深浅随经络分布及个体差易而有不同，经络的传声速度为 10 ～ 20m/s。团队与武汉大学合作研制探针式传感器，并引进频谱分析系统，解决了微弱信号的检测难点，对于大肠经进行了重新检测，却发现三间到阳溪段这段线路是双线平行线路，两线的间距有 1.1cm，以尺侧靠近第二掌骨的线路为主循行线，这一新发现被认为是在经络线路细小部位的检测方面的一个突破；巨骨到天鼎的线路主支向前经缺盆到天鼎，另一支向后交会秉风、大椎后，由大椎向前饶颈到天鼎；从扶突到禾髎、迎香的线路，因无穴位没有明显的标定，争议较大，客观检测结果发现：由扶突经颊车、大迎之间上行，呈弧形到对侧。在经络相关内脏效应方面：动物实验表明在“足三里”穴输声，胃电图、胃运动、胃泌素均有明显的双向调整作用，与对照经“内关”穴输声有显著的差异。在经络的调节作用方面，团队根据经络的调节作用及经穴脏腑效应，创立了经络输声疗法，经6年的临床观察，该疗法显示了很好的临床治疗作用，对53种疾病的治疗总有效率达96.84%，具有良好的社会效益和一定的经济效益，2009年有关研究被认定为应用技术[1]。

北京中日友好医院魏育林[2]等研究者依托国家自然科学基金项目（30371813）、北京市科技项目（H01091015011），采用宫调音乐声波发射和接受系统将宫调音乐自肘、腕部输入人体，检测音乐声波在手六经原穴及手三阴经合穴的接受强度。结果发现仅肺经原穴太渊穴音乐声波接收强度与附近对照软组织测试点有显著差异，提示太渊穴对音乐声波接收具有特异性。对于检测并比较右下肢脾胃经穴及相应对照组织的音乐声波接收强度的研究发现足三里穴音乐声波接收强度显著高于相应对照组织，下巨虚穴和上巨虚穴则显著低于相应对照组织，脾经穴与相应对照组织比较无显著差异。有关结果显示胃经足三里穴为宫音接收高敏感腧穴，胃经下巨虚穴和上巨虚穴为低敏感腧穴。

经络现象存在于人体的报道已屡见不鲜，但动物体是否存在经络亦得到研究者关注，中国农业科学院王云鲜等[3]中兽医研究所相关团队应用声发射技术对92只绵羊的胃、脾、心、小肠、肺、大肠、肝、胆8条经进行声信息检测，总序

---

[1] 声测经络研究．辽宁中医学院，2009.

[2] 魏育林，屠亦文，梁甜甜，等．宫调体感音乐声波在健康人体内传导的研究［J］．中国针灸，2005，25（2）：111-114.

[3] 王云鲜，用声发射技术对绵羊经络循行线的检测．中国农业科学院中兽医研究所，2005.

列 19375 穴次，结果平均阳性检出率为 87.55%，各条经声信息接收率均在 82.96%～92.14%，差异非常显著，且有循经性、双向性、可重复性和可阻滞等特性，其频率为 2～30.4Hz，振幅为 0.33～3.1mV；团队并发现一未被报道的传导速度为 6.5～8.5cm/s 连续脉冲波的存在。团队在国内外首次客观证实经络在动物体上的存在，并描绘出动物 8 条经络循行路线示意图。

辽宁中医药大学郑利岩等研究团队[1]应用皮肤导电量测定及声测经络技术确定经脉线附着组织，并探讨了经脉线的附着组织与经穴–脏腑效应之间的关系，研究采用皮肤导电量测定及声测经络技术将家兔体表能够反映皮肤导电量大、声波波幅值高的生物物理学特性的点确定为经穴点，并根据各经联系脏腑的不同经穴–脏腑效应验证的观察指标实际情况客观印证家兔经穴，解决了家兔经穴无统一标准的问题，使针灸实验研究更准确、更科学。该项目研究符合国内经络研究的发展趋势，其技术、方法独特，2006 年通过国内应用技术验收，居国内领先水平[2]。

（6）化学特异性差异研究

天津中医学院郭义团队[3]开展了可用于在体测定氧分压的针型传感器研发工作，以惰性金属为敏感膜制作指示电极，相关经离体与在体实验测试证明复合式氧传感器可以实现连续在体、动态实时监测活体组织深部的氧分压，及时准确反映活体氧分压的动态变化。

---

[1] 郑利岩，裴景春，李建春，等.实验家兔经穴定位的标准化研究[Z].国家科技成果，2002.

[2] 郑利岩，实验家兔经穴定位与经脉附着组织探讨的实验研究[D].沈阳：辽宁中医药大学，2006.

[3] 郭义，复合式氧传感器的研制及应用.天津中医学院，2003.

该传感器制备方法简便，成本低廉，坚固耐用，其具有的动态时时监测活体氧的特点，在人体生理学、病理学、药理学及针灸经络研究等生命科学研究中有着重要的实际应用价值。团队应用以 Ca^{2+} 选择性针型电极和微局推抚灌流技术，首次发现家兔及人体的部分穴位处 Ca^{2+} 浓度显著高于非穴处；针刺可引起同经其他穴位处的 Ca^{2+} 浓度升高，而可引起家兔穴位旁开点的 Ca^{2+} 浓度下降，即针刺可引起经脉线上的 Ca^{2+} 重新分布，由此而触发了一系列反应，从而产生针刺效应[1]。

依托国家自然科学基金资助重点项目（90209009），华中科技大学附属同济医院中西医结合研究所、华中农业大学畜牧兽医学院等多家单位开展了合作，团队成员王琪[2]等采用新型组织氧分压传感针、Ca^{2+} 生物传感针检测技术，发现山羊膀胱经经穴－肝俞、大肠俞、关元俞 Ca^{2+} 电位及氧分压明显高于旁开非经穴处（各经穴向羊背正中线方向旁开 3cm 处）。

（三）经穴效应特异性规律与机制的临床研究

1. 经穴效应特异性

历年来的文献报道，在谈到影响针刺得气的因素时，多强调医生的干预因素，如针刺手法、针刺激强度等，鲜有系统论述患者机体状态尤其是植物神经功能状态在针刺中作用影响。北京中医药大学针灸推拿学院、首都医科大学电力教学医院、中国中医科学院中医临床基础医学研究所、首都医

[1] 经穴 Ca^{2+} 浓度的分布及针刺对 Ca^{2+} 影响的实验研究．天津中医学院，2002.

[2] 王琪，蒋红芝，陈胜利，等．络合 Ca^{2+} 对山羊膀胱经经穴氧分压的影响［J］．针刺研究，2008，33（1）：17–21.

科大学中医药学院等多家单位立足中医基础理论，基于国家重点基础研究发展计划项目（2012CB518506）、国家自然科学基金面上项目（30973793）、教育部博士点基金项目（20090013110005），以“植物神经”或“自主神经”且“针灸”或“针刺”为关键词进行检索中国期刊全文数据库（CNKI）数据库得到587篇文献，其中获得密切相关文献42篇。研究结果发现在影响针刺疗效的机体因素中，经络、腧穴、疾病、证候与植物神经关系密切相关，探讨经络、腧穴、疾病、证候与植物神经关系，为影响针刺得气的机体因素提供部分科学依据。有关的研究[1]结果显示有必要在明晰经络、腧穴、疾病、证候各自与植物神经的关系的同时从患者整体角度出发开展以病人为中心的CER（comparative effectiveness research，比较效益研究）研究，以为临床医生个体化的诊疗方案提供相关依据。

湖北中医学院王华等[2]开展了“电针对家兔缺血心肌细胞动作电位影响的中枢通路研究”研究活动。课题组选用结扎家兔左冠状动脉前降支造成急性心肌缺血、用悬浮式细胞内玻璃微电极记录缺血心肌细胞的跨膜电位、分别观察下丘脑室旁核、孤束核、延髓腹外侧区在电针内关穴抗家兔急性心肌缺血中的作用。研究团队率先研究以在单个心肌细胞跨膜电位为指标、观察下丘脑室旁核、孤束核、延髓腹外侧区在电针内关对缺血心肌细胞跨膜电位影响中的作用，并证实了下丘脑室旁核、孤束核、延髓腹外侧区是内关－心脏相关的中枢调节通路，结果表明：室旁核、孤束核、延髓腹外侧区

[1] 李静，张鹏，李春华，等.关于经、穴、病、证与植物神经关系研究的思考[J].中华中医药学刊，2014，32（7）：1624-1627.

[2] 王华，电针对家兔缺血心肌细胞动作电位影响的中枢通路研究[D].武汉：湖北中医学院，2005.

是内关－心脏相关中枢调节通路上的重要核团，这些核团内的阿片肽系统在该通路中发挥重要作用。该项成果通过2005年湖北省科技厅验收，并被认为达到同类研究领域国际先进学术水平。

2. 经穴效应特异性的相对性

古今临床应用的实例都表明，经穴效应的循经性对指导临床治疗有着重要的意义。临床治疗强调“求穴在乎按经”“宁失其穴，勿失其经”；临床“变证虽多，但依经用法，件件皆除也”，若“凡治病不明脏腑经络，开口动手便错”。另外，经穴效应还具有一定的部位特异性，即经穴效应依据经穴所在部位不同而治疗效果各异。经穴效应的部位特异性是以经气会聚为基础的，由于同一经脉的不同穴位在经络交会、脉气相通、经气深聚、脏腑之气输注、病气反应等方面存在差异，其经气会聚状态明显不同，故对针灸刺激的反应性质和反应程度必然有异，经穴效应特异性产生的关键。现代临床实践和实验研究也证明针灸经气会聚的内关、足三里、阳陵泉等特定穴位对心、胃、胆等脏腑功能具有突出的调整作用。

古代医家在论述针灸治疗时，就常选取有关经脉而不列出具体的穴名，即所谓“定经不定穴”。例如研究者发现《内经》中400余首针灸处方，运用循经取穴的处方多达356首，占处方总数的86.4%。经络理论中单穴可治疗多器官及多系统病证、不同经脉的腧穴也可治疗经脉共同联系的脏腑器官病症。文献研究发现如足三里的主治广泛，涉及消化、循环、呼吸、神经等多个系统和器官，所治病症达40余种；三阴交穴的古今主治病症亦可达30余种之多；而合谷则可治疗20余种病症。在另一方面，刺激不同的经穴，可对它们共同作用的靶器官产生相同或不同的影响，从而可能呈现出协同或拮抗效应。多穴治疗同一脏腑病症。每一脏腑至少与2条及2条以上经脉相关，多个不同经络腧穴对同一个脏腑均可产生作用或同治一种病症。针刺神门、内关和膻中治疗心绞痛患者，可明显减少疼痛，提高心功能，取得良好治疗效果。

在临床应用中，研究者发现同一手术针刺麻醉可采用不同穴位或不同处方。贺柏林[1]等研究人员在针刺麻醉下行输卵管结扎术中应用4组处方，以针刺麻醉切皮和牵拉反应为指标，统计128例无明显差异。结果显示经穴在主治功能、针刺麻醉效应等方面的作用是相对的，另外由于经穴之间具有协同与拮抗作用，使经穴效应的相对性更为明显和复杂。

3. 经穴效应特异性规律性研究

经穴效应与针灸临床疗效密切相关。针灸发挥特异性的调整和治疗作用，关键因素之一就在于经穴主治的特异性。近年来国内外学者以经穴与非经穴为切入点开展了大量的经穴效应特异性研究。其中成都中医药大学梁繁荣团队[2]依托国家重点基础研究发展计划项目（2006CB504501）通过分析近10年来经穴与非经穴效应比较研究的现状，提出了目前研究中存在的主要问题存在于：重局部作用研究，轻整体效应研究；非经非穴的选取模糊不确定、不统一，

---

[1] 贺柏林．针麻下行输卵管结扎术128例分析［J］．上海针灸杂志，1990，9（3）：11-12.

[2] 田小平，李瑛，马婷婷，等．经穴与非经穴效应比较研究的现状与思考［J］．中国针灸，2008，28（12）：907-909.

缺乏高质量的多中心、大样本、随机、对照试验研究作为强有力的证据支持。

四川省中医药研究院针灸经络研究所董新民研究团队[1]对比强与弱电针、轻与重按摩手法的退热、散热、相关中枢的反应，逐一分析其与穴位不同感受系统的关系。结果发现弱电针、轻手法的退热、散热及中枢反应的作用微弱或无效，强电针和重手法的效应则均显著。结合前期工作掌握的感受性组织与刺激反应的关系，团队认为针刺、按摩的退热作用即有效作用，主要是通过穴位细纤维性感受系统产生，有效的穴位作用引起有效的穴位感受系统发生反应，才能达到有效的治疗效果。

重庆医科大学中医药学院徐放明等[2]运用现代神经影像技术 fMRI 观察针刺肝经和肺经五输穴在脑区的激活情况，发现肝经、肺经在脑内有其相对特异性分布区域；观察针刺正常人左侧太冲、行间、内庭则发现太冲和行间激活和抑制区相似，内庭激活和抑制区较两者相差较大，结果显示同一经脉上相似神经支配的不同穴位脑中枢效应最相似，不同经脉上相邻近神经节段支配区的经穴有明显差异。团队认为经穴循经特异性是客观存在，经穴所属不同经脉使其在功能主治上能够充分发挥各自优势，针对性地治疗疾病。

---

[1] 董新民．针刺与按摩穴位的有效作用之机理研究．四川省中医药研究院针灸经络研究所，2005.

[2] 徐放明，谢鹏，吕发金，等．肝经、肺经脑内分布区域的 fMRI 研究［J］．中国针灸，2007，27（10）：749–752.

中国中医科学院针灸研究所陆凤燕等研究人员[1]依托国家重点基础研究发展计划项目（2012CB518503）从“肚腹三里留”的中医历代古籍记载、足三里穴治疗消化系统疾病的现代临床研究和基础研究方面论述了足三里穴与胃肠功能之间存在的特异性联系，并从足三里穴和胃肠器官的脊髓节段水平及针刺足三里穴的脑中枢效应方面阐释了此种特异性的生理学机制，以期为“肚腹三里留”体现的经穴效应特异性提供更多科学依据。

基于国家重点基础研究973计划项目（2012CB518501）、国家自然科学基金课题“本经取穴调控偏头痛患者基因表达谱的研究”（30960485）等项目支持，宁夏医科大学黄银兰等研究团队[2]整合针灸学、分子生物学、生物信息学、计算机科学、数学等多学科方法技术，以针灸临床证实确有疗效的偏头痛作为疾病载体，运用高通量的基因芯片技术，提取针刺相关经穴后偏头痛患者外周血中相关物质的基因表达信息，并结合经典针灸理论进行研究。研究人员采用严格的随机对照临床试验，获得经穴效应在基因表达层面具有特异性结果，研究亦发现与非经非穴相比，针刺本经经穴治疗肝阳上亢型偏头痛患者之后，患者外周血中偏头痛相关基因表达有显著差异，提示经穴效应的体现有物质基础可循。有关结果拟为针灸临床疗效的最大获取提供可靠的实验依据，也为探寻疗效评价的特异性分子指标奠定基础。

承德医学院、首都医科大学、北京中医药大学、首都医科大学、

---

[1] 陆凤燕，王圆圆，辛娟娟，等.从“肚腹三里留”论经穴效应的特异性［J］.中国针灸，2016，36（8）：840-844.

[2] 黄银兰，万明雨，梁希森，等.本经取穴调控无先兆偏头痛患者基因表达谱的研究［J］.广州中医药大学学报，2015，32（1）：52-59+66+183.

国家中医药管理局多家研究机构合作，依托国家重点基础研究发展计划项目（2012CB518506）、国家重点基础研究发展计划项目（2006CB504503）、国家重点基础研究发展计划项目（2005CB523308）、国家自然科学基金面上项目（30973793）、教育部博士点基金项目（20090013110005），开展原发性痛经患者子宫位置与经穴效应关系的研究工作，该系列研究采用多中心随机对照试验方案，通过前瞻性的多中心随机对照试验，观察子宫位置与经穴效应的关系，以验证上述临床试验数据的二次分析结果。项目组采用疼痛视觉模拟评分量表VAS评价疼痛情况、采用临床症状评分量表RSS评价电针对于痛经伴随症状缓解情况，结果初步证实子宫位置与经穴效应具有一定的相关性关系，子宫位置可以作为临床上选穴治疗的依据之一，根据患者子宫位置的不同而采取不同的经穴进行治疗，可发挥更佳的临床疗效。该团队进一步[1]通过三阴交穴对心、肝、脾、肾、胞宫调治作用的分析，探讨三阴交穴的经穴效应循经特异性及经穴与脏腑的联系。研究团队认为刺灸三阴交穴可以调治心、肝、脾、肾、女子胞的功能，从而对疾病产生治疗作用。三阴交穴可对与其直接或间接相连的脏腑功能产生治疗作用，是其经穴效应循经特异性的体现，说明三阴交穴与上述脏腑之间的确存在某种联系，且这

[1] 辛思源，张鹏，林驰，等.原发性痛经患者子宫位置与经穴效应关系研究的多中心随机对照试验方案[J].陕西中医，2015，36（3）：365-367.

种联系是通过经络作为媒介实现的[1]。

（四）经穴效应特异性系统性现代研究

众多研究结果证实针刺对神经、内分泌和免疫系统均具有调节作用，经穴效应特异性亦逐步显示出系统性的特征。机体的神经、内分泌和免疫系统之间存在交互的信息传递机制，它们相互交织、协同作用，构成一个立体的网络结构，共同负责机体对不同内、外环境的适应性反应。针刺机体的特定穴位通过对三大系统的整体调节，调动机体本身的防病、抗病的能力，通过各种机能结构之间的相互作用和反馈机制，使紊乱的功能恢复正常，从而达到治病保健的作用。

1. 心率变异性

心率变异性（HRV）是临床评价自主神经系统（ANS）功能最常用的指标。成都中医药大学梁繁荣团队[2]基于国家重点基础研究发展计划项目（2012CB518501）、四川省科技厅项目（2011SZ0302）、成都市科技计划项目（12DXYB215JH-002），开展经穴效应特异性及 HRV 相关研究文献研究。研究结果发现经穴效应特异性产生与经脉循行和经气会聚多少（部位）有关，经穴效应不同于其他安慰效应及非穴点效应，这种效应的差别在一定程度上与针刺调节 HRV 密切相关。基于目前研究多以健康受试者为观察对象，其自主神经功能调节有别于患者，且针刺对于与 HRV 相关的中枢 ANS 涉及较少。梁氏认为今后的研究中应以患者为研究对象，进

---

[1] 张鹏，林驰，王培，等．从三阴交穴经穴效应循经特异性探讨经穴与脏腑的联系［J］．环球中医药，2014，7（11）：861-864.

[2] 樊海龙，赵凌，李涓，等．浅谈心率变异性与经穴效应特异性及其规律［J］．针灸临床杂志，2015，31（6）：81-84.

行针刺效应与HRV相关的ANS中枢响应的研究。有关工作对于进一步阐释经穴效应特异性及其规律的产生机制具有十分重要的意义。

南京中医药大学、中国中医科学院、中国中医科学院合作团队[1]依托国家重点基础研究发展计划项目(2006CB504506)、国家自然科学基金资助(30873307)等课题，从经穴效应量的差异探索不同部位、不同组织结构与经穴特异性的内在关系与机制。研究选用成年SD大鼠，选择不同经脉、不同部位组织结构相似的经穴（“大陵”与“解溪”“郄门”与“后三里”“曲泽”与“犊鼻”）及腹部非穴，电针刺激右侧单穴以及“郄门”与“后三里”的单一组织(皮肤、肌肉、骨膜，3个系列试验，每组12例)，观察其对心得安所致心动过缓大鼠心率、平均动脉压(MAP)回升率的调节效应。研究结果显示同一经脉不同部位经穴的效应量呈现“曲泽”>“郄门”>“大陵”“解溪”与“后三里”>“犊鼻”循经脉循行方向增强的趋势；“郄门”与“后三里”同一穴位常规电针与不同组织电针效应量为皮肤>肌肉≈常规电针>骨膜差异。电针“郄门”与“后三里”二穴皮肤，其在调节心率方面“郄门”优于“后三里”($P<0.01$)，电针二穴肌肉在调节MAP方面“郄门”优于“后三里”($P<0.01$)，显示不同经脉组织结构相似经穴的效应量存在特异性。团队

[1] 徐斌，喻晓春，陈采益，等.经穴穴区不同组织结构与经穴刺激效应量差异的关系：经穴相对特异性的实验研究[J].针刺研究，2010，35(6)：422-428.

认为同一组织在不同部位其效应量亦有特异性；当机体组织成为调节机体功能的途径时，必须重新认识不同部位组织功能的差异；不同部位组织与机体联系途径的差异及功能特化可能是构成其对刺激特异性反应的物质基础。

2. 胃肠电研究

湖南中医药大学易受乡等[1]研究者在2005年开展了采用同步记录胃窦平滑肌及胆囊Oddi括约肌肌电活动的基础研究工作，研究结果发现针刺足阳明经与足少阳经（穴）均可影响胃及Oddi括约肌肌电活动，但对所属脏腑的影响存在程度上的差异。结果显示足阳明经与胃联系的外周通路与肽能神经通路关系极为密切，针刺传入信号进入延脑孤束核（NTS）后通过激活SP能神经对胃功能起调整作用。2006年团队在国内率先提出“经脉－脏腑肽能神经相关假说”，从针刺→脑肠肽→细胞膜受体→G蛋白偶联→胞内第二信使→生物学效应等多水平阐明经穴与脏腑联系的通路及物质基础，并推测针刺激发的信号可能通过脑肠肽类物质作用于胃窦平滑肌细胞，通过相应受体及受体后信号转导过程，影响胃运动功能。有关成果深化了针刺对脏腑调控过程及机制的认识，丰富了针灸经脉——脏腑相关理论的科学内涵，同时亦深化了针刺对脏腑调控过程及机制的研究，丰富了传统针灸对经脉——脏腑相关理论的认识[2]。

在此基础上，相关团队2008—2010年以湖南省教育厅重点课题（08A048）、湖南省自然科学基金课题（07JJ6050）“一经（穴）

---

［1］ 严洁，针刺足阳明经（穴）对胃影响的信息传导通路与物质基础的研究［D］. 湖南中医药大学，2005.

［2］ 易受乡，张泓，严洁. 针刺足阳明经（穴）对胃平滑肌细胞脑肠肽受体及受体后信息转导的研究. 湖南中医药大学，2005.

司控多脏、多经（穴）调控一脏的相对特异性规律及机制研究”与“穴位效应的特异性规律研究”为起点，从穴位与内脏联系的规律与机制这个制约针灸疗效提高和影响针灸作用机理研究的关键科学问题出发，系统运用现代医学、生物学、物理学和计算机信息科学等多学科的研究方法和技术手段，采用针刺单个经穴对多个内脏器官（一穴多脏）、多个经穴对单个内脏器官（一脏多穴）为主的系统、同步、动态的观察方法，建立体表穴位与内脏联系的多效应数据采集、存储、融合与分析技术平台。团队通过对人体与动物实验，以心血管、消化系统等内脏的功能活动和物质基础等为效应指标，阐明针刺穴位调整内脏效应的作用机制。有关研究初步证实了健康人处于阴阳平衡、气血调和的生理状况下，针刺穴位后未产生破坏人体正常生理机能的作用；验证了经脉、穴位与脏腑之间的相关性是客观存在的，经脉、穴位与脏腑之间的效应规律可概括为“多经司控一脏”与“一经调节多脏”；提出了针刺、艾灸经穴所引起的细胞因子、相关递质在机体不同部位的含量变化规律为针灸效应在机体内重要的信息传递机制。研究并采用人体热能辐射测试仪检测慢性胃痛患者足三里、梁门、胃俞穴区红外辐射值，并与健康人及以咳嗽为主症的肺病患者进行对照分析，证实穴位区域红外辐射检测可作为研究针刺疗效的评估手段。有关工作 2012 年被评为国内领先的基础研究，相关成果 2010 年 10 月获得“Specific regularity of effects of acupuncture at Acupoints of 12 Meridians on Gastrointestinal and Cardiac Electricity of Healthy Adults”［第六届国际（韩国釜山）针灸经络研究学术会议］

优秀论文奖[1]。

团队严洁等[2]基于国家科技部2006—2010年国家重点基础研究发展计划项目《经穴效应特异性规律与机制的临床及实验研究》三个子项目《经穴效应特异性基本规律及生物信息基础研究》（2006CB504501）、《穴位效应规律的研究》（2005CB523308）、《针刺效应与经络功能的科学基础》子课题“有效信息在神经复杂网络中传输”（2006CB504509），从神经生物信息学角度开展针刺信号从穴位到靶器官的传输整合过程重要介质的参与机制的研究。严氏在国内率先从特定穴、非特定穴与非经非穴对功能性消化不良和偏头痛的疗效比较来探讨经穴效应特异性的规律，有关结果验证了特定穴较非特定穴与非经非穴对功能性消化不良及偏头痛有较佳疗效；研究并发现针刺足三里可减轻胃扩张疼痛的行为反应，针刺内关对心肌缺血再灌注损伤的抑制作用均与针刺信息在中枢传入通路上不同部位相关信息物质的表达有关。团队围绕针刺有效信息的产生、传输与整合，及对靶器官的调整作用过程开展相关工作，以阐明针刺效应和不同针刺手法、强度及不同电针参数对针刺效应的影响，揭示其产生效应差异的信息传导功能特点的科学机制。有关工作为经脉与脏腑相关的复杂网络机制提供了一定实验依据，为进一步阐释经络理论和针刺调整机制奠定了相关理论基础。研究关于不同经脉对心、胃、肠的调整作用的比较可作为中医针灸教学及临床参考，而特定穴治疗偏头痛及功能性消化不良等病的疗效观察对针灸临床

---

[1] 常小荣，严洁，易受乡，等．一经司控多脏、多经调控一脏的相对特异性规律及机制研究［Z］．国家科技成果，2010.

[2] 严洁，易受乡，常小荣，等．经穴效应特异性规律与机制的临床及实验研究［Z］．国家科技成果，2010.

具有指导意义。

（五）经穴与非经穴病理反应的差异研究

经穴效应与针灸临床疗效密切相关。针灸发挥特异性的调整和治疗作用，关键因素之一在于经穴主治的特异性。现代对经穴效应特异性的认识主要集中在经穴与非穴点效应特异性的比较，不同经脉经穴的效应特异性及同一经脉不同经穴的效应特异性的比较，近年来国内外学者以经穴与非经穴为切入点开展了大量的经穴效应特异性研究，成都中医药大学田小平等[1]研究人员依托国家重点基础研究发展计划项目（2006CB504501）对近 10 年来经穴与非经穴效应比较研究的现状进行了分析，研究发现目前研究中存在重局部作用研究、轻整体效应研究，非经非穴选取模糊不确定、不统一，缺乏高质量多中心、大样本、随机、对照试验研究作为强有力的证据支持等主要问题。

天津中医学院第一附属医院于建春等研究人员[2]依托天津市科技发展计划重点项目（993113511）、天津市自然科学基金资助（013612911）从基因转录水平开展了针刺腧穴和非腧穴效应的差异性研究。课题组选取健康、雄性 7 月龄快速老化模型鼠（Senescence Accelerated Mouse，SAMP/10），随机分为非针刺组、穴位针刺组和非穴位针刺组，采用 DDRT PCR 技术观察三组脑基因表达谱的变化情况。结果显示针刺

---

［1］ 田小平，李瑛，马婷婷，等．经穴与非经穴效应比较研究的现状与思考［J］．中国针灸，2008，28（12）：907–909.

［2］ 于建春，于涛，韩景献．从基因表达差异分析腧穴和非腧穴针刺效应差异［J］．中国针灸，2002，22（11）：749–751.

腧穴可引起某些基因表达的增强，而非穴则没有明显的变化，同时观察到针刺非穴可以引起一定的应激反应。有关结果显示腧穴具有一定的特异性，临床上应准确取穴以增强疗效。

中国中医科学院针灸研究所荣培晶团队[1]所开展的形态学神经示踪研究工作发现手少阴心经的穴位与心脏的关系更为密切，她与肺经相比，有更多的心经穴位－心脏双标的脊神经节细胞被标记，说明心经穴位与心脏的紧密联系是以神经支配的节段和神经细胞密度为基础的。研究发现针刺心经的不同穴位可引出更多的心交感神经激活；而反过来刺激心交感神经，则可引发更多的心经穴位反射性肌电反应，而同等强度的刺激肺经穴位，这种效应要稀少得多。团队认为心脏与心经穴位这种特异性联系，不但与节段性躯体神经有关，也与交感神经节段性支配密切相关。

中国中医科学院针灸研究所刘俊岭等[2]在家兔、猫和大鼠急性心肌缺血（AMI）的模型上，多学科协作，采用多项相关指标，从生理功能和形态结构相结合的角度，从局部与整体的关系上，探讨了电针心包经经穴改善心肌缺血的作用机理，对心包经和心脏相关的规律及其生物学物质基础进行分析。结果表明针刺心包经经穴可改善 AMI，保护心肌细胞，减轻心肌损伤的局部作用与其对肌体的整体调节分不开的；因此，临床在治疗冠心病时，既应考虑到局部，又要考虑到整体，努力改善病人全身的机能状态，才能取得最佳的临床效果。该研究显示电针心包经经穴改善心肌缺血的作用机理可

[1] 荣培晶，景向红，贲卉，等．心经经脉喻心脏相关联系的机制研究．中国中医科学院针灸研究所，2003.

[2] 刘俊岭，罗明富，文琛，等．心包经——心脏相关的规律及联系途径的生理学与形态学研究［Z］．国家科技成果，2001.

从以下几方面解释：①心包经的整体功能及其经穴作用的相对特异性；②电针心包经经穴改善心肌缺血的物质基础可能是以下几点：对缺血心肌能量代谢的影响；对缺血心肌高能化合物含量影响；对缺血心肌微循环的影响……团队认为穴位针刺产生的是复杂的整体调节过程，和现代医学躯体－交感（或内脏）反射含义显然不同。

（六）经穴效应特异性的神经生理与脑科学研究

1. 经穴效应的神经生理研究

2005 年南开大学化学院[1]相关团队研制成可直接刺入动物机体的碳纤维传感器，并以此传感器进行了七只家兔“足三里”穴及其旁开点去甲肾上腺素含量在针刺“上巨虚”及其旁开点时的变化的研究。研究结果显示外周去甲肾上腺素与经络活动存在着明显的相关性，有关工作在国内外第一次提供了经络现象与神经活动有关的科学实验依据，也是在国内外首次报道以动物在体实验结果论证了经络现象与神经活动的相关性。

传统的神经示踪技术为研究经穴与脏腑的相关性提供了神经解剖学依据。但由于该技术不能跨神经突触标记，只能用于判定相关的一级神经元，这就限制了人们对经穴脏腑相关的认识。基于经穴与脏腑相关在神经系统是多节段、多层次、多区域和多成分的实际情况，跨神经突触示踪新技术的应用使揭示经穴脏腑相关的多级神经元参与成为可能。中国

---

[1] 南开大学化学学院．外调去甲肾上腺素与经络活动相关性的研究［Z］．国家科技成果，2005.

中医科学院针灸研究所白万柱等研究人员[1]开展了相关研究工作，研究综合采用多种神经示踪技术探索经穴与脏腑信息在神经系统中整合的形态学基础，重点研究与脏腑及其经脉“原穴、络穴”相关的传入、传出神经元或神经纤维在脊神经节、椎旁节、脊髓、脑干、丘脑和大脑皮层等特定节段、核团或区域的投射与汇聚以及规律性分布特征，揭示感觉、运动和自主神经神经系统与脏腑和经穴在细胞水平上的多方位联系[2]。有关工作为以往整体和系统水平上研究经穴与脏腑相关性延伸，为在蛋白质和分子水平进一步研究针灸机理奠定形态学基础。

中国中医科学院针灸研究所高俊虹等[3]开展了使用辣根过氧化物酶（HRP）神经示踪技术揭示雄性 SD 大鼠太溪穴区（内踝尖与跟腱之间的中点凹陷处）与周围和中枢神经系统的相关性联系等研究工作，其以四甲基联苯胺组织化学染色来显示 HRP 标记的神经元及神经纤维终末的结果显示：所有 HRP 标记均出现在示踪剂注入侧的相关神经组织中，与“太溪”穴区相关的初级神经元传出及其中枢传入在背根节、脊髓和薄束核的对应部位分别表现为节段或区域性的联系方式。

中国医学科学院、中国协和医科大学相关研究团队[4]在考察经

---

[1] 白万柱．经穴与脏腑信息在神经系统不同水平的汇聚．中国中医科学院针灸研究所，2014.

[2] 高俊虹，王玉敏，崔晶晶，等．穴位不同组织结构决定和影响经穴—内脏效应特异性的科学基础［J］．中国针灸，2010，30（4）：293–295.

[3] 蒋瑾，白万柱，张璐，等．大鼠“太溪”穴区与神经系统的节段和区域相关性研究——辣根过氧化物酶法［J］．针刺研究，2010，35（1）：27–31.

[4] 中国医学科学院 & 中国协和医科大学．穴位、经络神经元图谱的绘制［Z］. 国家科技成果 .2012.

络学的神经生物学特点的基础上，应用神经生物学技术，在15只猕猴上，通过穴位点和循经注射可被神经元末梢逆行性吸收的标记物CB–HRP用以标记支配经络及穴位点的运动神经元。所获结果证明经络活动确具有神经生物学基础，表现为以脊髓运动功能为中心的反射活动；每条经脉在脊髓运动前角都有一纵行柱状的运动神经元结构，构成柱状的标记神经元通过树突定向相互投射而形成串珠状的神经链，不同经的神经代表链占有各自的特定位置；代表一条经的神元的树突形成密集末梢云包绕其他的标记运动神经元；标记的初级感觉神经元群在构筑学上没有类经络的排列特性。研究发现标记的运动神经元的树突除了彼此投射外，还发出树突丛投向脊髓的中央外侧交感区和中央导水管等内脏中枢，有关结果说明由运动神经元构成的链状结构除了构成循经感传的生理活动结构基础外，可能也负担着一定经脉与一定脏腑之间特定关系的形态学基础。团队已经完成了胃经、膀胱经、肝经、肾经、心经、脾经及大肠经的运动神经元的标记和图像的录入，并将继续完成其他经络的神经元绘制工作。

为探索脊神经节在躯体及内脏传入中的作用，安徽中医学院经脉脏腑相关研究中心周逸平等研究人员[1]于1998—2001年开展了相关工作，并率先提出经脉–脏腑相关是经脉理论研究核心的理论，团队选择心经与心脏开展了一经多脏的对应研究，通过临床观察以及应用电生理学、生化、免疫

---

［1］周逸平．心经与心脏相对特异性联系的躯体交通感路与体液机制研究．安徽中医学院经脉脏腑相关研究中心，2003.

组化及形态等方法发现心经（或心经穴位）与心脏存在相对联系，表现为心脏疾患可相对特异性的反映于体表的心经和心包经，而针刺心经（或心经穴位）对心血管系统具有特异性的调节作用。

华中科技大学相关研究团队[1]2002年开展了循经感传与外周神经网络和跨节段信息转导的相关研究，团队在循经感传外周机制的基础研究中发现同一穴位可接受来自不同脊神经节外周突末梢的交叉重叠投射，甚至同一节细胞的外周突还可通过分叉投射与不同穴位联系；刺激切断与中枢联系背根或皮支的外周端可明显影响相邻背根或皮支的电活动；循经诱导可扩大刺激穴位传入的节段，提高背根电活动和节细胞被标记的数量，可促使肥大细胞向经穴云集与释放；循经诱导则可促使同经远端穴区皮下SP能神经末梢释放，抑制NPY和CA能神经释放，此效应表现为明显的循经特征。课题组的工作证明不同节段体感神经树突末梢间有交叉重叠分布并可发生信息传递，循经诱导可激活不同节段树突末梢间信息传递。有关工作为经络实质研究提供了重要科学证据。

2. 认知科学研究

（1）经穴效应的脑功能磁共振技术应用研究

作为针刺神经信息研究的手段之一，脑功能磁共振（fMRI）技术通过显示不同脑区的激活情况，可以反映针刺信息对脑中枢的影响作用，近10年来fMRI在脑科学的研究应用增长迅速，脑科学与认知学研究在中医经络学交叉性研究得到了关注与应用。功能神经影像学技术是目前针刺中枢机理研究的主流方法，经穴效应特异性中枢整合影响因素的研究受到了各研究团队的关注。随着针刺神经

[1] 循经感传与外周神经网络和跨节段信息转导. 华中科技大学，2002.

影像学研究方法不断得到完善、相关交叉学科亦得到了积极创建，相关研究工作不断推进针灸学的传承发展。

中国中医科学院广安门医院方继良研究团队[1]从2001年起开展了fMRI相关研究工作研究针刺不同穴位的脑功能变化规律，团队分别与德国、美国、中国等不同的研究单位合作[2]从穴位属性、受试者、针刺方法、MRI机器技术参数优化、扫描参数设计以及实验数据处理方法开展了广泛的对比研究，形成并逐步完善了fMRI从事穴位脑效应研究的技术应用方法。团队基于观察针刺敏感的受试者（针刺后热痛阈提高者）针感（得气）与脑fMRI信号变化的关系，根据针灸理论，先后选择了肝胆经原穴（太冲、丘墟穴），太冲穴同经络穴行间、同节段异经络学穴内庭，以非穴点对照；又根据穴位的多方面属性（经络、组织、神经节段）设计了穴位配对实验，首次比较研究了腹部穴位与肢体穴位的脑效应异同，引入脑静息状态fMRI扫描，观察针刺后脑效应，并选用先进的脑功能网络分析软件处理脑功能数据。研究所获得的较稳定的实验结果显示相关实验方法的可靠性，结果显示针刺正常人穴位的一个共同显著特征为边缘叶－旁边缘叶－新皮层脑功能网络系统的调制效应，证实和发展了哈佛医学院Hui医生的针刺调制脑边缘叶系统假说；另外，研究所发现的不同穴位之间存在调制范围和强度的差别，体现针刺穴位作用

[1] 方继良.针刺穴位脑效应的功能磁共振成像方法学研究.中国中医科学院广安门医院，2009.

[2] 方继良，王寅，金真，等.针刺穴位脑效应的功能磁共振成像方法学研究[Z].国家科技成果，2009.

于脑的相对特异性。团队也观察到受试者针感与脑 fMRI 信号变化的关系，特别是针刺伴锐痛与针刺得气对脑内疼痛网络系统的相反的调制作用，有关结果为针刺脑功能网络调制假说提供了有力的证据。在此基础上，团队并提出了穴位捻针可能对脑皮层功能有相对特异的作用以及针刺不同穴位的一个共同显著特征为诱导边缘叶－旁边缘叶－新皮层系统的广泛抑制效应等理论创新点。因为此网络与脑内源性疼痛及人情感情绪记忆等调控系统密切相关，此研究方法将为深入研究针刺止痛、针刺治疗情感性精神疾患提供新的研究途径，为针灸相关基础理论研究提供大量具有国际先进水平的脑科学依据。

上海市浦东新区人民医院孟宪忠研究团队[1]通过 fMRI 观察针刺外关穴、曲池穴为代表的手阳明经穴，探讨针刺手阳明经腧穴与脑功能区的相关性，并且以此为依据指导临床康复治疗方案的选取。研究者采集影像数据后，经 SPM 统计整理，得出电针刺激曲池、外关穴影响相关皮层的激活情况，结果显示电针外关穴、曲池穴为明显激活额中回、中央前回、额下回、额上回等皮质区域，这些区域与肢体运动、情绪控制等相关；电针外关穴、曲池穴为对病人的运动、情绪调节作用相对比较明显。

作为针刺神经信息研究的手段之一 fMRI 技术通过显示不同脑区的激活情况，可以反映针刺信息对脑中枢的影响作用，山东中医药大学舒红明[2]对 2015 年 8 月 31 日前国内外应用 fMRI 技术的针灸临床研究相关文献进行了检索，调研结果发现以健康志愿者为研

---

[1] 孟宪忠．基于电针刺激缺血性脑卒中患者手阳经穴在功能性磁共振中的应用．上海市浦东新区人民医院，2012.

[2] 舒红明．功能磁共振成像技术在针灸临床研究中的应用状况探析［D］．济南：山东中医药大学，2016.

究对象的文献有163篇，占所有纳入文献的69.96%；以患者为研究对象的文献有70篇，占所有纳入文献的30.04%。应用针刺为刺激方式的文献占全部纳入文献的93.99%，艾灸仅占2.15%。以健康志愿者为研究对象的文献，研究内容主要集中于针灸相关特异性、针灸镇痛、针感相关及针灸时效性等方面。以患者为研究对象的文献涉及20种病症，前五位的分别为中风、面瘫、阿尔茨海默病、抑郁症、认知功能障碍……舒氏认为众多研究结果显示由于大脑结构的复杂性，基于fMRI技术的针灸对脑区激活状态的研究，目前尚不能准确反映针刺对脑神经信息的影响情况，尚需进一步深入研究。

近年来国内外开展的以“经穴效应特异性是否存在”为关键科学问题的针刺神经影像学研究结果存在较大的分歧。北京中医药大学、首都医科大学、中国中医科学院、保定市儿童医院、国家中医药管理局针灸特色疗法评价重点研究室等多家单位合作[1]，依托国家重点基础研究发展计划项目（2012CB518506）、国家自然科学基金面上项目（30973793）、教育部博士点基金项目（20090013110005）对“十一五”期间经穴效应特异性研究通过计算机检索中国期刊全文数据库（CNKI）、MEDLINE数据库，对“十一五”期间发表的经穴效应特异性的相关中文文献及国内学者发表的英文文献进行收集整理，结果发现已有不少团队应用脑功能成像技术进行了经穴刺激效应特异性研究，从中枢机制的角度来看经穴的

[1] 李春华，刘玉祁，张鹏，等．“十一五”期间经穴效应特异性研究［J］．中国针灸，2013，33（6）：573-576.

刺激效应存在一定差异；多数报道经穴的治疗效应明显优于非穴；不同经穴的治疗效应不同；病症相关经穴的效应优于非相关经穴，调研结果初步证实了经穴效应特异性的客观存在，但部分研究的研究结果尚有待进一步深入的总结分析及凝练提升，需要在研究设计中尽可能避免低水平重复。

（2）经穴效应的神经影像学技术应用研究

如何在科学、规范的研究方法学的保障下，运用功能神经影像技术开展经穴效应特异性中枢机制研究，切实提高针刺神经影像学研究水平，科学回答“经穴效应特异性是否存在”的国际学术争议为团队所关注。在这一方面，成都中医药大学梁繁荣研究团队[1]基于针刺持续效应，提出了全新的非重复事件相关（NRER）的试验设计模式。基于针刺影像学研究领域在试验设计中的缺陷，率先建立了符合针刺效应特点的NRER针刺影像学试验设计方法，完善了针刺影像学机制研究方法学体系，团队提出了经穴效应的时变特性，将针刺影像学研究从传统的三维定位，扩展为四维的网络演化，并结合针刺效应的时间与空间信息，提出了针刺效应的时空编码理论，为针刺神经影像学研究提供了新的方法学指导。在技术操作要求建设规范方面，通过针刺操作者技术水平界定、影像数据统计可信度分析和针感量表评价，首次规范了操作者技术要求、样本量计算、针刺得气评定，完善了针刺神经影像学质量控制体系。与既往使用的多组块（BLOCK）设计相比，更加符合针刺临床特点。

在相关疾病的经穴效应特性研究方面，梁氏以300例健康受试

---

[1] 梁繁荣.针刺神经影像学方法构建及其在经穴特异性机制研究中的运用.成都中医药大学，2014.

者、110例功能性消化不良（FD）患者和210例偏头痛患者为研究载体，从经穴与非经穴、本经穴与他经穴、特定穴与非特定穴三个层次，从中枢整合的角度，验证经穴特异性的客观存在；在此基础上，从针刺疗程、穴位配伍和机体状态三个方面探索经穴效应特异性的影响因素及中枢整合机制，提炼出经穴特异性中枢整合的靶向性。通过多模态影像学研究，进一步明确了相关疾病的病理变化特征，为FD和偏头痛中枢经穴效应特异性中枢机制研究提供了靶点，为上述疾病的临床诊疗提供了神经影像学依据。该团队发现了经穴效应特异性的中枢整合具有靶向性、网络性和动态性特征，为深入阐释经穴效应特异性的科学内涵提供了客观依据。从中枢整合的角度回答了经穴效应特异性是否存在的国际学术争端。目前相关团队已搭建了经穴效应神经影像学研究平台，建立了针刺神经影像学国际协作网，组成了一支多学科交叉的针刺神经影像学研究创新团队。已培养博、硕士研究生20名和一批中青年学术骨干、发表学术论文88篇，其中SCI收录论文71篇，获得发明专利2项；该项目的研究成果，通过论文发表、教材编写和合作研究等形式，已广泛地用于针灸科研、教学及医疗和国际交流等领域，对于提高针灸临床疗效、促进针灸学术传承、加快针灸国际化发展等具有深远影响。

（3）经穴效应的其他脑功能研究

天津中医药大学石学敏团队[1]选择具有代表性的同经穴、

[1] 石学敏．针刺的脑机制——正常大鼠脑对不同穴位刺激反映的形态研究．天津中医学院第一附属医院，2000.

异经穴、急救穴，以脑脱氧葡萄糖，在脑部分核团水平对经穴进行功能形态的系统比较研究，团队 2000 年的研究发现 2-DG 方法可标记出处于兴奋状态的脑内部分神经核团，可确切的显示出某一外周刺激引起的脑部分神经无核团功能状态。该方法选择贴切，结果确切可信，对经穴和急救穴的脑机制研究起到了开拓作用。

脑损伤后认知障碍，被认为与中医的“痴呆”类似。其内涵，始于脑，归于心。“八五”至“十一五”期间解放军成都军区总医院[1]开展康复、神内联合攻关的 4 个课题构成的项目，受国科金等资助。团队根据“逢输过原”理论，针刺后溪，并开心经原穴神门。两法相合，以“经气流注，经穴开合”为着眼点，治疗上围绕“脑神受损、心神大乱，心脑功能失司”这一关键病机，在国内首先总结出“输原开合”的针刺治疗理论，选取“神门、后溪”这一对输穴、原穴治疗脑损伤后认知功能障碍。结果显示以“输原开合”理论为指导，采用听觉诱发电位 P300、MMSE 评分等指标可证实针刺后溪、神门能明显改善认知功能障碍；团队首创提出“输原开合”理论，确立“通督脉，养心神，化痰瘀”的分期论治原则；在国际上率先创建神经活细胞影像观察技术、率先研究和阐明了受体内化是神经突触功能可塑性变化的重要细胞分子机制。该成果已在四川省人民医院等省内外 33 家医院 3598 例相关患者临床推广应用，取得较好的临床效果。论文被 Journal of Neuroscience、Journal of Biological Chemistry 等国内外期刊引用达 201 次。该研究项目分别获得 1998 年全军医疗成果二等奖、2009 年获全军医疗成果三等奖。

---

[1] 张安仁. 基于“输原开合”的脑损伤认知功能障碍的机制及临床应用研究. 解放军成都军区总医院，2010.

（七）经穴特异性在临床治疗中的应用进展

1. 经穴在消化系统疾病治疗中的效应差异性研究

基于国家自然基金面上项目（30572422），山西中医学院冀来喜研究团队[1]以无水乙醇造成急性胃黏膜损伤的大鼠为对象，检测表皮生长因子（EGF）及检测 EGFRmRNA 表达。探讨“内关”“中脘”及“足三里”三穴胃黏膜损伤的作用机理。检测脊髓、延髓和下丘脑的 c-fos 表达，得以追踪三穴针刺信号在中枢作用的部位，以检测三穴在延髓的共同整合部位。课题创建与创新首次提出并规范了针灸治疗胃病的基本处方即“内关”“中脘”及“足三里”，并冠名为腧穴“胃病方”，电生理检测结果显示腧穴“胃病方”在针灸刺激后，血浆中 EGF 的含量升高，胃黏膜上皮 EGFRmRNA 上调。腧穴“胃病方”在针灸刺激后，c-fos 阳性细胞在第一颈髓的Ⅳ、Ⅴ板层、延髓的孤束核、三叉神经背核及背侧网状亚核等核团和下丘脑背外侧区表现较多。显示延髓背侧网状亚核为腧穴“胃病方”穴在中枢共同整合的部位之一。有关工作初步探索了腧穴“胃病方”逆转和保护胃黏膜损伤的作用机制。该针灸处方已被李志道主编的《针灸处方学》录入。

2. 经穴在神经系统疾病治疗中效应差异性研究

北京大学深圳医院贾少微团队[2]于 2000—2005 年采用发射 CT 功能影像技术和韩氏穴位神经刺激仪（数码式 EA 仪），

---

[1] 冀来喜. 腧穴“胃病方”保护和逆转胃黏膜损伤及针刺信号传导与整合机制. 山西中医学院，2009.

[2] 贾少微. 针刺治疗神经精神疾病效应靶点的分子可视化研究. 北京大学深圳医院，2005.

在活体和可视化条件下观察针刺的效应作用靶点，对神经疾病和精神疾病的治疗原理和临床价值做了重点研究，同时将针刺这一古老的治疗技术，完全替代了药物负荷或激发试验诊断，评价脑细胞的存活数量和脑细胞功能。该研究成果内容连贯，具有深度、广度和独创性，同时数据资料翔实可靠，作为国家规范收录于《核医学诊断与治疗规范》《临床技术操作规范核医学分册》，这将有助于国内和国际医学界认可和采用。有关工作通过了应用技术的验收。

灸法因其可操作性强、方法简单、无副作用在预防医学的领域中具有举足轻重的地位。但长期以来由于方法学上的原因，灸法研究几乎是盲区。中国中医科学院朱兵团队[1]利用可对分级强度和分级面积刺激发生规律性应答反应的脊髓背角会聚神经元和延髓背侧网状核全身异觉异位会聚神经元作为研究的模型，探讨生理/病理状态下不同面积和不同强度温度热灸刺激作用于热敏化（即激活）腧穴和旁开非热敏腧穴对会聚神经元的量—效激活反应，以期阐明最佳热灸刺激参数、热敏化腧穴是否在病理情况下导致了致敏以及致敏的强度是否与病变强度相关以及热敏化腧穴效应的神经科学调节机制。

河北涉县中医院张俊英等[2]观察分期辨证取穴针刺法对中风病患者的治疗作用，急性期取穴：双侧内关、涌泉、人中；恢复期取穴：肩髃、曲池、合谷、太溪。后遗症期取穴：肩髃、曲池、阳池、后溪透合谷、复溜等。随症加减：假球麻痹者配咽后壁点刺出血、

---

[1] 李亮.热敏穴位的敏化量化与机制研究.中国中医科学院针灸研究所，2014.

[2] 张俊英.分期辨证取穴针刺法对中风病临床转归的影响.涉县中医院，2008.

双侧风池、翳风；舌强失语者配金津、玉液点刺出血、廉泉；足内翻者配太冲透涌泉、丘墟透照海。临床结果显示分期辨证取穴针刺法可调节患者的血脂代谢及改善患者的血液流变学，提高患者的神经功能，在中风病的临床治疗中发挥着重要作用。该方是治疗中风病的一种创新，有别于其他传统治疗方法，临床意义深远。该项目探讨临床分期辨证取穴针刺治疗对中风病急性期、恢复期、后遗症期临床转归的影响。采用临床分期辨证取穴针刺治疗明显提高了中风病的临床治愈率，减少了其致残率、复发率，提高了患者的生活质量，改善了患者功能预后。有关工作2009年作为国内领先的应用技术通过鉴定。

昆明市中医医院管遵惠团队[1]进行了子午流注针法和灵龟八法开穴法择时取穴针灸法的研究。临床结果显示经络气血存在着与时间节律相关的盛衰变化，经穴确有经气开阖的特异规律，择时取穴针灸法较一般辨证取穴针灸法，更有利于疏通经络，行气活血，提高中风病患者的临床疗效。有关工作2004年作为国内领先的应用技术通过了鉴定。

3. 经穴在内脏疾病治疗中效应差异性研究

中国中医科学院针灸研究所朱兵团队[2]2006—2010年在建立针刺效应数据采集与分析系统的基础上，探讨内脏病理情况下的穴位反应，研究穴位结构特征与功能的关系以阐明穴位反映内脏病变的特异性规律。为了进一步阐明穴位治疗

---

［1］ 管遵惠．择时取穴针灸法治疗中风病的临床观察及机理研究．昆明市中医医院，2003.

［2］ 朱兵，晋志高，喻晓春，等．穴位效应规律研究［Z］．国家科技成果，2009.

作用的特异性规律，在动态、同步、多指标穴位效应数据采集与分析平台的基础上，在人体观察和动物模型等实验，研究不同穴位针刺效应的特异性规律；阐明穴位从“沉寂”到“激活”（敏化）的动态过程的机制及其与微理化环境变化的关系。为针灸学的腧穴概念和穴位特异性理论提供科学依据，促进针灸学的规范化和现代化，奠定现代针灸学的理论基础，诠释经络学说的科学内涵。

4. 经穴在疼痛治疗中效应差异性研究

首都医科大学吕国蔚等[1]应用细胞内记录与染色、微透析与共聚焦显微术等现代科学技术开展中医学的经穴脏腑相关理论研究工作，团队 1989—2000 年所获结果从感觉传导通路 / 环路、中枢内脏感觉核 / 体感核、脊髓背角神经元 / 脊神经节神经元、神经元突触传递 / 神经元膜信号转导体系等水平，系统地揭示了经穴（躯体）脏腑（内脏）相关的回路、细胞与分子机制，突破了躯体觉和内脏觉各行其道的经典观念；为经穴脏腑相关的理论本质和针灸按摩等临床实践提供了现代的科学说明，并为牵涉痛、痛觉过敏等临床现象提供了实验依据。

中国中医科学院针灸研究所朱兵团队[2]于 1990—2000 年开展了被评审为国际领先的“针刺镇痛的节段性机制与全身性机制研究”的基础研究项目，项目分别采用损伤极小或无损伤的动物 C 纤维反射和人体伤害性屈曲反射（R Ⅲ反射）为伤害性反应指标，在测定每一实验对象反射阈值的基础上，以其自身阈值为客观依据，充分考虑穴位的神经节段关系，研究不同倍数的阈强度针刺引起的镇痛

[1] 吕国蔚，李菁锦，孟卓，等 . 躯体内脏（经穴脏腑）相关的神经机制研究［Z］. 国家科技成果，2002.

[2] 朱兵 . 针刺镇痛的节段性机制与全身性机制研究 . 中国中医科学院针灸研究所，2006.

效应；蛇毒阻断A类纤维和辣椒素阻断C纤维实验对每一例动物的阻断情况进行监测，并采用充分兴奋C纤维的强度进行电针刺穴。系统观察穴位针刺的局部镇痛（或节段性控制）和全身性镇痛效应的规律。结果表明局部取穴仅需用较弱的针刺手法就可取得较明显的镇痛效应（如取“阿是”穴时）；远距离取穴则需用较强的针刺手法才有效（如上病下取，左病右取等针灸临床治疗学）。

穴位敏化是近年来人们对穴位功能属性的新认识，主要说明穴位在疾病状态下其反应疾病的能力大大增强，对内脏的调节效应也增强。朱兵团队[1]从敏化现象出发，在临床观察到冠心病因心绞痛发作患者在胸前区出现的牵涉痛多呈片状，有多个敏感点出现，与手少阴心经及相关背俞穴基本一致。胃十二指肠溃疡患者出现的牵涉痛分布区在胸腹背部压痛点（或区）范围较弥散，与常用治疗该病的穴位基本一致，而下肢敏感点较少。在实验研究中观察到穴位的功能活动是一个动态过程，穴位在病理状态下具有和生理状态下不同的特征。神经生理学研究中观察到穴位敏感情况下在腰髓背角神经元、颈髓背柱神经元、延髓背侧网状亚核神经元以及丘脑基底核神经元等不同中枢水平的敏化反应。在内脏病变时，穴位处于激活状态，其和内脏相关的敏化穴位出现痛敏状态，伴有致痛物质SP、五羟色胺、组胺和缓激肽的升高，同时存在肥大细胞聚集和脱颗粒现象。课题所获成果国内外同一时间尚无类似的报道。

---

[1] 朱兵，荣培晶，景向红，等.穴位的敏化与效应的变化研究［Z］.国家科技成果，2013.

5. 经穴在肿瘤治疗中的应用

肿瘤患者手术后胃瘫及肠梗阻事件时有发生，其中尤其以胃瘫较为难治，其发病率约为 0.3% ～ 10%。河北医科大学第四医院刘淑刚团队[1]基于河北省中医药管理局资助课题（2014049），对著名按摩专家王雅儒老先生应用经穴的情况展开了相关研究。临床选取王雅儒老先生所述《脏腑图点穴法》中胸腹部及任脉所点穴位，依次针刺阑门、建里、气海、带脉（双）、章门（双）、左梁门、右石关、巨阙、阴陵泉（双）、三阴交（双）等，结果显示采用针刺脏腑图穴位提插捻转手法至得气治疗腹部术后胃瘫，能快速有效的治疗腹部术后胃瘫综合征，其机理可能与脏腑图穴位对胃肠自主神经功能改善有关。有关研究为临床治疗胃瘫综合征开辟一条新的快速有效的治疗方法。团队依据其机理在针刺脏腑图穴位的基础上创立了舒肝解郁治疗该病的方法。临床统计学显示治疗组在置管时间及胃肠功能恢复时间上均明显优于对照组。团队进一步认为肿瘤患者术后胃瘫综合征同机体的自主神经功能紊乱有明确关系，推测人体的自主神经系统可能参与了肿瘤的发生发展，该项目工作 2016 年通过国内领先的应用技术鉴定。

6. 经穴特异性在临床药物使用中的应用

河北医科大学武密山团队[2]根据“体表穴位－经络－内脏－靶器官”相关理论，确立补肾方剂的“归经（the channel-tropism of herbal drugs）－内脏（viscera）－靶器官（target organs）－受体（receptors）－靶基因（gene targeting）”研究思路，将补肾方剂分别通

[1] 刘淑刚．脏腑图穴位在肿瘤相关性疾病中的应用．河北医科大学第四医院，2015.

[2] 武密山，李恩，赵素芝，等．补肾中药靶向经穴给药对骨质疏松患者的归经调节［J］．中国组织工程研究与临床康复，2007，11（27）：5336-5340.

过外贴穴位和口服两种不同的给药途径治疗骨质疏松，实际结果显示补肾方药通过两种不同途径给药后发挥“归经”作用，至少在骨和性腺两个靶点起作用[1]，使骨组织中Ⅰ型胶原和骨矿化相关蛋白表达上调，雌激素受体 α 和雌激素受 β mRNA 表达上调，在靶器官骨组织通过上调 Smad2 的表达，促进骨组织 Smad4 的蛋白及 mRNA 基因表达，促进骨组织 TGF-β 1mRNA 基因表达……使骨组织中雌二醇、睾酮、降钙素升高，甲状旁腺素降低，结果抑制骨吸收，促进骨形成，逆转骨质疏松，增加骨密度。穴位和非穴位是有明显区别，以上研究提示不同经穴的功能和主治效应主要与经脉循行所过部位和所属络的脏腑有关。有关课题 2009 年通过国内领先的应用技术鉴定。

随着社会的发展，人民生活水平质量的提高，冠心病在我国的发病率和死亡率呈迅速上升趋势，是中国居民死因构成中上升最快的疾病，已成为威胁我国公众健康的重要疾病。长春中医药大学杨丽华等研究人员[2] 2008—2010 年承担了吉林省中医药管理局中医药科技项目课题（08sys-055）“中药穴位贴敷配合红外线治疗冠心病心绞痛的规范化研究”。该研究采用的治疗技术旨在运用传统中医穴位疗法和现代药学透皮吸收理论，采用中药穴位贴敷配合红外线照射治疗冠心病心绞痛。把益母草、降香、郁金、延胡索、川芎、夜交藤由黄

---

［1］ 武密山，李恩，赵素芝，等 . 补肾方药归经与实验性骨质疏松骨组织转化生长因子 β mRNA 的表达［J］. 中国组织工程研究与临床康复，2008，12（37）：7223-7227.

［2］ 杨丽华等 . 中药穴位贴敷配合红外线治疗冠心病心绞痛的规范化研究 . 长春中医药大学，2010.

酒调成的中药糊贴敷于人体双侧心俞、督俞和厥阴俞穴，配合红外线治疗冠心病心绞痛，研究显示该药物贴敷于特殊经穴方法可迅速在相应组织器官产生较强的药理效应，提高生物利用度，降低药物毒性和副作用，维持稳定而持久的血药浓度。且此种给药方法方便，药效持久，可减少给药次数，不良反应少，是一种用于治疗冠心病心绞痛的有效药物，具有应用广泛，疗效确切、迅速，副作用小、使用方便等特点有关工作 2011 年作为国内领先的应用技术成果通过验收鉴定。

浙江省医学科学院 2009 年在国家中医药管理局和浙江省自然科学基金等资助下开展了“脑靶向督脉导入 Hup-A 传递系统及改善痴呆动物记忆障碍的研究”，结合中医经络穴位理论与现代透皮控释给药技术，提出“脑靶向督脉透皮给药”治疗老年痴呆症新思路。该系列课题[1]根据中医“督脉通于脑”这一经络学说，结合现代透皮控释新剂型 Hup-A TDDS，通过建立系列急、慢性记忆障碍模型及老年痴呆动物模型，以多种行为药理学和生化指标，对督脉穴位 Hup-A 透皮控释给药改善老年痴呆症记忆障碍进行了全面药效学研究，三年所获研究结果首次证明 Hup-A GVDS 与口服片剂一样具有显著改善痴呆动物“智能障碍，记忆减退”的作用，同时避免了片剂的副作用；而在督脉穴位给药，其改善记忆作用优于一般部位给药，作用机理是由于 Hup-A GVDS 在督脉相关穴位通过药物与穴位双重作用，较之一般部位单纯的药物作用，更强地抑制了脑内胆碱酯酶活性，较好地改善了胆碱能系统功能。

---

[1] 脑靶向督脉导入 Hup-A 传递系统及改善痴呆动物记忆障碍研究 . 浙江省医学科学院，2009.

德致堂邓群洲等[1]开展透皮吸收、穴位渗透传导的眼周部给药方式研究，研制成功了外用型的近视康保健膏，研究发现该剂型药物涂抹于眼部太阳穴等十三个穴位用于矫正学生假性近视，即时效果（20分钟）和短期效果（1个月）均非常明显，视力增进率分别为86.67%和89.55%。不同水平的基础视力使用近视康保健膏的效果有所不同，轻、中、重度近视患者使用近视康保健膏一个周期（30天）后视力增进率分别为96.05%、90.53%、和77.55%。团队认为该剂型药物克服了其他油膏吸收慢、不易清洗、吸附灰尘的缺点，吸收快、易清洗、使用方便、不影响工作、学习和生活、青少年乐意使用，康复效果显著。该项目2005年作为国内领先应用技术项目通过相关部门鉴定。

河北省保定市第一中医院白亚丽等临床研究团队[2]运用中医脏腑经络理论，研究术后尿潴留的发病机制，提出该病主要病位在膀胱，涉及脾肺肝肾三焦等脏腑，主要病机为术中耗气伤血损络，脏腑气机不畅，膀胱气化开合失度所致。依据辨证与辨病相结合原则，确立通腑宣肺、理气化瘀、通阳开窍行水为治疗大法，选用生大黄、滑石、桂枝、茯苓、生黄芪等13味药物，加工成外用软膏制剂通闭膏，内病外治，外敷于中极、关元穴，经皮肤渗透，通过腧穴经络的输布，使药达病所，以温通经络、益气通阳、开窍行水。通过对117例患者的临床观察，总有效率96.58%。该成果达国内

[1] 邓群洲．近视康保健膏的研制．德致堂，2005.

[2] 白亚丽．通闭膏穴位敷解除术后尿潴留临床研究．保定市第一中医院，2001.

领先水平。

7. 经穴效应与“手针对应点”

手针疗法是最早流传于民间中医针灸治疗中的一种古老的特殊疗法，是指针刺手部特定区域以治疗疾病的一种方法[1]。20 世纪 70 年代我国医务人员发现在针刺手部经穴和“对应点”，可以治疗身体其他部位疾病的启发下，以经络学说为基础，在手部又发现了不少的新穴位和“对应点”，在此基础上形成了手针疗法，并提出了解剖学理论、传统经络理论、生物全息理论。手针“对应点”治疗痛症不拘于传统针刺中的针刺“阿是穴”和循经取穴治疗痛症，此法具有取穴少，见效快，适应证广，副作用少和简便易操作等特点，对扭、挫伤等关节肢体急性痛症疗效显著。国内外皆获得较好的诊疗效果。

湖北省潜江市中医院金达银等[2]的研究工作发现某些顽固性痛症和内脏疾病引起的痛症，经运用手针“对应点”治疗疗效显著。团队认为手针“对应点”是根据经脉在循行过程中有相互交叉、上下贯通、内外关联的情况下，采用“左病取右”“右病取左”的传统“缪刺”和“巨刺”法，其止痛的机理是根据中医学中经络学说“经脉所过、主治所及”的理论。针刺手部经脉经穴循行上的“对应点”即能调解十二经的经气，以达到疏通经络、调和气血、“通则不痛”的目的。该种治疗技术适于在基层医疗进行推广，有关成果 2012 年作为国内先进的应用技术通过验收。

经络穴位特异效应是开展临床有效针灸的重要理论，人体经络

---

[1] 穴位与针感专题研究进展［J］. 针刺研究，1977（Z1）：1–9.

[2] 金达银 . 手针“对应点”治疗痛症之临床研究 . 湖北省潜江市中医院，2011.

系统是由经穴系统和经气系统以及经脉系统所共同组成的一个完整的生命调控系统。中华人民共和国成立以来的相关研究显示对于经穴特异性的研究需要方法学的不断创新，未来要用“整体观和系统理论”的新思维，进行研究和技术创新。而多学科理论与相关技术的不断发展为有关研究的开展提供了不断深入的可能[1]。2012 年 7 月，成都中医药大学联合中国科学院、复旦大学、四川大学、北京中医药大学、天津中医药大学、四川省中西医结合医院、成都华唯科技有限公司等十九所国内针灸研究领域最具实力的知名高校、科研院所和企业，以“整合资源、创新机制、传承文化、发展理论、服务健康”为总体思路，建立了“针灸经穴效应协同创新中心”，并以将中心建设成为针灸疗效提升的重要支撑、针灸理论创新的研究基地和针灸教育改革的试验田作为总体目标中心以阐释经穴效应特异性和穴位敏感化的科学内涵为重点，采用多学科技术手段，从局部启动、靶效应响应、中枢整合等环节展开深入研究。并开展经穴诊疗设备或器械研发，有关工作则预示着未来经穴效应研究的更大平台的拓展[2]。

（赵燕平、刘大德）

---

［1］ 朱大翙 . 科学发展观与《经络学》研究［Z］. 国家科技成果 .

［2］ 针灸经穴效应协同创新中心简介［J］. 成都中医药大学学报，2017，40（1）：130.

第六章 经络系统研究

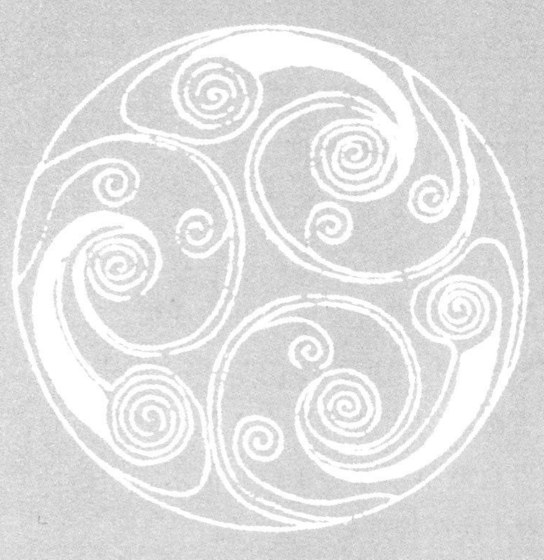

一、资料检索与分布情况

以“经络系统”为主题词或关键词检索中国知网（CNKI）、万方、维普、中国生物医学文献数据库，时限为从该数据库最早收录时间至2017年7月，共检索到各类文献3076篇，其中以“经络系统”为主题词+“基金”检索，共检索国家自然科学基金83篇，国家重点基础研究发展计划59篇，国家科技支撑计划14篇，福建省自然科学基金12篇，攀登计划10篇，高等学校博士学科点专项科研基金9篇，卫生部科学研究基金8篇，福建省教委科研基金5篇，国家社会科学基金5篇，浙江省中医药管理局基金4篇，辽宁省科委基金4篇，北京市自然科学基金3篇，宁夏自然科学基金3篇，科技基础性工作专项计划3篇，湖南省教委科研基金3篇，浙江省医药卫生科研基金1篇，河北省自然科学基金1篇，湖南省自然科学基金1篇，山东省中医药管理局基金1篇，广东省中医药管理局基金1篇。

以“经络系统”为主题词+“机构”检索，共检索到北京中医药大学98篇，广州中医药大学5篇，6辽宁中医药大学52篇，山东中医药大学45篇，成都中医药大学44篇，南京中医药大学36篇，安徽中医学院36篇，上海中医药大学30篇，陕西中医学院30篇，河南中医学院27篇，天津中医药大学26篇，中国中医研究院针灸研究所25篇，福州大学24篇，辽宁中医学院23篇，中国中医科学院针灸研究所21篇，南方医科大学20篇，湖北中医学院19篇，河北医科大学19篇，湖南中医学院19篇，广西中医学院18篇，中国中医科学院 18 篇，山东中医药大学附属医学院 17 篇。

以“经络系统”为主题词 + “学科”检索，共检索中医学 2306 篇，医学教育与医学边缘学科 88 篇，预防医学与卫生学 67 篇，体育 65 篇，生物医学工程 51 篇，生物学 45 篇，临床医学 43 篇，计算机软件及计算机应用 35 篇，中西医结合 33 篇，畜牧与动物医学 30 篇，自动化技术 27 篇，仪器仪表工业 26 篇，基础医学 26 篇，儿科学 21 篇，医药卫生方针政策与法律法规研究 21 篇，人物传记 20 篇，自然科学理论与方法 16 篇，中药学 16 篇，高等教育 13 篇，特种医学 10 篇，神经病学 10 篇。

1. 基金分布情况，见图 6–1。

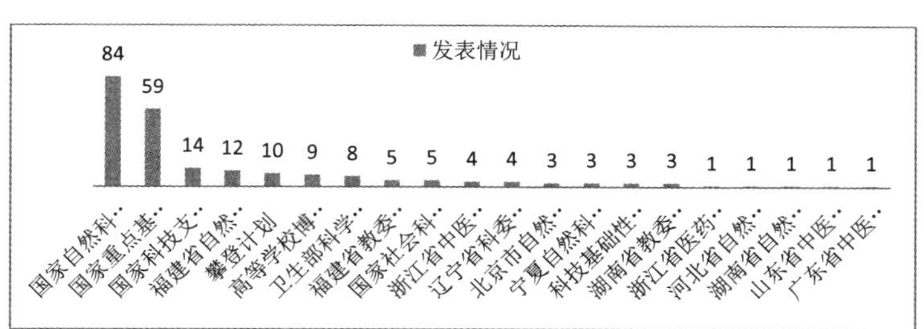

图 6–1　经络系统研究基金分布情况

2. 机构分布情况，见图 6–2。

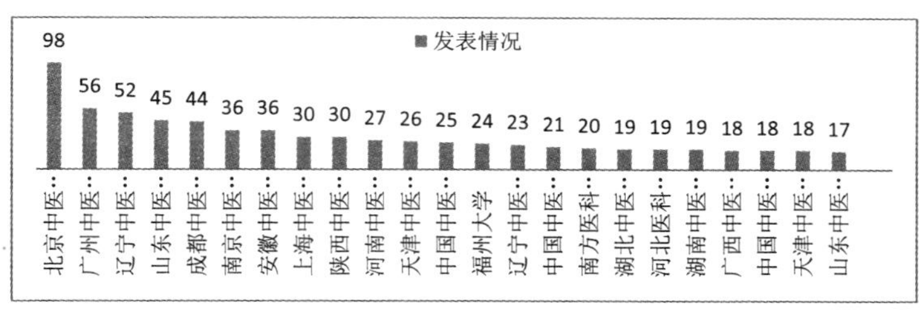

图 6–2　经络系统研究机构分布情况

3. 学科分布情况，见图 6–3。

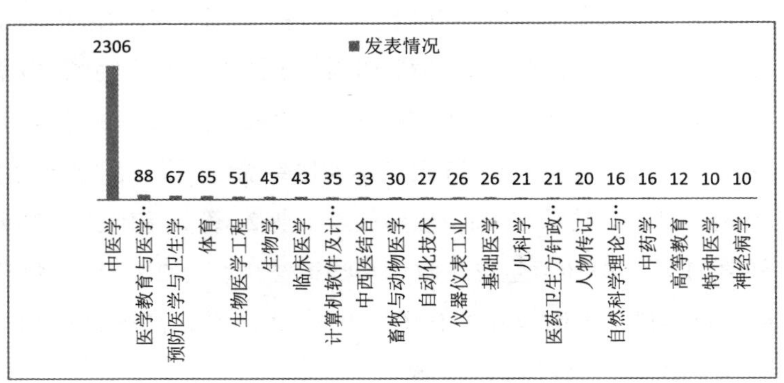

图 6–3　经络系统研究学科分布情况

从上述分布情况可以看出，经络系统研究工作在国内得到了极大的关注，相关经络系统研究研究在多所中医院校与各研究单位得到广泛开展。在学科分布方面，表现出了中医学学科与众多学科的多学科交叉融入。相关文献研究从 1976 年开始逐年渐增加，到 2008 年年度相关文献量达到历史高点，中华人民共和国成立以来有关经络系统的大量的理论和实验研究报道，多体现其结合现代科学技术成果，融合多学科内容的现实，反映了经络系统研究的研究热度及各单位对其研究重视。

二、经络系统研究概况分析

自古以来，经络理论被广泛运用于临床治疗，经络理论的运用已有相当成熟的水平。基于中国古代哲学发展而来的中医学体系以及经络学说在西方科学的传入交流中并未被完全良好的解读和接受，从而导致其在临床的发挥运用上受到不小限制。在中西方文化交融撞击的过程中，不少传统医学学者与现代生物学、物理学等科学学者都试图运用更直观可操作的方法来认识和解读传统医学。经络的系统性概念一方面展示了现阶段各学者医家的研究及认识，包括经络系统的组成、分布，经络系统的特点等基本内容，另一方面经络的系统性概念也展示了与其他生理系统的相互关系，以及其理论上升。全面认识经络系统的概念，是临床科学合理应用经络的基础。

中华人民共和国成立以来，我国的经络研究大致经历了以上 3 个阶段，积累了大量的研究资料。结果表明：①经络现象是客观存在的，其中循经感传尤为多见，它是普遍存在于人群之中的一种正常生命现象；②人体体表可以观察到与古典经脉循行路线基本一致的某种线路或轨迹，它与人体机能的调节密切相关。目前已经可以用多种客观的方法把它检测或显示出来（部分或全部）；③经脉和脏腑之间确有相对的特异性联系，经脉是作为一个整体参与对相应脏腑功能的调节过程的。人体的机能调节过程中存在着某些循经的特征。这些事实尚难以用已知的现代医学和生物学知识做出恰当的解释，说明古人创立经络学说确有充分的根据。“八五”期间又开始对上述现象的机理进行了探讨，预期有可能在某些重要的环节上有所突破。

（一）经脉系统的理论文献研究

1. 经络系统概念的内涵研究

在古人的观念中，经络是人体运行气血的通道，是整个人体上下、内外相互沟通联系的路径。经络理论的建立不是通过解剖方法实现的，而是长期医疗实践中观察到人体不同部位间特异性联系现象、规律、经验的总结，并掺杂运用了许多中国传统哲学文化观念对这些经验、规律进行了理论解释和提升。经络虽然包含血管、神经、淋巴管乃至组织液等人体多种形态结构及其功能，但它又不能直接对应某种形质，因为经络是人体综合、整体性联系功能的体现，另外经络理论中还包含有很多说理的成分。1973 年马王堆汉墓出土的《帛书·经脉》，特别是 1993 年四川绵阳西汉木椁墓出土的人体经脉漆雕，为研究经络学说的创建提供了宝贵的资料，说明古人对经脉路线的描述先于对穴位的确定。[1]

北京中医科学院张维波团队[2-3]依托“九五”国家攀登计划项目，通过对古代经络文献的分析，指出古代经脉线主要来源于对经脉病候的观察，同时指出经脉线与经脉是两个不同的概念。马王堆帛书时代早期“脉”字的构造和用砭石启脉的古经脉疗法提示这时的脉可能指分肉间隙，其晚期则指分肉血脉的综合体液通道，在《黄帝内经》对其做了进一步的分解。联络和运行气血是经脉的两个主要功能，现代经络研究可能面临多个客体。张氏提出经络具有类概念的特征，它包括一系列有具体含义的子概念。如果假设了经络的一种实质，就等于将其具体化就应该说明它可能是或接近经络子概念中的哪一种，进而引证相关的古典文献。

---

[1] 梁繁荣，谢克庆，和中俊，等．从西汉人体经脉漆雕看早期经络学说［J］．中国针灸，1996，16（3）：222.

[2] 张维波．古代经络概念与现代经络研究［J］．中国中医基础医学杂志，2003，9（12）：44–47.

[3] 张维波．经分——一个重要的经络概念［J］．中国针灸，2000，20（4）：219–222.

中国中医科学院针灸研究所李素云团队[1]依托科技部科技基础性工作专项资助项目（2006FY220100）对明清西医东渐时期经络理论的解读进行了相关课题研究。该研究发现，受西医知识影响的医家，对经络理论的解读不论是内容上，还是方法上都出现了有别于既往传统形式的特点。多数医家有意识地采用血管形态来比附解释经络，并将血液循环、肺呼吸换气与经络气血运行、营卫交会进行参合与沟通，个别医家还用西医肉筋（今肌肉）阐释十二经筋的形质。在方法上，受西方解剖、实证等思维的影响，加上王清任亲自观察人体解剖结构，试图找到对应经络的管状结构的影响，这些医家改变了以往以经解经、传统思辨的解读模式，千方百计想从解剖形态、生理现象中寻求对经络的目测和实证，但最终这一愿望未能如愿。在面对这种汇而难通的尴尬状况时，有些医家，如唐宗海、刘钟衡等，又提出了经络气化特点，以概括中医经典中所记载的经络“行气血”的功能特点，并作为对西医解剖刀下找不到经络特定结构的一种解释方法。团队还初步比较了明清与民国时期的针灸理论的认识变化。受日本针灸医学近现代发展的影响，民国时期认识、研究经络的视角更宽，针灸理论认识变化也更明显，更注重从神经生理角度对经络的形质及其功能进行阐发，并在腧穴定位中增加了肌肉、神经、血管等局部解剖知识，这些都与明清医家对西医的接受有一定延续性。明清医家尝试最多的是将血管解剖与经络对照研究，这种尝试是引发经络形质近现代研究的重要因素，并使之成为长期以来针灸科研中的重要课题之一。研究结果显示不论明清医家

[1] 李素云．明清西医东渐背景下经络理论的解读［D］．北京：中国中医科学院，2009.

重新解读和认识传统经络理论的观点正确与否，客观上都成了近现代针灸学术演变的前奏。从早期十一脉到十二经脉循环流注以及《内经》很多经络与血脉相关性的论述，也证实经络理论包含一部分血脉形态与功能的观察和总结，明清医家对经络理论与血管、血液循环等的互释和沟通确实有其内在根源。但通过血管解剖、血液循环实际上还是无法圆满解读经络理论的本质，这是因为经络理论它原本就不是通过解剖方式构建的，而是古人通过长期观察和医疗实践，对人体不同部位间相互联系的现象与规律的总结与理论解释。中西方两种医学体系的思想观念和对人体的认知方法完全不同，因此两者必然出现汇而难通的情况，此时经络气化的特点被唐宗海等明清医家提出，以强调中医经典所记述的经脉既行气又行血的功用，并作为西医解剖看不到经络的一种解释。

气、血一直是古人论述经络时不可缺少的两种物质，尤其经脉营、卫循环流注模式更是中医经典一贯强调的经脉运行规律与功能现象，所以经络气化从来就是传统经络理论内容之一，只不过以往没有明确出现这一提法，而在与外来西医的对比分析中，经络气化才被明确提出，以更好地与西医形质概念进行区分。重温明清医家对经络与西医解剖生理之间的汇通实践，用事实又一次证明了经络理论不能等同于单纯的解剖形质概念。明清医家在与西医的对比中所明确提出的经络气化观点进一步提示要重视经络的整体性、功能性的特点。团队认为在明清西医东渐背景下，如何去解读经络理论的这些“前理解”“前认识”以及由此引发的针灸理论认识方法、思路等的转变，对当代如何正确理解和传承针灸理论提供了许多有意义的启迪和借鉴。黄龙祥团队认为正确分辨经络理论中的客观规律和说理成分，挖掘、提炼出经络理论中那些人体特定部位间特异的联系规律对临床治疗是非常有价值的，并借助西医解剖生理知识，进一步探索这些客观规律得以产生的生物学基础及其机制，从而更好地认识其中所包含的那些能被现代医学解释和印证的客观规律，更为深入地认知传统经络理论中所蕴含的人体生命奥秘，这才是今后经络研究发展的正确方向。

中国中医科学院针灸研究所赵京生[1]团队提出经脉理论先后出现向心型与循环型两种模式，二者的理论意义与临床价值不同。其中向心型主要表达四肢腧穴远端效应的规律性，体现手足经脉本义；后者说明气血运行方式，反映中医对机体结构与功能整体协调原理的认识。经络腧穴理论内容的形成，多数基于前者而非后者。他认为未识或混淆不同经脉模式，误以循环模式为经脉理论的主体或代表，并只在此理论框架下解说和研究经络腧穴，是造成当今经络认识研究出现重大学术失误的症结所在。

上海中医药大学徐平团队[2]依托国家重点基础研究计划项目（2009CB522901）开展了有关经络综合关系的学术研究。该团队通过文献研究及对李鼎教授有关经络综合关系的学术思想的整理，提出经络是由经脉为主体的、人体上下内外整体联系的综合生命系统，从联络脏腑和肌肉皮肤内外的多重系统层次、远端到近端的上下综合层次、内外之间的分段汇通综合层次和反映三阳三阴气机变化的

---

［1］ 赵京生，史欣德．论经脉理论的两种模式［J］．中国针灸，2009，29（12）：1016-1020.

［2］ 徐平．论经络系统的综合层次［J］．上海中医药大学学报，2011，25（2）：5-8.

内外综合层次等方面理清其多维的综合关系，更有利于深入理解经络对人体生命的重要意义。

隐喻是认知事物一种不可或缺工具。它将两个或两类具有相似性的对象进行比较，透过熟悉认识的事物来了解不甚熟悉的事物，从已知的领域跨越到未知领域。它能在科学上提供启发性思维，加强对不熟悉事物的理解及认识，用来帮助新理论的构建，也可以表达新的概念或内容。贾春华团队[1]依托国家自然科学基金课题（30973971）、教育部博士点基金课题（20090013110012）进行了隐喻在中医理论中应用的相关研究。课题组认为在中医理论中人体是一个有机联系的统一整体，人体的形态结构功能互相联系不可分割，人体内的环境与自然界环境也是密切联系不可分割的统一体，透过自然界的变化及可被观察到的事物或事物关系，来推论生命活动规律现象，这种整体观念的构建是通过对自然界系统观察和类比后获得的，大自然之水文气候系统是借人类对自然界认识的深入，从最初的观察、经验的总结到对气候的形成、气候的变化及气候成因进行探讨所得出的，在人体之通道系统与自然界之水文气候系统之间也有存在着相似的类比关系。课题组通过隐喻结构理论中的类比访问、类比映像以及类比迁移这三个阶段，形成了一个“人体的通道系统就是自然界之水文气候系统”的隐喻描述。在过程中以相似性为前提，通过逻辑推理、类比替换和映像让人体的通道系统和

[1] 王顺治．“中医通道理论”的隐喻认知研究［D］．北京：北京中医药大学，2016.

自然界之水文气候系统两者形成类比关系，进行两类对象之间的比较。能类比的部分包含两者间的结构、功能、模型等方面，后期在类比迁移的过程中，进而推导出中医体系中构建出的三焦、经络，也就是人体气血津液运行的通道，具有从已知来推导未知，获取新知识的功能。

在腧穴理论发生学方面，辽宁中医药大学苏妆团队[1]采用中医发生学研究方法，把腧穴理论回置于其得以发生发展的特定历史环境及背景下加以综合动态观察，从医疗实践、古代哲学、社会学、历史文献学、文化学、文字学等方面多视角、系统地挖掘腧穴理论的创生及演进过程。力求对腧穴理论初创时期的基本概念、基本观点和基本理论的发生与演进，做出客观而确实的诠释，竭尽所能地使腧穴理论得以回归本源的表达，校错勘误、溯源澄流、明辨沿革。该团队认为在影响腧穴发生的这些因素中最宝贵的是临床实践。解剖知识在早期阶段曾起过相当大的作用，后来由于环境条件的限制，在整个医学发展过程中，逐渐居于次要地位。哲学的概括是所有学术发展升华为理论体系时的必由之路。《内经》时期援引阴阳、五行、气等哲学思想结束了以诊疗经验为主，各类学说杂乱无章的局面，使中医学走上了比较系统的发展道路，奠定了中医学理论基础。腧穴的发生与发展演化：大致可划分为以下从无到有的几个阶段：以痛为输、从少到多，从“砭灸处”到“刺灸点”——腧穴的“确定”、理论升华，寻找支撑——腧穴归经，“经穴”发生演化。也是由于经络的产生，使得腧穴理论经历了从“穴”→“气穴”→“经

[1] 苏妆，鞠宝兆.《黄帝内经》腧穴理论的发生学研究［D］. 沈阳：辽宁中医药大学，2013.

穴”，由无到有、由少到多、由零散到系统的发生、发展过程。课题组认为医学的内在矛盾——医疗实践与医学理论发展的不同步性（医理严重滞后于医技）推动“经络”的发生以及腧穴向“经穴”的发展演化。早期的“砭灸处”“气穴”先于经脉产生；“经穴”则出现在经脉概念形成之后。腧穴的确定与经脉循行线的确认起到了相辅相成的作用。腧穴除具有输注、转输气血等一般特性外，还表现出病理性、特异性、个体差异性等特点，故腧穴在定取时应特别重视“揣穴”这一环节。

2. 经络系统的古典文献研究

南京中医药大学张建斌[1]依托科技部科技基础性工作专项项目（2006FY220100），对《灵枢·经脉》全文和部分专题内容的表述形式进行了分析研究，研究发现《经脉》是作者参考许多医学古文献的基础上写成的，主要内容可以在《黄帝内经》以及当代一些出土文献中得到印证，但也有一些内容可能是作者的创作或者已亡佚的文献。研究所获结论显示《经脉》文字是在《黄帝内经》成书后期完成的，也是处于经络理论发展和完善的最后阶段。研究认为《经脉》中经络理论的主要特征包括：①脏腑理论与经脉理论的高度融合；②心主与三焦建立了对应关系；③经络病候除了与经络循行部位有关，还与有关脏腑有关，并且还从虚、实、气机逆乱等角度加以认识；④出现了一般意义上的针灸治疗原则；

[1] 张建斌．从表述形式探讨《灵枢·经脉》成书和经络理论完善的过程［J］．中国中医基础医学杂志，2009，15（3）：167-170.

⑤对奇经内容有一定的熟知；⑥同时《经脉》作者还部分保留了参考文献的著录格式和内容。

《邪气脏腑病形》为《黄帝内经·灵枢》中的重要内容。湖南中医药大学常小荣团队[1]依托国家重点基础研究973计划项目（2009CB522904）、国家自然科学基金（81173326）、高等学校博士点基金项目（20124323110001）、湖南省高校创新平台项目（12K087）等课题研究工作平台，从“邪气伤人，经脉相传”“凡将用针，必先诊脉”“荥输治外经，合治内府”“刺之有道，必中气穴”四点出发，就其针灸学术思想特点进行讨论。研究结果发现《邪气脏腑病形篇》对针灸学理论的构成具有重要的意义，该篇充分陈述了邪气致病及循经传变过程，针刺与脉象之间的关系，荥输治外经，合治内府的针刺治疗原则及针刺补泻相关理论，这些都为后世针灸理论的发展奠定基础。

针灸疗法中从经络穴位、针刺工具到治疗原则等，都是在老庄哲学思想的启迪下发现或制定的。作为道教的经典著作，《道藏》中与针灸文献相关的内容较为丰厚但又过于分散，许多针灸经络文献与内丹、性科学等方法相互胶结，这给整理研究工作造成极大的困难，以至于留下一项亟待填补的学术空白。广州中医药大学王洪琦[2]团队以1988年文物出版社、上海书店出版社、天津古籍出版社协作出版的《道藏》为研究对象，通过采用手工检索和计算机检索相结合的方法，收集、挖掘《道藏》中与针灸文献相关的史料，运

---

［1］ 张国山，刘密，章海凤，等．《灵枢·邪气脏腑病形》篇中针灸学术思想刍议［J］．辽宁中医杂志，2013，40（10）：2012-2013.

［2］ 王馨悦．《道藏》中的针灸文献整理研究［D］．广州：广州中医药大学，2014.

用文献学的理论与研究方法，对《道藏》中有关经络腧穴、刺法灸法、针灸治疗等方面的史料内容进行整理及研究。通过对《道藏》中涉及的主要针灸文献做了归纳与整理，结果发现道家思想不仅直接影响到各医家对医书卷篇的排次与分合，还直接影响到对原文的理解和注释。尽管《道藏》中有的医学专著不是现存最佳版本，且某些观点方法有待商榷之处，但丝毫不影响其承前启后的重要历史作用；而道教内丹理论在其形成与发展过程中，广泛地借鉴了中医学中的经络学说，同时结合自身内炼实践体验，对经外奇穴、经脉尤其是奇经八脉等有了更为深入的认识。

兰州市安宁区人民医院针灸科王天生[1]主持完成《敦煌遗书针灸卷子的研究》相关课题，王氏临床针灸取穴以《敦煌遗书针灸卷子》穴位为主，配合其他穴位运用于临床。团队发现以敦煌遗书《灸经图》穴位作为可作为治疗小儿脑瘫的主要穴位。《灸经图》艾灸治疗面瘫具有取穴少而精、治疗宜轻不宜重、宜专不宜杂、宜早不宜迟、艾灸可治各种面瘫、选穴科学合理方便安全等特点，有最独特的面瘫检测诊断方法，有效率97.2%。研究工作在国内首次发现《灸经图》保健灸、治未病用易经八卦布穴；选穴不拘一格，将头部穴位作为首选，将大椎、脊中、玉茎头、手髓孔、脚五舟、脚痹经、中封、绝骨作为强壮要穴；提出横向经脉概念，同名四穴组概念，四天庭是其始祖，是膀胱经单线路流派最早代表；是《足臂十一脉灸经》之后，与内经同期或早于内经的针灸

[1] 王天生.敦煌遗书针灸卷子的研究.兰州市安宁区人民医院，2010.

流派。团队结合《灸经图》背部腧穴取二寸三分的特征，在国内首次提出横向经脉概念，横向经脉具有很高的理论指导及临床使用价值，这19条发自督脉旳横向经脉与传统上下循行的经脉共同组成一个统一整体的网状结构经络系统，并通过临床验证。团队在国内首次提出《灸经图》中关于灸法的特点及选穴原则。重灸轻灸通权达变，组方穴多穴少机动灵活，既属于古代重灸派，又属于古代轻灸派，艾灸壮数从3壮至1000壮不等；组方取穴由5穴至21穴不等；因病制宜、因人制宜、因时制宜、因地制宜是其根本原则。

黄道周是明末象数易学的中兴奇才，基于象数而对于中医基础理论中关于藏象、经络、运气等方面的研究具有独到的价值。中国中医科学院中医基础理论研究所吴新明[1]开展了相关的研究工作，吴氏认为黄道周对中医基础理论的藏象学说，提出了“五德三极”模式和“河图洛书”模式；系统总结了经脉的象数归类，深入阐发了经络循行和穴位开阖的子午流注学说；黄氏提出了源自天官的运气推演模式和诊伺方法等。这些成就充分体现了明儒综合集成的创新成果，大大超越了同时代的其他医家，其独特内容和系统性认识对我们今天的中医基础理论研究具有重要参考众价值。特别是藏象、经络和运气理论，是中医基础理论的根本性问题，这些根本问题的一个微小进展将会对临床应用产生深远的影响。吴氏初步分析表明，藏象理论的河络模式，不但很好解释了现有中医的很多现象，还能兼容印度—西藏医学理论和希腊—阿拉伯医学相关的理论，对于促进传统医学之间的相互理解和融通具有极高的理论价值。经络穴位开阖理论对于针灸学临床具有高度借鉴意义，而五运六气理论本质

[1] 黄道周的中医基础理论研究．中国中医科学院中医基础理论研究所，2013.

上来说是对自然环境和人类疾病之间的生态学模型研究，利用其合理部分进行理论推演，可以弥补原有运气理论的不足，对于新发突发公共安全事件的决策也具有高度参考价值，在医政管理和卫生经济方面，具有巨大的社会效益。

3. 经络系统的现代理论认识

中国中医科学院马晓彤[1]依托国家重点基础研究发展计划项目（2011CB505401）开展了“中医原创思维模式研究”工作。所获研究显示面对形神合一的机体，中西医由于认知模式与价值观念不同，中医学与现代医学分别选择了重神、以神统形的信息医学道路及与重形、以形统神的结构医学道路两条完全不同的医学实践道路。具体而言，反映中医信息医学特点的典型，是明显以神统形的经络系统。经络、脏腑、气血是3个核心的中医生理学范畴，三者通过经络脏腑相关、经络气血运行以及药物归经等命题，形成完整的信息医学核心框架，并在这个基础上把其他中医学病理、药理、诊断、治疗、养生等范畴联系起来。除运用以神统形的方法学原则建构成体系的、以神为本的信息医学主体框架，中医学还通过这一原则将四肢、百骸、孔窍这些实体范畴以及四时、五味、六律这些环境范畴整合起来，使中医学成为天人合一、主客融合的知识体系。

马晓彤[2]以《黄帝内经》中出现的经脉、络脉、经水、

[1] 马晓彤．以神统形的经络系统［J］．中国中医基础医学杂志，2015，21（8）：960-962.

[2] 马晓彤．《黄帝内经》所涉经络相关概念间基本关系的系统解读［J］．中华中医药杂志，2008，23（4）：277-279.

经气、血络、节、会、腧、穴、脏腑、经筋、皮部等12个核心经络相关概念彼此联系从而构成6个层层递进的命题。他认为经络是“脉动的流体”；“经络是由气血驱动的，以脉动形式运动的流体”；“经络是由气血驱动的，以脉动形式运动的流体，经分支成络处为气血互动的交界，谓之节（会），具有重要调控功能”；“脏腑生成与转化气血，并通过经络传输与调控气血，以保持自身的机能以及彼此间的平衡”；“脏腑生成之气血通过经络传输于经筋，使之得以正常运动，从而使机体获得了行为的能力”；“脏腑生成之气血通过经络传输于皮部，与环境信息进行交换，使机体内外得到和谐统一”。而这些命题则可进一步整合成一个有助于理解经络功能的完整认识框架。在这个框架中，能够更为准确地解析每个概念的内涵，避免误读或随意解释。

（二）经络系统的组成研究

综合对经络系统的内涵解读，经络是由经脉为主体的、人体上下内外整体联系的综合生命系统。经络系统由经脉和络脉组成，经脉包括十二经脉、奇经八脉，以及附属于十二经脉的十二经别、十二经筋、十二皮部；络脉包括十五络脉和难以计数的浮络、孙络等。经络系统是由经脉和络脉相互联系、彼此衔接而构成的体系。中医理论中，经络系统中有经气活动，经气为经络之气，概指经络运行之气及其功能活动。经络系统将人体的组织器官、四肢百骸联络成一个有机整体，通过经气活动调节全身各部机能，运行气血、协调阴阳，从而使整个机体保持协调和相对平衡。经络从分布及功能上均体现出了生理上系统性作用[1]。承担国家自然科学基金项

[1] 王华，杜元灏．针灸学［M］．中国中医药出版社，2012.

目（2012JY0038）赵荣光团队[1]认为经络是人有机体中各系统结构的功能组合，它既不独立于任何一子系统，也不是各系统功能的相加和，存在并独立于各系统之间，与各系统有着密切的联系（特别是神经和心血管系统），系统结构之间的分离，即经络的功能结构也消失，经络的结构性、功能性是指各解剖系统之间的结构和功能是密切联系的，人体各解剖系统之间的密切关系和不可分性是经络系统存在的物质基础和功能基础。

1. 十二经脉分布规律

十二经脉内属脏腑，外络肢节的特殊分布，及其行气血、通阴阳的调节功能始终是贯穿在历代经络著作中的主流，并为人们的实践反复证实。针对经络研究必须十分重视十二经脉的特殊循行路线及其在人体机能调节中的作用这一核心问题，团队均认为需要加强对经脉功能整体性的研究。

南京中医药大学第二临床医学院张建斌[2]依托国家重点基础研究发展计划项目（2013CB532006）和江苏省“青蓝工程”项目，基于古代文献系统整理了皇甫谧《针灸甲乙经》及《黄帝内经太素》的学术体系。研究发现，皇甫谧在整理了《灵枢》《素问》和《明堂孔穴针灸治要》三部著作的基础上，辑录相关内容、重新编次成书。《针灸甲乙经》首次系统构建了针灸学术基础和临床应用两大框架体系。杨上善则是

---

［1］ 赵荣光，李戎，牛亚南. 思考经络［J］. 中医学报，2014，29（6）：924–926.

［2］ 张建斌. 杨上善经络理论框架解析与相关概念诠释［J/OL］. 中国针灸，2016，36（2）：163–167.

基于经脉理论的立场构架经络系统框架的。该框架主要分十二经脉和奇经八脉两部分，其中经别与经脉是正别关系，络脉、皮部、根结、标本都从属于经脉，经筋理论当有别于经络系统。皇甫谧和杨上善对于经络系统的构建和诠释，各自都有着独特的思考和立场，作为经典和早期经络理论形式之一，至今仍值得学者们关注。

经络诊察是中医学中重要的诊断方法之一，尤其在针灸临床治疗中意义重大。经络诊察是根据经络系统等内容，针灸医生对患者相关经络腧穴、病变局部或者异常反应点进行仔细认真的观察，并辅以循、扪、切、按等手法，以观察患者相关部位是否有颜色改变，如异常血脉显现；是否有异常形态改变，如出现结节、条索状物等；是否有异常感觉出现，如疼痛、麻木、酸胀等。根据这些诊察内容进行分析诊断疾病，推测并判断疾病的病理、病机及其愈后情况等。经络系统的循行规律是针灸医生进行经络诊察和治疗的重要基础，只有把相关部位的经络循行排列认识清楚、透彻，临床诊疗过程中才会对疾病的病因病机做出准确的判断分析，才能给予患者适宜的治疗。北京中医药大学王朝阳研究团队[1]从文献研究的角度出发，对耳部经络循行及相关疾病经络诊察的规律性、辨经用的诊察部位规律及诊察精确定位开展了研究。团队搜集了针灸古籍文献（以《黄帝内经》为主，同时包括《足臂十一脉灸经》《阴阳十一脉灸经》）中所有涉及耳的经络系统内容，包括循行相关及病候病症相关，以研究其整体规律性。然后从具体疾病入手，探讨耳部相关疾病的诊察规律。在具体疾病方面，团队成员收集循行于耳及其周围

[1] 褚亚宇．耳部经络循行及相关疾病经络诊察的规律性研究［D］．北京：北京中医药大学，2014.

组织的经络系统针灸古籍文献、现代文献中记载的所有涉及耳的经络系统、穴位具体情况。通过研究循行于耳及其周围组织经络系统的规律发现，阳经多于阴经，且手三阳经与耳的联系比足三阳经密切，该结论说明适宜针灸治疗的耳部疾病以实证居多。在另一方面耳鸣、耳聋、中耳炎的诊察经脉均为阳经。耳鸣、耳聋的诊察经脉均为手足少阳经及手太阳小肠经，中耳炎的诊察经脉为手足少阳经及足阳明胃经。耳鸣的诊察常用部位是头面部、手部和足部；耳聋的诊察常用部位是头面部、手部、足部和前臂部；中耳炎的诊察常用部位是头面部。可见常用诊察部位除头面部外均位于四肢肘膝关节以下部位。

团队成员[1]搜集古代书籍和现代文献中关于腹部经络系统的文献，明确腹部经络系统的循行分布，总结腹部疾病的经络诊察规律；研究与腹部脏象诊察相关的古代书籍和现代文献，整理腹诊的发展源流、操作方法、腹部分区、腹诊内容等相关资料；将疾病按照《伤寒论》中三阴三阳的分类方式，分成太阳病、阳明病、少阳病、太阴病、少阴病、厥阴病六大类疾病，总结该六大类疾病腹部脏象诊察得到的腹证与腹部经络系统诊察获得的结果，再对应经方，探索腹证与方药的适应规律。研究结果显示十二正经循行均经过腹部，在腹部存在腧穴的仅足经。腹部十二正经在诊察时，以足经、阴经为主，手三阴经为辅。腹部十五络脉的循行以阴经为主，

[1] 李艺.腹部诊察方法的文献研究和应用探索［D］.北京：北京中医药大学，2017.

故诊察时以足阴经和任脉为主，适当配伍手太阴经和足太阳经即可。十二经别中除了手少阴经经别、其余经别循行均经过腹部，故临床上进行腹部诊察的操作诊察时手三阴经经筋和足经经筋并重，奇经八脉的诊察在腹部经络系统的诊察中举足轻重。在临床上三阴三阳病的腹证时需要加强对循行部位腹部表现与经别的重视。课题组认为腹部诊察时正经、经别、经筋、络脉、奇经八脉同等重要，诊察正经以足经为主，但不可忽略手三阴经，经别和奇经八脉在腹部排列广泛，诊察时需要加强对他们的重视；络脉以足阴经任脉和任脉为主，配合诊察手太阴经和足太阳经的络脉；经筋以阴经诊察为主，手、足经筋并重。六经病分别具备各自的腹证特点，临床上可以结合腹部经络系统和藏象系统表现出来的差异，判断疾病的性质和治疗方案。

2. 经络的脏腑相关表现

针灸学随着以脏腑为中心、经脉为网络的整体观的形成和辨证论治方法的确立，以理法方穴施用于临床。但是发展至今，对于各腧穴主治的规律和配穴成方后穴位之间的内在联系到组方原则，在理论上比较混乱。嘉兴第一中医医院陈峰等[1]于2002—2008年期间基于浙江省中医药管理局软科学课题开展相关研究工作。该团队从中医基础理论入手，对古代乃至近代有关腧穴配伍理论进行系统整理研究，找出一定的规律和比较合理的解释，从而指导临床。有学者认为，汉代前针灸处方以单穴方为主。该团队通过本次研究认为在《内经》中就有了较为完整的针灸配穴的理论及处方。运用阴阳

[1] 陈峰，俞中元，盛燮荪.腧穴配伍理论形成与发展规律的研究.嘉兴市第一医院，2008.

五行学说和脏腑经络理论作为针灸腧穴配伍理论的基础，使得腧穴配伍理论已经具备了较为完整的体系，形成一系列的腧穴配伍方法和常见病的治疗处方和治疗方案。对针灸的辨证论治体系、扩大治疗范围、增加疗效等方面都有重要意义。同时，每个时期的针灸配穴处方都与当时的社会政治、文化、科技的发展有着密切的联系，运用当时的思想观念来指导医学实践，对针灸处方学的发展有着巨大的影响。如汉以前主要运用阴阳五行学说指导针灸处方；隋唐时期的以灸法为主的针灸处方，取穴单一；金元时的针灸治疗提倡百家争鸣；而明代针灸发展到高峰，明代的针灸学术发展较快，针灸配穴处方理论已经大体成形，各大医家临床运用经验十分丰富，充分运用了自《内》《难》以来的各家针灸学术思想，进行辨证配伍处方治疗，并沿用至今；到清代针灸学术停滞不前，甚至出现倒退。另一方面，团队提出针灸处方的基本配穴原则。凡脏腑病证或十二经脉的外经病证，辨证配穴处方应在六个方面进行思考：一以本脏腑经脉病证，取所属经穴为主；二取本脏腑的背俞、腹募为主；三取手足同名经腧穴为客；四取本脏腑经脉的表里经腧穴为客；五取病位（多为形体病）处的邻近穴；六配取经验穴。通过本研究，对各个历史时期的腧穴配伍理论有了一定的总结，为建立完善的腧穴处方学打下理论基础，本研究成果可作为针灸临床和教学的参考。

北京中医药大学东直门医院、南京中医药大学第二临床医学院、中国中医科学院针灸研究所等几家研究单位合作，依托国家重点基础研究发展计划项目（2009CB522708）开展了“肺与大肠相表里”脏腑相关理论的应用基础系列研究。

团队赵吉平等[1]根据古文献的有关记载，着眼于经、穴互通角度，从生理的结构互通和功能互用、病理的反应相应与诊断相合以及针灸治疗同治和互治等方面探讨肺与大肠表里相合的密切关系，认为肺与大肠的内涵体现“肺－肺经”系统及“大肠－大肠经”系统的多维、复杂联系，也从一个侧面反映出人体本身的完整性与复杂性。

厦门大学海外函授学院邓光国[2]在针刺患者时发现一例经络敏感的病例，受此启发，他系统观察了该患者的通过多次针刺感传的表现，研究后发现：①感传路线与古人所描述的经脉走向基本一致，感传像潮水般沿经推进；②不同时间针刺相同经络原穴，感传路线长短相同，循行终止时间不相等；③感传与针刺强度的关系密切，适宜的手法运针及电针可以产生明显的感传路线；④感传路线呈双向性，朝向患区的感传较明显，多可迅速缓解症状，即“气至病所”产生疗效；⑤感传速度受多种因素影响；⑥循经感传到某些脏器附近可产生相应变化。如针刺足三里穴，受刺者有口干、唇燥、喉痛、胸腹灼热或畏冷等经脉所过部位症状；⑦针刺捻转时消耗“经气”的相应物质，同时又释放能量。感传受多种因素影响可受到阻滞亦可受到激发，感传可出现不应期。适当的针刺手法可诱发循经感传。

李勇[3]等亦在临床中发现4例肉眼可见的经络敏感现象，分别是三位患有腰椎间盘突出症、神经衰弱的患者；腰椎间盘突出症，上肢神经损伤的患者；颈椎病（椎间盘突出脊髓型）的患者，这三位患者均发现下肢小腿处肾经循行部位处显现深色线条。而另一患

---

[1] 赵吉平，刘兵．肺与大肠表里关系的经、穴互通基础研究［J］．北京中医药大学学报，2010，33（9）：592-594.

[2] 邓光国．介绍一例经络敏感人［J］．新中医，1983，11.

[3] 李勇，李伟雄．临床4例经络现象的报告［J］．中国针灸，2002，3（22）3.

有面瘫的患者则在胃经循行处显现深色线条。线条均抚之不碍手。随病情减轻线条颜色由暗黑转为黄褐色，最后逐渐变浅消失。这些经络现象是临床疾病的一种病理状态的表现，及病态的表现。

以上临床中发现的经络现象以及经络现象的产生与相关疾病发生的相关关系，证明了经络系统在人体中沟通内外，联络脏腑表里，反映脏腑功能状态等的作用确实存在。天津中医药大学郭义团队[1]从三磷酸腺苷（ATP）、氧分压、经皮二氧化碳释放量、pH 值、温度及微循环血流等衡量经络活动状态的主要指标入手，对经脉循行线上的能量代谢特点进行了分析和总结，认为在经络研究中的对象选择、取穴原则、研究手段等方面应适当选取病理模型，利用穴位特异性及经络相关理化特性，积极进行跨领域合作为研究经络本质的重要途径。

神经内分泌免疫网络的调控在骨质疏松发生机制中有重要的作用，甘肃中医药大学周灵通等研究团队[2]对神经内分泌免疫网络在中医药治疗骨质疏松症其特殊的优势开展了国家自然科学基金（81360554）、甘肃省自然科学基金计划（1506RJZA048）、甘肃省中医药管理局科研课题（GZK-2016-17）等相关工作，研究结果显示治疗本病使用频次最多的中药以归经为肾、肝、脾三条经络为主，基于中医学整体观念及

[1] 王康，王雪争，郭义，等．循经能量代谢特点的研究近况［J］．中国针灸，2011，31（4）：381-384.

[2] 周灵通，宋敏，刘涛，等．从经络视角解读 NEI 网络对骨质疏松症的调控作用［J］．时珍国医国药，2017，28（2）：495-496.

经络学说中“经络所通、主治所及”的治疗原则，再联系三条经络的循行路径，这三条经能够关联到NEI网络中与本病密切相关的部分（中枢神经系统、免疫系统以及甲状腺、甲状旁腺、胸腺、肾上腺等内分泌腺）。而相关药物的现代研究也证实归经为这三条经的药物能够通过调控NEI网络中下丘脑－垂体－靶腺（性腺、肾上腺、甲状腺）轴上的多种信息物质，实现对机体骨代谢的调控。由此可从经络的视角来解读NEI网络在骨质疏松症发生机制中的调控作用。

（三）经络系统与神经系统相关性研究

经络系统不仅仅是单一独立系统，经络实现并发挥了联系脏腑、沟通内外，运行气血、协调阴阳，抗御病邪、反映证候，传导感应、调整虚实的功能，与人体其他多个系统神经系统、内分泌系统、免疫系统在功能上具有密切的联系[1]。

经络系统与神经系统的关系在古代医集中早有论述,《难经·二十八难》曰:“然，督脉者，起于下极之俞，并于脊里，上至风府，入属于脑”;《甲乙经·奇经八脉》篇曰:“冲脉任脉皆起于胞中，上循脊里，为经络之海。其浮而外者，循腹上行，会于咽喉。”中的“入属于脑”以及“上循脊里”，膀胱足太阳之脉“挟脊抵腰中，入循膂，络肾属膀胱”，肾足少阴之脉“上股内后廉，贯脊肾络膀胱”等描述，说明古人已经发现上肢的经脉在大椎处脊骨空里髓相会后，与胸内之脏相属络；下肢的经络在腰部脊骨空里髓相会后，与腹内脏腑相属络的经络系统与神经系统的相关关系。以上种种现代科学研究均表明了经络系统发挥功能与神经系统密切相关。

---

[1] 周桂桐.针灸学技能实训[M].中国中医药出版社，2010.

山西省运城地区头针研究所焦顺发[1]对《黄帝内经》《难经》等古代经典医著当中关于经络系统和针刺疗法相关的论述进行了收集整理，并将经络系统理论同现代人体神经系统进行了比较，研究结果显示：两者在与脊髓的关系上、全身分布的网络形式上、躯体两侧分布的对称性、支配的节段性等诸多方面存在相似性。同时在人体经络系统中，脊骨空里的髓为经络之督，脑为经络之首；经络在全身分布具有网络性，躯肢两侧具有对称性，具体支配有节段性；因而针刺其上能得气，按节段选穴疗效显著，经络系统有着决定人死生和调节平衡的功能。

幻肢痛是临床上不少截肢患者在恢复过程中经常产生的一种感觉异常现象。陕西榆林农校李志刚[2]通过观察截肢患者的幻肢痛现象试图以经络学说来解释肢体缺失后的幻肢痛机制，从而说明经络与神经系统间的某种相关性。提出截肢感传的机制为针灸刺激穴位引起的本体感觉，传递到达对应于截去段处的中枢部位时，以神经冲动的形式，在相应的皮层感觉区沿着与经脉线相对应的皮层部位间接有序地传递，并依从 MSSS 使患者产生幻觉经络感。参与经络活动的部分外周神经组织和部分效应组织或器官已随截肢丧失，但参与

[1] 焦顺发. 关于经络系统和针刺治疗原理的再认识［J］. 中国针灸，1995（6）：45–49+60.

[2] 李志刚. 幻肢痛、幻经络、感觉反应现象与相关机理（制）和相关特性［C］. 中国中西医结合学会神经科专业委员会. 第十一次中国中西医结合神经科学术会议论文汇编. 中国中西医结合学会神经科专业委员会：中国中西医结合学会，2015.

经络活动的中枢神经组织结构，形成的既定突触联系仍然存在，成为幻经络现象的物质基础。李志刚首次提出的定位原理，其发现刺激感觉神经通路上任何处产生的感觉（即起源于某神经通路上任何处的神经冲动，或他通路传入某通路的诱发性神经冲动），就感觉而言，都定位于神经通路的末端处。

北京市第六医院李定忠等[1]提出经络调控是能量信息系统与物质系统的沟通与联动。他用两种方法刺激同一经穴，如胃经的足三里、伏兔穴，脾经的阴陵泉穴，均会在大脑的海马旁回部位呈现出最强的反应成像；刺激肾经的太溪穴，则会在大脑的基底节部呈现出最强的反应成像，而在其他脑区则有较弱反应。其进行经穴表皮挑治与经穴透皮肌层深部针刺的对比试验，发现二者对脑功能活动产生作用的反应部位、变化特征和变化过程基本一致。以上这些实验证明了经络皮部客观存在，并且与经脉的调整功能基本相近，其调整功能与特定脑区有着密切联系。

中医理论认为人体的组织器官应保持相对协调一致，进而完成日常的生理活动，其关键是依靠经络系统的联络沟通实现。经络系统详于头面躯干部，略于脑内，且循行路径阐述模糊，影响临床取穴和疗效，限制针灸学科的发展。重庆医科大学、江西中医学院陈日新[2]团队结合经络理论和相关的研究成果，依托国家973计划项目（2009CB522902）、重庆市卫生局医学科学技术研究项目（2010-

---

［1］ 李定忠，傅松涛，李秀章．经络调控是能量信息系统与物质系统的沟通与连动—关于经络的理论与临床应用研究之五［J］．中国针灸,2005,25（3）：187–190.

［2］ 谢洪武，陈日新，徐放明，等．基于经络循行的假设——脑内经脉［J］．时珍国医国药，2012，23（8）：1988–1990.

2-11)、重庆市卫生局医学科学技术研究项目(2008-2-65)等研究成果,构建“脑内经脉”的假设,希望充实完善经络学说,为针灸效应及脑机制的研究提供一定的理论支撑,为发展经络理论、阐明针灸治病机制做一有益的探索。脑内经脉的假设认为:针灸腧穴产生的信号可传入脑,这为脑与经脉的直接联系提供证据。以往功能核磁实验研究从不同方面证实脑内针灸信息通路的存在,涉及的经脉有手阳明大肠经、足阳明胃经、手少阴心经、手厥阴心包经、足厥阴肝经、足少阳胆经,其中,只有足三里所属的胃经、太冲所属的肝经入脑。这说明针灸多数经脉的腧穴产生的信息均可传入脑,且不以经脉循行是否入脑为限。针灸信息的传导是以经脉为媒介,由此推测,十二经脉皆入脑,并提出“脑内经脉”的假说。课题组认为限于科技水平及发现经络的方法,古人对经脉与脑联系的认识还不甚清楚,对经脉在脑内的分布区域很模糊;同时,由于中医是以五脏为中心的理论体系,重心而轻脑,将脑的功能分属于五脏,也是导致脑与经脉的直接联系匮乏的原因,这是经络理论需要发展的内容。

系统生物学[1]是继基因组学、蛋白质组学之后又一门新兴的生物学交叉学科,代表着21世纪生物学的未来。最近,系统生物学研究机构纷纷成立。在研究上,了解一个复杂的生物系统需要整合实验和计算方法;基因组学和蛋白质组学中的高通量方法为系统生物学发展提供了大量的数据。计算

[1] 蒋太交,薛艳红,徐涛.系统生物学——生命科学的新领域[J].生物化学与生物物理进展,2004,31(11):957-964.

生物学通过数据处理、模型构建和理论分析，成为系统生物学发展的一个必不可缺、强有力的工具。在应用上，系统生物学代表新一代医药开发和疾病防治的方向。经络系统的系统学性质则反映了经络现象和性质。研究血管网络、神经网络和免疫网络系统间彼此相互联系和相互作用被认为是揭示针灸治病机制和经络实质的关键。中国中医科学院针灸研究所罗明富团队[1]依托国家自然科学基金资助课题（30973797）运用系统性思维研究模式，开展了经络系统的网络结构研究。该团队通过应用乙酰胆碱酯酶和甲苯胺蓝双染色新技术，观察大鼠和兔等穴区存在 MC+ 血管 + 神经的动态和功能性条带样网络复合结构。结果显示这一网络复合结构以细胞迁移募集的动态功能通讯为特征，组织相互作用的血管和神经等子系统形成交互联系网络复合功能系统。该系统的系统学性质反映了经络现象和性质。研究血管网络、神经网络和免疫网络系统间彼此相互联系和相互作用是揭示针灸治病机制和经络实质的关键。在前期的研究基础上，罗明富在穴区观察到的肥大细胞（mast cells，MC）+ 血管 + 神经网络复合状条带结构，并从其系统学性质及与针刺效应和经络现象的相关性进行分析，认为 MC+ 血管 + 神经网络结构是相互联系和相互作用的交互系统，是产生和输运物质、能量、信息交汇场所和重要枢纽，是穴位的核心结构。

（四）经络系统相关性研究

1. 经络系统的解剖学研究

从经络的产生，纵观其几千年的发展，经络与筋膜只是同一部

---

[1] 罗明富 . 免疫 + 血管 + 神经交互联系网络及与针刺效应的相关性［J/OL］. 中国针灸，2015，35（2）：155–159.

位（物质）的不同认识角度，两者密不可分。随着“筋膜学”的提出，固有结缔组织研究已成为明确针灸穴位和经络解剖学基础等现代经络实质研究的重要靶向。南方医科大学原林团队依托国家重点基础研究发展计划（2007CB512705）、国家自然科学基金资助项目（30801464）支持，利用数字人数据和CT、MRI数据，开展了人体结缔组织以及和经络相关性的研究。该团队通过对人体结缔组织断面图像进行标记和重建，并与中医经络相比较，对全身筋膜结缔组织支架进行生物进化和胚胎发育分析。对人体结缔组织断面图像进行标记和重建，显示出与中医经络记载走行接近的影像结构，提示全身的结缔组织均与经络密切相关。

另外，团队成员王春雷[1]结合计算机数学、数字解剖学、应用解剖学、放射影像学等学科，利用计算机自动标识与三维重建技术，开展了人体筋膜汇集区的计算机自动标识与“筋膜经络”三维重建工作，在此基础上，在数字人研究的基础上利用计算机三维重建人体全身的筋膜网状支架，并对人体肢体和躯干的筋膜进行标记和三维重建，构成与古代文献记载经络走行相似的串珠状连线，应用计算机三维图像处理软件结合数学分析方法，在重建的虚拟人体上对筋膜重建经线与经典经线体表走行路线进行对比研究，以重建“筋膜经络”与经典经络走行路线对比分析。同时，在应用解剖学方面，开展了穴位分布特点以及筋膜分布区内相关组织分布的

---

［1］王春雷．针灸经穴与筋膜汇集区相关性的数字解剖学研究［D］．广州：南方医科大学，2008.

结构特征等研究。该研究依据筋膜分布形态特点与实际穴位分布的多寡把全身筋膜分区，层次解剖观察各主要筋膜汇集区内经穴穴区局部的神经、血管、筋膜结缔组织和肌肉等组织结构解剖分布特点等筋膜汇集区穴位的应用研究，操作时在场 2 名以上有经验的针灸专业人员进行穴位定位，切开皮肤后逐层依次解剖观察记录穴位的各层次解剖结构。穴区观察范围取穴位点为中心直径 1cm 组织。所有穴位均按针灸学教科书中骨度分寸法定位。最终进行相关筋膜汇集区经穴的 CT 影像学对照研究获取的 CT 图像数据进行三维重建、可视化浏览，并与尸体解剖结果参照作对比分析，观察筋膜汇集区与经穴解剖学分布的相关性。研究结果显示，中医针灸经穴与筋膜汇集区在解剖学分布上密切相关。大体解剖学观察发现人体大部分经穴密集分布于全身筋膜类结缔组织中，针刺该类经穴产生治疗效应的动力学基础可能与针刺等物理刺激牵张穴区筋膜有关。研究同时发现筋膜汇集区内经穴依其在身体的不同部位又各有独特的解剖学特点，与其各自特殊的针刺手法操作与主治功能大致相对应。在解剖学研究基础上，对按常见得气深度进行经穴针刺标记处理的新鲜尸体四肢标本 CT 扫描重建结果显示，传统中医针灸刺激部位在肢体主要集中于肌间隔与骨膜等筋膜结缔组织汇集区，这与此前在尸体上进行的大体解剖学观察结论相一致[1]。

筋膜作为人体内第十大功能系统发挥自体监控与支持储备作用，可能是中医学中经络穴位的生物学基础，筋膜学理论的提出，无疑是经脉系统与经穴实质一创新性的研究。人体筋膜三维重建经线与

---

［1］ 王春雷，卞静，原林，等．数字人体下肢筋膜重建经线与经络线形态学相似性的计算机化研究［J］．解剖学报，2008，39（2）：219-222.

中医经络线经对比在直观形态上相似，两者之间存在密切的解剖学位置关系。研究结果在数字解剖学和影像学方面部分支持了原林教授等原创的筋膜学理论中关于中医针灸经穴的理论观点，有必要全面深入进行中医针灸理论的筋膜学探讨。该团队合作研发的计算机自动识别工具可对虚拟人体全身筋膜汇集区自动识别标记并三维重建出与传统经络记载相似的虚拟经线，在一定程度上避免了此前研究筋膜重建手工识别过程中产生的人为因素误差。该团队认为穴位的本质是筋膜在接受刺激时能产生较强生物信息的部位（如肌间隔、肌间隙等在针刺手法操作时能牵动较大范围筋膜结构从而产生较强生物信息的部位），同一经脉上的穴位具有相同或相关联的神经隶属或循环支配，穴位与非穴位之间只有产生生物信息量的差异而并无质的区别，“经脉”为“穴位”间具有解剖学结构相连或神经传入接近的筋膜结构，各种针灸疗法通过对人体筋膜结构产生机械刺激，从而激活、强化筋膜系统发挥自体监控修复与支持储备功能。团队还提出一种新的解剖学分科和学术研究领域，即筋膜解剖学。在筋膜解剖学看来，人体是由非特异性结缔组织支架所构成的支持与储备系统以及由已分化功能细胞所构成功能系统所构成。

在经络定位教学研究方面，随着近代科技的高速发展，过去的各种针灸模型开始显示出在教学过程中的许多不足之外。尤其是其功能简单缺乏动态演示。因此，在针灸教学上需要一种功能强、内容丰富，不但可供互动学习，而且能够提供一种客观的考核手段的新型针灸模型，并为远程针灸教学的实现打下基础。上海中医药大学杨华元等[1]应用计算机多媒体技术研制针灸教学演示系统，它能在光电显示的针灸人体模型上动态演示经络循行路线、穴位及针灸治疗常见病的取穴等内容，通过人机对话方式，在屏幕上显示腧穴名称、代码、定位、取穴、主治、针法、灸法、人体经穴图谱等内容。该项目采用单片机通讯接口和矩阵显示方式实现单片机和计算机控制操作。

2. 经筋系统与经络系统

经筋即经脉之筋，是十二经脉的连属部分，是经络学说的重要内容之一。十二经筋是中医经络系统的重要组成部分，与十二经脉关系紧密。经筋即经脉之筋，经筋是十二经脉的连属部分，是经络学说的重要内容之一。古人以十二经筋总括全身之筋，把人体的筋肉组织隶属于十二经脉。经筋系统与经脉系统是两个相辅相成的系统，是经络学说的相对独立的组成部分，既往教材认为"十二经筋是经络系统在肢体外周的连属部分"，将两者混为一谈不利于经筋和经脉理论的研究和应用。北京中医药大学肖红团队[2]依托国家重点基础研究发展计划项目（2006CB504508）和北京中医药大学自主选题项目（2011-JYBZZ-XS102）开展了经筋和经络系统的关联性研究。通过研究该团队认为十二经筋与十二经脉相伴循行，两者在生理上相互依存，在病理上相互影响。尽管经筋与经脉在生理、病理、功能、分布等方面有着有机的联系，但二者有着本质的区别。了解和掌握经筋与经脉在结构上、生理上和病理、诊疗方面的关系与异

[1] 杨华元，刘堂义，顾训杰，等．光电显示针灸腧穴系列模型．上海中医药大学，2002.

[2] 肖红，郭长青．十二经筋与十二经脉关系探讨[J]．中华中医药杂志，2013，28（10）：2860-2863.

同，对于提高临床诊疗水平，开辟针灸、推拿疗法新领域，具有实际的和深远的意义。

对经筋实质的研究中主要集中在肌肉说和神经说两种相互矛盾的观点，北京中医药大学陈欢团队[1]依托高等学校博士学科点专项科研基金（20100013110014）、国家自然科学基金（81141120）项目，以古代文献记载与临床研究资料为依据，通过回顾经筋实质的生物学基础，从生理、病理角度阐述经筋与脏腑的内在联系。该团队通过研究分析和论证后认为经筋与脏腑在生理功能与病理反应上存在密切相关，经筋-脏腑相关理论完善了经筋理论的临床应用，丰富了针灸临床的诊疗思路。

南方医科大学原林[2]团队结合发育生物学与现代生物学研究提出的筋膜学理论认为，在人体等高等动物体内存在一个由中胚层未分化的间充质细胞进化发育而来的广泛的筋膜系统，该系统在高等动物（包括人类）的解剖学组成为分布到除中枢神经系统以外的各种组织器官筋膜结缔组织，构成自体监控与储备支持系统，该系统通过神经反射调节、神经内分泌调节、神经免疫调节等环节对组织细胞生命和功能状态进行监测和调控，维持机体内环境稳定。同时，他们还提出经络的解剖学基础是人体筋膜支架，穴位是筋膜上在接受刺激时能产生较强生物信息的部位。该团队在数字人研究过

[1] 陈欢，张莉，卫肖艳，等.论经筋-脏腑相关[J].山东中医药大学学报，2013，37（3）：190-192.

[2] 原林，王军，王春雷，等.人体内新的功能系统——支持储备及自体监控系统新学说[J].科技导报，2006，24（6）：85-89.

程中构建出与人体经络记载接近的影像结构，追溯结缔组织发育生物学和生物进化过程，提出人体内结缔组织筋膜支架可能构成新的功能系统——支持与储备系统新学说，同时提出了新的研究领域——筋膜学。该理论提出的意义在于被认为提出了人体内新的功能系统，开辟新的学科研究领域；同时该理论解读了中医疗法的生物学基础和治疗机制，为实现中医经络现代研究提供了医学生物学基础；有关工作得到国家高技术发展规划项目（2001AA231031，2002AA231021）国家自然科学基金项目（30470908）广东省重点攻关资助项目（2002B30611）等多项国家及省级资金的资助[1]。

3. 络脉与脉络系统研究

络脉的概念最早见于先秦至战国时期的医学著作《内经》，至今已有两千多年的历史。络脉学说形成于先秦，发展于后汉，鼎盛于清代，当代又成为中西医结合研究的热点之一。鉴于络脉及络脉学说的研究涉及文献、理论和临床多个方面，络脉学说历史跨度较长，各个时期学术发展侧重点不同，存在络脉概念内涵、外延不确定等原因，成都中医药大学梁繁荣团队[2]依托国家重点基础研究发展计划项目（2006CB504501）对络脉开展了文献学的研究。该研究从文献学的角度对古今络脉文献进行了梳理，在全面收集资料的基础上，较为完整地总结出中医传统络脉学说的基本内容，包括络脉的组成与分布、气血流注特点、生理功能、病理变化、诊断和治疗等内容。在此基础上，课题组应用文献研究的方法对传统络脉学说和现代络

[1] 王军，王春雷，沈宝林，等. 用筋膜学说解读经络实质和物质基础[J]. 中国针灸，2007，27（8）：583-585.

[2] 梁繁荣，曾芳，赵凌，等. 经穴效应特异性及其基本规律[J]. 中国针灸，2009，29（2）：129-132.

脉及络病研究进行了评析。回溯了络脉学说的起源情况，分析了该学说形成的时代背景、形成标志、形成模式、学术发展特点，以及该学说与经脉学说和经络学说的关系；对络脉概念进行了分析和研究，得出“络脉”概念由“脉”概念派生，并承延了“脉”的血脉和经络双重属性的结论，对络脉概念的内涵和外延作了初步界定，对络脉概念的规范化提出了自己的观点；对络脉的结构特点、生理功能、发病规律、病机特点、证候特点进行了提炼和分析：对络脉理论的临床应用进行了分析和评述，阐述了络脉的诊断学及治疗学意义；在方法学上，对络脉理论的现代科学阐释进行了初步研究，分析了中西医对人体网络系统的不同认识，归纳了今人关于络脉系统的几种假说，对络脉科学内涵及其表达提出了自己的观点。

“络脉”和“脉络”是中医学中两个容易混淆的概念，郭义团队[1]依托国家自然科学基金重点项目（0537030）、国家自然科学基金（30772838）项目，专题开展“络脉”和“脉络”概念的研究。他们从“脉”字内涵及其演变过程比较分析认为，“络脉”和“脉络”在本质上是不同的，“络脉”是“脉”的次级概念，具有经络之络和血脉之络的双重属性。《内经》将“脉”视为一个独立的实体脏器，单独论及“脉”时指的是血脉；而“脉络”一词出现在《内经》后的著作中，继承了《内经》中的论述，并明确所指为血络，是血脉支横

[1] 李忠正，郭义．浅谈“络脉”和“脉络”[J]．针灸临床杂志，2009，25（1）：11–12+59.

别出、逐层细分的各级分支结构。

北京中医药大学[1]运用现代生物学语言与技术，在学术上对传统中医基础理论做了发展与创新。明确提出络病理论框架包括络脉系统、络病机制两个基本体系；阐明了“瘀毒阻络”是络病形成的共性病理基础，为中医异病同治的理论了提供科学依据；首次提出“血管内皮损伤是络病发生的物质基础”新见解；首次在论述中医络病理论中涉及了大量的现代生物学内容，是对中医基础理论进行自我更新与完善的大胆尝试。该研究丰富了络病的证治内容，对于推动中医学现代化进程，揭示疾病的本质和提高对疑难病症的辨证论治水平有着十分重要的意义。该项目 2005 年作为基础理论项目通过评审。

福建省人民医院衡先培团队[2]从理论上系统地研究了叶天士络病理论。并提出新病久病皆可入络、治络病应分在气在血、在阴在阳、在脏在腑两个新见解。相关实验研究探明提高痛阈与耐痛阈，降低血液黏度、红细胞聚焦及刚性指数、红细胞压积、血纤维蛋白原，增加红细胞表面电荷是通络治法尤其虫类通络法高效、速效的重要机理。临床观察了虫类通络法治疗神经痛 67 例，总有效率 92.5%。有关工作被认为使叶氏络病理论及通络治法系统化并跨入现代认识水平，形成了络病学说，提高了中医对疑难杂症、危急重症尤其是痛症的诊治水平与疗效。成果 2004 年作为应用技术已被多处引用与收录。

---

[1] 中医络病理论及现代生物学内涵研究．北京中医药大学，2005.

[2] 衡先培，郭子光，郑健．叶天士络病理论及通络治法研究．福建省人民医院，2004.

河北医科大学医药研究院吴以岭[1]团队，对中医学脉络与西医学血管系统之间的相关性进行探讨。首先通过回顾中医文献分析了“脉”的概念迁移：经络学说形成之前“脉”为“经”之概念，在《内经》中“脉”之概念具有双重含义：一是经络系统运行血液为主的通道，二是一个独立实体脏器—奇恒之腑。吴以岭院士带领的团队[2]通过回顾中医文献，分析了“脉”之概念变迁，探讨了“脉”作为独立实体脏器必然具有的结构、功能及自身代谢特点，指出脉与血管、脉络与中小血管、微血管包括微循环在解剖结构上具有同一性。由此而提出“脉络－血管系统病”概念，并探讨动脉硬化为病理特征的缺血性血管病变的共性病理环节：络气郁滞或虚气留滞与神经内分泌免疫调节功能异常及血管内皮功能障碍，脉络瘀阻与动脉粥样硬化，脉络绌急与血管痉挛，脉络瘀塞与血管堵塞或闭塞，并论述相关治疗方药，有助于运用中医络病理论指导血管病变的治疗提高此类疾病的防治水平。

据此，吴以岭院士带领的团队深入探讨了“脉”作为独立实体脏器必然具有的结构、功能及自身代谢特点，指出脉与血管、脉络与中小血管、微血管包括微循环在解剖结构上具有同一性。由此而提出“脉络－血管系统病”，有关课题获得了国家重点基础研究发展计划项目（2005CB523301）

---

［1］ 吴以岭."脉络－血管系统"相关性探讨［A］. 中华中医药学会络病分会. 络病学基础与临床研究（2）——第二届国际络病学大会论文集［C］. 中华中医药学会络病分会，2006.

［2］ 吴以岭."脉络－血管系统"相关性探讨［J］. 中医杂志，2007，48（1）：5-8.

支持。脉络系统理论的提出为临床诊疗提出了新的解释途径。吴氏[1]团队依托国家重点基础研究发展计划项目（2005CB523301、2012CB518606）并溯源探流，厘清经脉、经络、脉络、络脉等概念，提出经（气）络与（血）脉络共同构成完整的经脉理论。系统构建对于血管病变防治具有重要指导价值的脉络学说，提出了脉络学说核心理论—营卫承制调平，系统阐述了脉络病的发病、病机、辨证与治疗。该团队多年来以“营卫承制调平”为指导，开展了“脉络—血管系统病”生理、病理基础与临床循证研究，在缺血性心脑血管病、心律失常、慢性心力衰竭等重大疾病的防治方面取得了显著进展。

首都医科大学附属复兴医院侯湘[2]曾采用临床诊疗方法，开展了经脉的相关研究。应用频率电流、磁效应、玻璃酸酶注射等治疗手段，在相应躯体压痛点穴位治疗，主要针对血管性头痛等常见慢性疼痛综合征，还有如慢性咽喉炎、早期高血压、面肌麻痹、眩晕症、低热症等慢性病症进行治疗前后疗效及经脉反应的观察，观察项目为肢体循经脉阻抗血流图测试。试验结果均显示治疗后血流图出现相对应病情好转的变化。基于此侯湘提出了中医经络系统与细胞外间质网络系统存在相关性，以及中医经络系统功能活动与机体外周性调节功能具有相关性的观点。

---

[1] 吴以岭，魏聪，贾振华，等.脉络学说概要及其应用[J].中医杂志，2014，55（3）：181-184.

[2] 侯湘.中医经络系统功能活动与机体外周性调节功能活动的相关性的探讨[C].中华中医药学会、南京中医药学会、南京市中医院.中医药现代化与科技创新高层论坛暨第二届金陵名医论坛论文集.中华中医药学会、南京中医药学会、南京市中医院：中华中医药学会，2007.

4. 经络体系与神经科学、脑科学联系的研究

经脉脏腑与脑相关体现了作为整体的人的功能调控途径。在神经科学高度发展的今天，用现代医学语言阐释传统中国医学，经脉脏腑与脑相关研究无疑将会起到积极的促进作用。经脉脏腑相关不仅是经络理论研究的核心，更可能是中西医理论结合的突破口。

西安交通大学医学院牛汉璋[1]团队开展了十六年的神经生物学及中医学交叉领域研究工作。团队对从初级感觉传入在脊髓背角的会聚、感觉神经的传出效应及其与经络实质的关系等三方面对初级感觉传入及其传出功能进行了深入研究。课题以大鼠为研究对象，主要研究包括初级感觉神经元的传入会聚，主要观察刺激支配皮肤、肌肉、内脏等不同组织的感觉神经在脊髓背角的会聚情况。在初级感觉神经元的传出效应主要观察初级感觉神经元的传出效应包括轴突反射效应和背根反射效应两个方面。课题研究将初级传入神经的传出功能与经络活动结合起来，而且用长轴突反射和背根反射机制解释经络实质。有关成果作为基础理论研究课题2002年通过评审，并达到国际先进水平。

湖南中医药大学易受乡团队成员[2]在2005年开展了采用同步记录胃窦平滑肌及胆囊Oddi括约肌肌电活动方法基础研究工作，研究结果发现针刺足阳明经与足少阳经（穴）均

---

［1］牛汉璋，朱忠良，曹东元，等．初级感觉神经元的传入、会聚及其传出效应［Z］．国家科技成果，2002.

［2］严洁，针刺足阳明经（穴）对胃影响的信息传导通路与物质基础的研究［D］．湖南中医药大学，2005.

可影响胃及 Oddi 括约肌肌电活动，但对所属脏腑的影响存在程度上的差异。进一步证实了针刺足阳明经（穴）对胃电活动影响、针刺足少阳胆经对胆囊 Oddi 括约肌肌电影响与 CCK、MTL 等脑肠肽有关。发现针刺激发的信号可能通过脑肠肽类物质作用于胃窦平滑肌细胞，通过相应受体及受体后信号转导过程，影响胃运动功能。2006 年相关团队依据经络现象的基本规律并结合现代胃肠生理学中的脑肠肽学说，在国内率先提出“经脉－脏腑肽能神经相关假说”，并从外周与中枢两方面对肽能神经在足阳明经与胃相关中的作用进行了全面分析，阐明了针刺足阳明经穴可调节胃运动，改善胃肠动力障碍；调节胃黏膜保护物质的释放，促进胃黏膜损伤的修复。发现足阳明经与胃联系的外周通路与肽能神经通路关系极为密切。发现针刺传入信号进入延脑孤束核（NTS）后通过激活 SP 能神经对胃功能起调整作用。该项目深化了针刺对脏腑调控过程及机制的认识，丰富了针灸经脉——脏腑相关理论的科学内涵。从针刺→脑肠肽→细胞膜受体→ G 蛋白偶联→胞内第二信使→生物学效应等多水平阐明经穴与脏腑联系的通路及物质基础，深化了针刺对脏腑调控过程及机制的研究，丰富了传统针灸对经脉——脏腑相关理论的认识，促进了针灸作用机制和经络理论的研究[1]。

近 10 余年，脑功能磁共振成像技术（BOLD–fMRI）因其无创性、脑中枢整体性、功能成像与结构成像相结合的优点，越来越多地应用于针穴脑效应及脑机制的研究。fMRI 已成功地检测到正常人及病人针刺穴位时的脑功能动态变化，发现针刺诱导产生了脑皮层

[1] 易受乡，张泓，严洁．针刺足阳明经（穴）对胃平滑肌细胞脑肠肽受体及受体后信息转导的研究．湖南中医药大学，2005.

及皮层下灰质核团广泛的功能活动。针刺治疗作用具有整体性和双向性调节的特点，这种调节作用可能受到中枢神经系统的支配。与以往技术不同的是，脑功能成像能够在无创条件下，动态地在活体和整体水平上来研究脑功能和物质变化，有助于从系统、组织、细胞、分子等各个水平上揭示针刺穴位的中枢机制，实现功能可视化，并最终做到针刺生理效应的模拟有重要的意义。脑功能成像技术有助于研究针刺对中枢神经系统的作用，对进一步揭开穴位和经络现象的实质以及与周围神经的关系等被认为将有较高的价值。

BOLD-fMRI的生理基础是通过新陈代谢的变化间接地反映神经系统的活动。血流动力学反应与脑神经活动间存在着密切的联系，其原理是当神经元兴奋时，电活动引起局部脑血流量（cerebral blood flow，CBF）增加，局部血液氧含量增加，也就是说，神经元兴奋能引起局部T2加权像信号增强，即可以通过T2加权像信号反映局部神经元活动。武汉市中西医结合医院张蔚团队成员于2009—2012年期间开展了“利用针刺足三里穴探讨BOLD-fMRI与针刺腧穴的相关性研究”[1]，研究所获成果显示脑功能成像技术有助于研究针刺对中枢神经系统的作用，对进一步揭开穴位和经络现象的实质以及与周围神经的关系等将有较高的价值；该课题研究利用脑功能成像能够在无创状态下，动态地在活体和整体水平上来研究脑，该成果技术成熟，可用于临床检查病人及健康体

[1] 张蔚，利用针刺足三里穴探讨BOLD与针刺腧穴的相关性研究.武汉市中西医结合医院，2012.

检者，安全可靠，该项目 2013 年作为应用技术通过鉴定。

大脑、中脑边缘系统、丘脑、外周神经、植物神经、末梢神经网络、神经递质、胶原及各种间充质体液及各组织器官和细胞内分泌系统等有形或无形成分被认为都是经络的载体，都参与了能量信息系统与物质系统的连动过程，有关观点已经达成共识。唐有为[1]等提出针刺不仅对异常的免疫功能具有调节作用，对正常免疫系统也有作用，表现为血管通透性增强，肥大细胞、血小板活性增强，产生 IL-1、IL-2、IFN-γ 等细胞因子。胡格[2]等依托教育部高层次创新人才基金资助相关项目开展了研究工作，提出人体存在经络-神经-内分泌免疫网络，认为针刺是一种综合、整体调节，具体通过影响这个网络而发挥免疫调节作用。在这一体系中，腧穴是信息的反应点和接收点，经络系统主要输送和传布信息，神经系统则是其输转信息的中心和枢纽；内分泌系负有整合信息、交换物质的功能，而免疫系统则是针灸作用的效应组织、器官。

福建中医药大学陈立典团队依托国家973计划资助项目（2010CB534910）、福建省卫生教育联合攻关计划项目（WKJ2008-2-52）以青年健康人为研究对象，以 fMRI 技术为研究仪器，观察分析子午流注纳支针法运用于足阳明经原穴和合穴的脑功能成像与运动功能的相关性，为针灸临床按时选穴治疗提供数据支持，间接地为

[1] 唐有为，陈淑红．针灸与免疫系统［J］．国外医学·中医中药分册，1998（1）：21-25.

[2] 胡格，段慧琴，穆祥，等．经络系统与免疫-神经-内分泌网络间的关系［J］．北京农学院学报，2002，17（3）：66-68.

后续“治痿独取阳明”理论研究奠定基础[1]。项目纳入健康青年志愿者15例，每例志愿者均需接受3次fMRI扫描，共计45次，每例志愿者的3次fMRI扫描为：①辰时左侧针刺足三里和冲阳（按时按穴组）；②申时针刺左侧足三里和冲阳（非时按穴组）；③辰时针刺左侧足三里外1～2cm和冲阳外1～2cm（按时非穴组），每组共计15次扫描。观察在生理状态下，按时按穴组、按时非穴组和非时按穴组的脑fMRI成像的异同，并探讨针刺后相关脑区的状态改变与运动功能的联系。结果显示：按时按穴组脑fMRI成像表现为左侧颞上回、右侧中央后回、右侧小脑后叶和小脑扁桃体、右侧岛叶的激活；按时按穴组脑fMRI成像表现为右侧前额叶和右侧颞中回的负激活。非时按穴组脑fMRI成像表现为左侧额中回、左侧顶叶楔前叶、左侧顶叶楔前叶白质、左侧扣带回皮质、左侧扣带回脑白质、右侧中央前回、右侧枕叶楔叶、右侧扣带回脑白质的负激活。按时非穴组脑fMRI成像表现为左侧额上回、左侧额中回、左侧额下回、左侧颞上回和右侧岛叶的激活。总结：按时按穴组脑fMRI成像存在脑区的功能激活/负激活，非时按穴组仅存在脑区的负激活，按时非穴组仅有脑区的激活；三组存在不全相同的脑区变化情况。本试验中，只有按时按穴组激活了与运动功能相关的右侧小脑，另外还激活了与运动功能息息相关的右侧中央后回、右侧岛叶。小脑的功能主要是调节躯体平衡和肌肉张力（肌紧张），以及随

---

[1] 杨春梅，陈立典，陶静，等.从现代康复医学角度谈治痿独取阳明[J].辽宁中医杂志，2011，38（11）：2179-2181.

意运动的协调；中央后回则对恢复瘘病患者深浅感觉尤为重要；岛叶则能诱发躯体感觉。研究结果显示穴位刺激与脑区的激活密切相关，研究应用 Bold-fMRI 观察子午流注纳支针法针刺健康青年人左侧足三里和冲阳穴可以明显有效地激活右侧小脑、右侧岛叶和右侧中央后回，这些区域的激活将对于协调躯体平衡和肌肉张力、肌紧张，以及随意运动有一定的作用，该研究同时能为子午纳支法的经络系统研究提供了有效的数据支持。

北京中医药大学朱兵团队[1]依托国家中医药管理局项目（2000-J-Q-16）等多项课题开展了循经感传相关的研究工作。团队应用多导电生理技术证明，循经感传现象伴发有循经肌电发放，从而使循经感传现象有了客观化指标。结果：循经感传现象的出现与循经肌电的步进速度同时出现，循经感传轨迹与循经肌电步进在同一位置中。臂丛神经阻滞后，循经感传和循经肌电信号一同消失，表明这些现象有赖于中枢的功能完整。

中国中医科学院广安门医院、针灸研究所方继良团队依托科技部“973”课题、国家自然科学基金、北京市自然科学基金以及美国国立卫生研究院替代医学中心国际博士后课题等项目，开展了针刺与脑功能相关性的系列研究。团队成果如下：①发现手法行针可调制“边缘叶-旁边缘叶-新皮层脑功能网络”（limbic-paralimbic-neocortical network，LPNN）。课题组在世界多个地方的不同种族的人进行了 fMRI 实验观察，其中包括德国（13 人 39 次）、中国（10 人 40 次）、美国（45 人 135 次），分别在足三里、合谷、太冲、丘

[1] 朱兵，徐卫东，李宇清，等．循经感传伴发的循经肌电发放［J］．中国中医基础医学杂志，1999，5（8）：44-47.

墟、行间、内庭穴以及假穴针刺，并采用SPM、AFNI技术处理功能数据，建立了fMRI数据采集、脑解剖功能配准、功能图像处理、针灸激活及负激活脑区的标准定位、针感主观定量的规范研究方法。分析得到手针激发的特征性脑功能网络。②发现电针特征为激发“边缘叶－前额叶网络”。共研究了根据经络、组织、脊神经节段配对的5组穴位（21例210次fMRI），首次研究了腹部穴位中脘、关元、水道；建立了在高强磁场中电针的安全技术；采用脑功能网络短程和长程连接的新方法；分别研究了留针时、电针时、电针后的脑功能。电针不同穴位出现了边缘叶－前额叶负激活、短程连接明显增强，且此网络属于LPNN的核心部分。③针刺调制LPNN的效果得到临床验证：耳针通过孤束核－边缘叶通路作用于抑郁症脑网络。电针耳内脏区（耳甲迷走神经）（正常人16例，抑郁症33例），发现脑干孤束核、蓝斑核、边缘叶结构的明显负激活为主的效应，说明耳针可作用于抑郁症异常脑区；同时，耳针疗效与脑网络显著相关。该研究组用耳针治疗抑郁症患者4周（治疗组19例，对照组16例），发现耳针作用的默认网络脑区与抑郁症异常脑区的功能连接与汉密尔顿抑郁评分变化明显相关；手针治疗功能性消化不良有效（针刺30例，假针刺30例），发现内脏调节脑区功能连接与临床评分变化相关，并与脑肠轴的血清胃泌素、胃钡餐造影动力指数改善相对应。其可能的机制是LPNN与脑默认网络、情绪网络、内脏调节的关键脑区相互重叠。④发现得气针感与脑区功能关联、得气与疼痛出现相对抗脑功能变化。课题组发表文章29篇，其中SCI论文16篇，最高影像因子

10.255（Biological Psychiatry），并被该杂志作为2015年的重要发现加以全世界推荐此新的简易价廉的抑郁症体表物理疗法，最近又被Science杂志引用；24篇论文他引420次，SCI引用306次，单篇79次，受到国内外同行广泛认同，目前已经在全国多家临床医学院教学及医院临床中广泛推广应用。该课题组运用脑功能成像fMRI新技术，在长期从事脑器官水平针刺机理研究中，结合脑科学最新进展，凝练出针刺的显著特点是调制边缘叶－旁边缘叶－新皮层脑功能网络（limbic–paralimbic–neocortical network，LPNN假说），并提供了从基础到临床的一系列脑功能影像研究证据。[1]

目前，有关团队认为国内外此交叉领域的工作较为零散，还没有较为完整的对手针、电针、体针、耳针的系列研究；使用fMRI技术开展针刺综合研究流程不系统、不规范。同时，理论研究工作不系统，国内外此领域研究工作最初是美国哈佛大学Hui最初提出边缘叶系统外，其他只是证实，或是零散提出其他脑网络，如感觉运动网络、杏仁核网络等，还没有较为系统和完整的对针灸脑功能网络以及进一步深化的作用机制和临床观察的研究报道，所得到的结论也较局限。现象与机制研究脱节，研究工作大多只专注于fMRI穴位脑特异性，与针灸临床应用脱节；以往工作不注重从效应到机理循序渐进的研究，或机制研究还没直接针对针刺临床效应，或得出研究结果后并没有临床验证和应用。

（五）人体经络系统的自稳态调节

不少临床研究都已证实针刺特定经络穴位对相关脏腑功能具有

[1] 方继良．针刺调制脑边缘叶—旁边缘叶—新皮层环路的fMRI研究．中国中医科学院广安门医院，2012.

双向调节的作用，王渊[1]通过实验证实针刺对于功能性腹泻和功能性便秘模型大鼠均有治疗效果，且论证了针刺对影响肠道状态的6种物质具有双向调节作用。促进胃肠运动型脑肠肽常见的有胃动素、胃泌素GAS、P物质等，和抑制胃肠运动型脑肠肽如血管活性肠肽VIP，生长抑素SS等。针刺使功能性腹泻大鼠促进胃肠运动性脑肠肽分泌量降低，使抑制胃肠运动型脑肠肽分泌量升高。针刺对功能性便秘的脑肠肽分泌量影响相反。说明针灸具有恢复机体稳态的“双向调节效应”，该效应可在经络腧穴理论指导下，根据配穴的功能特性通过穴位组合及刺激方法来实现。

广州中医药大学杨路[2]通过针刺高、低血压大鼠模型非穴与原穴发现对其血压调节具有双向调节作用，且原穴对血压的双向调节要优于非穴。广州中医药大学许明珠[3]针对模型大鼠葡萄糖代谢异常的病理状态，发现针刺太溪穴对于葡萄糖代谢异常降低的脑区有使之代谢增高的正激活效应，对于葡萄糖代谢异常增高的脑区有使之代谢降低的负激活效应，体现了针刺的双向良性调节效应。同时得出经穴的双向良性调节存在特异性，其双向良性调节作用较非经非穴点明显，且与病理机体状态密切相关，具有明显的靶向性。这种双向

---

［1］王渊．电针不同穴位对功能性肠病大鼠双向调节机制初探［D］．南京：南京中医药大学，2013.

［2］杨路．针刺十二原穴对高、低血压大鼠模型血压影响的经穴效应规律研究［D］．广州：广州中医药大学，2008.

［3］许明珠．基于脑功能成像技术探讨针刺太溪穴的双向调节效应机制［D］．广州：广州中医药大学，2013.

良性调节作用的实现依赖于相关脑区的整体调节。李莉[1]等则通过实验证明了递增的高强度运动负荷可使下丘脑－垂体－性腺轴的性激素分泌功能受到抑制从而导致雌性大鼠运动性闭经。而针灸可以提高激素内环境的稳定能力，使垂体—性腺轴功能得以改善。针刺加艾灸并且对神经内分泌中枢激素和外周激素均具有良性调节作用。

四川省中医药研究院针灸经络研究所董新民团队[2]开展了不同刺激强度和治疗方法的退热效应和中枢反应差异性研究。具体方法是对比强与弱电针、轻与重按摩手法的退热、散热、相关中枢的反应，逐一分析其与穴位不同感受系统的关系。研究结果发现弱电针、轻手法的退热、散热及中枢反应的作用微弱或无效，强电针和重手法的效应则均显著，结合前期工作掌握的感受性组织与刺激反应的关系，可以表明，针刺、按摩的退热作用即有效作用，主要是通过穴位细纤维性感受系统产生的。提出有效的穴位作用引起有效的穴位感受系统发生反应，才能达到有效的治疗效果。所揭示的规律，对针灸学科的科研、临床、教学的发展都能起到推动作用。有关工作 2005 年通过验收。

（六）经络系统治疗原则的研究

通过不断地认识研究，不少学者医家将经络系统赋予了更高的作用价值，使经络学说在理论上上升一定高度，给予了经络学说更高的评价。

---

[1] 李莉．针灸对大鼠运动性闭经调节作用的实验研究［D］．广州：广州中医药大学，2011.

[2] 董新民，董泉声，张晓琼．针刺与按摩穴位的有效作用之机理研究．四川省中医药研究院针灸经络研究所，2005.

安徽中医学院经络研究所孟昭威[1]提出了人体存在的四种平衡系统，第一平衡系统骨骼神经起快速姿势平衡，第二平衡系统植物神经起内脏活动平衡作用，将经络系统作为第三平衡系统，作用为调节体表内脏间平衡，第四平衡系统为内分泌系统，起全体慢平衡的调节作用。其将经络系统纳入人体的平衡系统赋予了经络系统具有实际作用价值的名称。

北京中医学院陈子富[2]认为人体经络系统是体内定向自动控制系统，其系统具有行为性。他提出疾病概念应由获取微小经络系统行为偏差开始，有一个从行为偏差到功能变化、形态改变以致死亡信息出现的过程。经络系统的各种行为，在各种致病因素作用下出现偏差则发生病理变化。经络行为偏差即为人所感知的疾病信息。由正常生理状态变为病理过程的最初阶段，为疾病发生的第一期，为行为偏差期；之后随着疾病信息量的不断增加，系统行为偏差加大，逐渐引起功能变化、形态变化，使疾病过程进入功能变化期和形态改变期；形态改变所发放的疾病信息在失控的状态下继续加大，导致引起整个生命崩溃，进入第四期死亡期。陈子富认为中药复方、针灸、按摩、气功等疗法在本质上都是激发经络的定向自动控制系统内部负反馈调节的恢复与增强，从而收到纠正经络行为偏差的效益，使偏离控制目标的疾病信息得以消除，使经络行为重新回到控制目标上来，并将此诸多与经

---

[1] 孟昭威．第三平衡系统——经络系统［J］．中国针灸，1983（1）：25.

[2] 陈子富．经络系统与人体行为医学［J］．中国针灸，1988（6）：20.

络系统相关的治疗方法化归于人体行为医学治疗学的内容。

贵阳中医学院吴元黔[1]曾提出中医的针灸、气功疗法实质上是一种能量医学疗法。从能量医学疗法的观点看，经络系统中运行的所谓经气，其实质乃是一种能量流。经气的运行乃是一个能量传递的过程。针、灸等治疗的本质则是一种信息和能量的输入和传递，通过这种信息和能量的输入和传递去增强、减弱或者改变经气这种能量流的质和量，从而达到使发生异常的能量流恢复正常，即治病疗疾的目的。

安徽中医学院附属针灸医院邢江淮[2]等通过试验得出急性上呼吸道感染病人的肺经左右侧井、原、合三穴失衡水平增高。冠心病患者主要以心包经失衡表现为主，而消化系统疾病患者则以脾经、胃经和三焦经失衡为主。同时还发现发生疾病时，主藏经和表里经均会受累。而气功通过经络系统来实现对人体的调整作用，用经络失衡仪对 72 例慢性疾病患者两上肢三阴、三阳经线皮肤电阻失衡水平和偏离中位值进行观察和分析，结果验证患者经气功锻炼后各种自觉症状明显好转，心包经、三焦经、小肠经、大肠经失衡水平降低，得出气功能调整经络系统的平衡从而达到防病治病的作用。

中南林学科技大学何旭初[3]提出假说，人体经络现象产生与

---

[1] 吴元黔．对中医学气和经络传统理论的一些新认识［J］．贵阳中医学院学报，2009，31（3）：83-86.

[2] 邢江淮．气功对经络系统的平衡调节作用［J］．安徽中医学院学报，1992，11（2）：40-42.

[3] 何旭初．经络之谜有望破译，人类平均寿命将再延长十年——经络学说形成原理的假想和与中医学理论的关系及应用前景［J］．健康必读月刊，2010（1）：8-19.

生物电有关，阴阳形成的物质基础也与生物电密切相关。当机体处于病理状态下时，生物电处于失去平衡的状态。何氏通过实验对各种不同条件、不同病情的123人次，运用经络测定仪测得疾病相应十二经络的平均值，结果发现疾病所对应相关脏腑的十二经脉在数值上较非疾病经脉数值更高，与中医理论的经络向内联络脏腑理论一致，得出结论证明脏腑活动变化与相应的经穴有着密切关系。基于此，何旭初认为中药在治疗作用上一方面补充身体必需的营养物质，另一方面作用于身体不同组织器官的交感和副交感神经，通过影响生物电的强度调节其活动。通过君、臣、佐、使的配伍方案使全身生物电恢复平衡，恢复患病组织器官的生命活力达到治病的目的。何氏将经络系统上升为四种平衡系统、定向自动控制系统、能量医学疗法、生物电平衡调节均论述了经络系统所具有的调整人体功能使之维持正常的治疗原理。针灸通过辨证论治配穴法刺激穴位下肌梭或游离神经末梢，兴奋交感神经，使穴位局部生物电位增高产生“酸、麻、涨、热”等针感，脏腑器官产生的生物电和体表穴位受刺激产生的生物电通过经络相互投射，相互产生作用与反作用。从而调节生物电的平衡状态，使组织器官功能恢复正常达到治病的目的。

经络学说认为疼痛的产生是人体经络某一部分发生阻塞，使“经气”不能正常运行的结果。若在其经络上选取某些穴位，进行针刺治疗，可达到疏经络止痛的效果。现代医学研究认为，针刺可调整机体功能，保持内环境稳定和统一，激发机体对某些内源性镇痛物质的释放，对传导疼痛信息的某些神经传导经路和神经中枢产生抑制效应，从而具有止痛的作用。子午流注学对辨证的指导意义，在于提示发病时间、病位浅深、疾病属性及预后转归，为中医辨证论治提供可靠的依据。根据不同的时间选择不同穴位，将疼痛疾病的患者来诊时间的年、月、日时干支推算出来，然后结合人体十二经脉的流行和井荥输经合的五行相生规律而顺次开穴，从而更好地调整经络系统，充分发挥针刺的镇痛作用。在一定程度上填补了空白，本研究为治疗疼痛提供了新的手段。

（七）人与自然界的整体性以及经络系统的开放性研究

中医认为，人体是一个整体，同时人与自然界也是相互统一的整体，人体自成整体的同时，不可避免地与自然界进行物质和能量交换，受自然界时空气候等的影响。经络系统也因具有开放性的特点，在电磁理论上与自然界相互通应。

浙江大学、福建师范大学开展多学科合作，团队成员杨洪钦等多学科团队[1]依托国家自然科学基金项目（60178022）、福建省自然科学重大基金项目（2002F008）从物质相互作用和中医学整体观方法论的角度探讨经络实质问题。该团队提出用生物信息熵及其场来分析外周动因激发假说中的外周动因问题，指出经络系统是能量和信息的传输通道，且能量与信息在其中只能以孤立子的形式传输，最后对红外热成像技术及激光共聚焦扫描显微术作为现代经络进一步研究的手段提出了思考与展望。

---

[1] 杨洪钦，谢树森，陆祖康．经络系统中的生物信息熵及其场［J］．福建师范大学学报（自然科学版），2005，21（4）：55-57.

中国人民解放军第三三医院聂峰[1]团队依托广西卫生厅中医药民族医药自筹经费课题（gzzc1235），观察针灸干预肾移植术后急性肾小管坏死（ATN）的疗效并探讨移植肾与受体经络的络属情况。其将肾移植后ATN患者72例随机分为随证组、脾经组、肾经组和对照组，综合辨证选穴进行针刺干预。结果与对照组比较，3个针灸干预组针灸治疗2周后尿量更多、术后1月血肌酐更低、尿量增长至1500mL/d及血肌酐降至200μmol/L水平所需天数更少。研究结果得出针灸干预可使发生ATN的移植肾功能更快更好地恢复的结论。从另一层面反映出经络具有联络脏腑，调节内脏器官功能状态作用，课题组认为移植器官可与人体重建经络脏腑联系，构成新的人体整体性。

杭州大学生命科学学院张长林教授[2]在德国与德国生物物理研究所所长波普教授（F.A.Popp）和中国科学院物理研究所李克学教授一起进行生物电磁信息（elotor-magneticbio-information）和相干态（coherentstate）的研究，张氏与其团队获得经络系统的背景是人体内一个连续分布的电磁驻波叠加而形成的三维干涉图（interferene pattern）的成果。古人所发现的经络系统是这一干涉图的主体部分，即大多数经络和腧穴只是这一电磁驻波干涉图中的“脊线”和“结点”。他提出

[1] 聂峰，杨茜芸，邓凯文，等.针灸干预肾移植术后急性肾小管坏死疗效观察及"经络移植"理论探讨[J].中华中医药杂志，2015，30（7）：2551-2553.

[2] 张长琳.电磁驻波叠加作为经络系统的背景[J].针刺研究，1995，20（4）：52-60.

耳针、鼻针、脚针等“全息现象”（holographiephenomenen）与“自相似嵌套结构”（self-similari-yt）相对应。干涉图案每一点都包含有来自于不同脏器和身体不同部分的所有基波的信息，即全息信息。因干涉图中不同点上所含各部分信息比重不一则解释了特定腧穴与特定脏腑的对应关系。另外，其从电导变化对子午流注进行了连续的观察，发现穴位上出现周期性变化的电导，表明“子午流注”确有其电生理基础，同时也说明由电磁主波形成的穴位状态会随着人体生理病理状态和日月运行等外界周期性变化而消长，人体的场受着自然界场的影响。这一发现论证了经络系统存在的全身系统性，以及整体观上人体与自然界磁场相通的系统性，并且其全息现象的解读与传统中医不谋而合，为指导临床的理论提供了有力的证据。

黑龙江中医学院程为平[1]基于耗散结构理论提出了经络系统是具有开放性、有序性、非平衡稳定性的系统。耗散结构理论认为，作为开放系统的任何生物体，为了获取负熵流，维持非平衡的有序结构，必须与外界交流物质与能量。这种交换交流，即新陈代谢是生物体或耗散结构存在的基础。

（八）经络系统的设备研究

中医药的发展，必须在继承的基础上加以创新。经络电信号含有丰富的人体生理和病理状态信息，对这些电信号的判读在中医经络科学研究及其临床诊断应用方面有着重要作用。作为一个新兴的交叉学科，现代中医经络电特性研究是将传统的经络学与信息科学结合起来，提取其电阻抗特征来研究人体经络的内在规律以及其与

---

[1] 程为平．试论经络系统与耗散结构理论之关系［J］．针灸学报，1985（1）：7-9.

人体生理状态的关联特性，以探讨经络的实质。人体穴位静电荷的变化可以反映人的疾病情况，20世纪90年代安徽中医学院刘维平团队[1]应用计算机对人体穴位分电荷进行数据自动采集的系统，该系统软件特色被认为具有通用性强，具有良好的操作界面。在经络静电荷检测基础上，课题组[2]研制了高灵敏微型静电荷传感器系统。结果表明，经络静电荷检测可反映经络脏腑相关的规律，胃电图离散度与经络电荷失衡度有某种相关性。

当前经络电阻抗特性研究虽取得了一定的成果，但是仍存在很多问题，还处于一个起步阶段。一方面，经络电信号是一种非线性非平稳的频谱时变的微弱信号，且其背景噪声很强，这使得经络电信号的有效、准确检测和采集非常困难；另一方面，缺乏有针对性和更为有效的信号处理与分析方法，特别是缺乏经络电阻抗特性的特征提取和模式分类方法，导致经络电阻抗特性的挖掘和发现不是理想的最优结果。北京邮电大学余重秀[3]团队针对这些问题展开了跨学科研究和创新，课题组对经络电阻抗信号的自动检测进行了研究，以生物阻抗技术为基础，设计数据采集模块、激励信号源等硬件，建立一套基于四电极法的人体经络电阻抗测量系统，团队利

---

[1] 刘维平，顾新建，许冠荪．人体经络静电荷检测的计算机数据采集［J］．计算机应用研究，1996（4）：81-82.

[2] 许冠荪，王振玖，张道芹，等．人体经络静电荷检测研究［J］．安徽中医学院学报，1997（2）：46-48.

[3] 秦建华．经络电阻抗特性的特征提取及模式分类方法研究［D］．北京：北京邮电大学，2013.

用巴什瓦定理确立激励信号的不确定谱模型，采用二层遗传优化算法求解其鞍点解，解决系统的激励信号畸变问题，提出一种基于稳健匹配滤波的激励信号不确定度去除方法，并对其进行了理论分析。在此基础上，对单经穴电阻抗特性的特征提取进行了研究。建立了一种基于 AR 参数模型的单经穴电阻抗特征模型，分析模型的定阶准则和求解算法，并重构其信息的 AR 谱结构特征，进行仿真比较。为了解决单经穴原始特征集的冗余问题，提出一种基于遗传算法的经穴电阻抗特征优化方法，研究了其编码方案、适应度函数以及其个体的选择、交叉变异等算子，并实验验证了算法的有效性……研发结果表明基于决策有向无环图方法的经穴电阻抗特征分类方法更能有效地提高其分类识别率。课题组并对经络系统的整体演化特性进行了研究。研究了经络系统的信息本原实质及其信息流过程；在时间、空间和状态上通过对经络系统离散化构建经穴元胞及空间，制定其状态演化更新规则，进而提出一种基于元胞自动机的经络系统演化模型，仿真结果表明该模型能有效地仿真经络系统的自循环、自组织、自演化等特性。

上海康乾医疗科技有限公司费伦[1]等于 2004—2007 年进行了 KQ-2000ieam 经络针灸治疗工作站的研发工作。较全面地研究针灸技术的传统理论和作用机理，创新性地运用当代高科技手段与方法，在针灸治疗机理——经络基础理论研究及与其理论相结合的治疗器具研发方面取得了局部突破。所研发项目以系统形式涵盖了特征红外温灸、声波电针、计算机模拟针刺手法、经络导平仪、导引按跷

[1] 费伦，胡颖，马承志，等 .KQ-2000ieam 经络针灸治疗工作站 . 上海康乾医疗科技有限公司，2007.

手法和治疗实时显示六项诊疗技术，并可通过备用模块接口，结合当今国际医疗界广泛使用的现代医疗技术，如激光、磁疗、毫米波镇痛、超声波美容等，具备单机、联机、局域网、计算机联网四种使用方式。不仅有覆盖临床各科、各病种的标准处方，而且医生也可自拟经验处方和治疗方案。相关研发成果将传统针灸技术及器械进行系统性整合和创造性物化，实现热、光、电、声、力等物理效应的综合应用，并能有针对性地实时反馈治疗过程中机体的生物学反映，实现人机互动，充分发挥医生在施治过程中的主观能动性，体现了中医重视个体差异和对症下“药”的辨证施治思想，提高中医诊疗水平。项目产品经业内专家非正式评估，获得一致肯定和高度评价，被视为中医针灸器材的一大突破，2009 年作为国内领先的应用技术通过鉴定。

桂林电子科技大学、上海师范大学陈荣团队[1-2]承担广西自然科学基金委（桂科自 0728210）、国家自然科学基金（60572055）相关项目，开展了人体经络信息特征及信道模型辨识研究相关研究，团队通过对人体手太阴肺经进行电刺激，测取特定穴位以及非穴位响应。为了研究电信号在经络系统中的能量传输特性，定义了能量传输增益，并用此来度量经络穴位点和非经络点电信号能量传输效率。有关实验分析结果显示经络穴位点的能量增益均大于非经络点的能量增益，

[1] 谭永红，龚燕燕，陈辉，等．电信号能量在人体经络中传输特性的研究［J］．控制工程，2013，20（4）：643–646.

[2] 陈荣，谭永红，苏密勇，等．经络电信号的测量与分析［J］．微计算机信息，2010，26（11）：43–44+96.

由此可以解释经络是人体内能量传递的一种便捷信道。团队并开发给出了一种经络穴位信号的采集与处理系统。该系统以 AD620、OP07 等器件作为放大电路核心元件，针对经络穴位信号的特点，对由电极采集到的经络穴位信号，通过前置放大，将微弱的经穴信号高保真放大，并通过各种滤波电路滤除干扰，再经过采样变成数字信号在计算机中用 MATLAB 进行分析和处理。相关实验表明该测量系统可明显检测到经络的良导性，该测量系统为经络信息的进一步研究打下良好的基础。

为探讨经络的实质，首先必须对其理化特性进行研究，武汉大学依托国家攀登计划中经络研究项目开展了相关研究。该项目团队[1]特研制了一种多功能微区传感器（该传感器已获得国家专利，ZL97209556.X），并在此基础上研制成功一套“经络穴位探测分析系统”，将其应用于基础研究和临床实践。研究结果表明：用该系统测得的人体经络路径（走向）与用其他方法所得结果基本一致，且更为准确。人体各个腧穴各自具有各不相同的频谱特性。在健康人群中同一腧穴的频谱特性基本相同，但随个体的年龄、性别、胖瘦、工作类型（野外、室内、体力劳动、脑力劳动等）而略有差异。对病人而言，与该病变相关的同一腧穴的频谱特性则随病人病情变化而不同。根据以上研究成果，研究人体腧穴的频谱特性直接与人体生理结构、内分泌系统、免疫系统等有着十分密切的关系。临床实践亦证明该校所研制的“经络穴位探测分析统”不仅是基础研究工作的有力工具，而且在大量临床实践的基础上，进一步可将该系统开发成为疾病的诊断系统。除此之外，“多功能微区传感器”其频谱

[1] 经络穴位探测分析系统．武汉大学，2003.

响应从甚低频至整个声频范围，故该系统还可应用于人体的其他研究工作中，有关工作作为应用技术入库。

上海中医药大学刘堂义团队[1]2010—2012年应用绝缘针探测技术研究人体经穴内部电阻在留针过程中的动态变化特征。课题组应用Agilent 34401A数字示波器，并采用绝缘针灸针、普通针灸针作为探针，对健康在校大学生（年龄在17～29岁）进行了初步的试验研究，研究结果表明应用普通针进行穴位内电阻检测，电阻在5分钟之内呈现不断上升的趋势，可以从1.2MΩ左右上升到2.2MΩ左右，绝缘针测得电阻的变化情况有两种：①少数情况阻值在5min内维持于4MΩ左右不变，或在初期上升至4MΩ左右后维持不变；②多数情况电阻总体呈下降趋势，从4MΩ左右下降至2.5MΩ左右，或在初期呈现上升趋势，从3MΩ左右上升到4MΩ左右以后再下降至2.5MΩ左右；③应用绝缘针检测的穴位（或穴位旁）内电阻，要显著高于应用普通针的检测结果，但在留针后，两种检测方法的结果其差异没有显著性差异。课题组应用绝缘针探测技术研究中风偏瘫患者健、患侧肢体经穴电特性变化特征。为探测病理状态下人体穴位内电特性的变化特征，课题组对45例中风偏瘫患者进行了相关研究。研究结果表明：①中风偏瘫患者患侧肢体的穴位内电阻变化特征与正常人体呈相似趋势；②亦没有发现穴位与穴位旁的电阻差异；③只发现留针前后的电阻特性变化，未发现

[1] 刘堂义，杨华元，高明，等.基于"双极针灸针"探测技术的穴位电特性研究［Z］.国家科技成果，2012.

中风偏瘫患者患侧肢体穴位电阻与正体人体有显著性差异。课题组并进行了“双极针灸针”的研制与“单穴电特性数据分析系统”的研发。有关工作2014年通过了验收。

合肥力源科技发展有限公司林明团队[1]采用超高压、低频、交变波脉冲等技术，在核心技术上以超高压电脉冲调节人体的生物电子运动平衡状态的独特治病方法。项目组通过由治疗仪、诊断仪与计算机的分析、处理、控制组合起来，组成都市生物电子平衡治疗诊疗系统。该诊疗系统通过生物电子平衡治疗仪产生的数千伏高压超低频脉冲，根据患者各经穴导电量不平衡的情况，对人体多点刺激，整体治疗，输导受阻经络。使病理经络的导电量由不平衡向平衡状态转化，以达到中医所说的阴阳平衡而治愈疾病。有关工作2004年应用技术成果收录。2004年国内此类产品需求达5000台套，每年以30%以上的速度在递增，2007年产品需求量达10000台套，该公司生产2000台套占国内市场20%左右。该技术在超高压双向交变波功能、单向输出波5000V、双向交变波10000V、实行双组输出等方面填补了国内空白。其技术性能指标达到国内同类产品领先水平。

近年来，中医类诊断性医疗器械的研制促进了中医的数字化、客观化，能更广泛地服务于中医临床及科研。北京中医药大学基础医学院王晶[2]等依托科学技术部国家973计划（2011CB505400）、科学技术部国家“十一五”科技支撑计划项目（2007BAI07A23）

---

［1］ 林明，王理远，孙建华.SDP-501型生物电子平衡治疗仪（功能性电刺激仪）［Z］.国家科技成果，2004.

［2］ 王晶，杨学智，朱庆文，等.四诊合参辅助诊疗方法中经络腧穴模块的建立［J］.世界科学技术（中医药现代化），2011，13（2）：266-270.

等，开展中医原创思维与健康状态辨识方法体系的研究工作，并研制了便携式四诊合参辅助诊疗仪。课题组开发了BD-SZ便携式四诊合参辅助诊疗仪，通过脉诊装置、舌诊装置及四诊合参分析系统可对患者的健康状况根据中医理论进行评估，提供中医诊断的参考结果及中药处方建议，从而辅助临床治疗。为拓展中医药在国内及世界的发展和推广，突出该仪器的便携化特点，团队拓展深入并进行了指感施压和微阵列传感的脉诊信息获取技术等研究工作，在结合中医四诊合参辨证的基础上，整合开发经络腧穴模块，并得到了科学技术部国家“十五”科技攻关项目（2004BA721A09）、教育部创新工程重大项目培育资金（708016）等国家重大项目支持，为中医临床应用、教学及医生自我学习起到积极促进作用。

（九）小结

关于经络系统是否实质存在有着不同的观点，关于经络系统实质的研究有着较多的临床观察和实验，半个多世纪以来，我国研究人员在体表进行了大量经脉低电阻特性、循经声传导特性、经脉的光特性、热特性、磁特性、二氧化碳呼出量检测、钙离子和钾离子循经分布检测等研究，相关结果可逐步佐证经络系统的实质性存在。李志刚[1]通过对穴位定位方法、经络体系的形成和络属关系的本质几个方面进行剖

[1] 李志刚．穴位经络研究之感想［A］．中华中医药学会.2011首届国际扶阳论坛暨第四届全国扶阳论坛论文集［C］．中华中医药学会，2011.

析，尝试找出了在穴位和经络研究方面存在着的妨碍学者们形成统一和客观认识的几个关键性问题，这些关键性问题涉及穴位定位的准确性、经络的真假、络属关系的真假和层次以及经络的关键性结构基础所在。

通过大量的专家学者的实验、临床研究，经络系统的作用与实质已经越来越清晰，经络系统作为人体的一大系统，不仅有其自身的构成分布体系，还与人体其他生理系统紧密联系，可以说经络系统也依赖着人体多种功能的协同作用而形成自身的功能特点。即形成了经络感传的独特性涉及感传路线、感传速度、感传电位变化、感传低阻抗、感传与五官脏腑联系的特殊性以及针灸感传与疾病的相对特殊性等各个方面[1]。经络系统与人体的各脏腑组织器官、神经内分泌免疫网络、内外表里相协调配和联系，才共同组成了人体的整体性。在形成自身整体性的同时，因其具备的开放性耗散结构特点而不断地与外界进行物质能量交换，故在理论上升层面，将基于运用经络系统实现治疗作用的气功、按摩、针灸、中药复方划归为能量医学的范畴、行为医学范畴、自动控制系统等理论形成是具备生物物理学基础的。此外经络理论的电磁波理论研究的提出引入了场的概念，将经络系统在科学层面上与自然界联系起来，以及“相干态”的正常生理状态、全息现象的理论解释，均与传统中医经络理论不谋而合，将一直以来大众认为玄而又玄的天人相应、太极等理论落实到科学研究可认识的物理学与生物学层面，在科学与中医殊途同归，统一于“道”之一字具有不小的启迪贡献。亦为临床

[1] 邱茂良．针灸学［M］．上海：上海科学技术出版社，1993.

上运用可控可服之的治疗手段提供了方向，具有现实指导价值。相关团队所达成的共识则在于认识经络系统不能仅仅着眼于微观，更应着眼于宏观整体，人身的整体以及人与自然界的整体，如此才能使整个人体、自然界的系统形成统一体，才能更好地开展研究与临床。

（赵燕平、耿艺恒）

第七章 经络循经感传研究

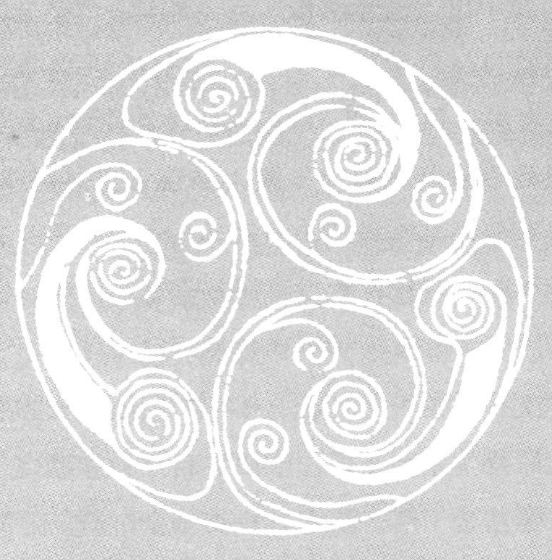

一、资料检索与分布情况

以“循经感传”为主题词或关键词检索中国知网（CNKI、万方、维普、中国生物医学文献数据库，时限为从该数据库最早收录时间至2017年7月，共可检索到各类文献1134篇，其中以“循经感传”为主题词+“基金”检索，共检索到国家自然科学基金51篇，攀登计划34篇，国家重点基础研究发展计划16篇，国家科技攻关计划6篇，高等学校博士学科点专项科研基金5篇，福建省自然科学基金5篇，卫生部科学研究基金4篇，国家科技支撑计划4篇，福建省科委基金3篇，福建省教委科研基金2篇，中国医学科学院基金1篇，天津市高等学校科技发展基金1篇，上海市高等学校科学技术发展基金1篇，山东省中医药管理局基金1篇，中国博士后科学基金1篇，江西省自然科学基金1篇，吉林省自然科学基金1篇，湖南省科委基金1篇，上海科技发展基金1篇，广东省自然科学基金1篇，上海市重点学科建设基金1篇，广西壮族自治区科技攻关计划1篇，广东省科技攻关计划1篇，国家高技术研究发展计划（863）1篇。

以“循经感传”为主题词+“机构”检索，共检索到福建省中医药研究院45篇，黑龙江省中医研究院44篇，中国中医研究院针灸研究所35篇，安徽中医学院34篇，福建省中医药研究所30篇，福建省立医院29篇，北京中医医院26篇，中国科学院生物物理研究所21篇，天津中医药大学17

篇，皖南医学院15篇，陕西省榆林市农业学校13篇，陕西中医学院13篇，辽宁中医学院13篇，上海中医药大学13篇，湖南中医学院13篇，西安交通大学13篇，南京中医药大学12篇，广州中医药大学12篇，北京中医药大学11篇，上海中医学院11篇，江西中医学院附属医院11篇，成都中医药大学10篇，黑龙江省祖国医药研究所10篇，广西中医学院9篇，黑龙江中医药大学9篇，同济医科大学9篇，福建省中医研究所9篇，河南中医学院8篇，庆阳市人民医院8篇，南平市中医院8篇，北京针灸骨伤学院7篇，福建中医学院附属人民医院7篇，湖北中医学院7篇，重庆医科大学7篇，河北医科大学7篇，江西中医学院7篇，山东中医学院7篇，天津中医学院7篇，上海市中医药研究院7篇，山东中医药大学6篇。

以“循经感传”为主题词+“学科”检索，共检索到中医学900篇，医学教育与医学边缘学科22篇，自然科学理论与方法16篇，生物学15篇，基础医学14篇，畜牧与动物医学10篇，生物医学工程10篇，神经病学7篇，医药卫生方针政策与法律法规研究7篇，临床医学6篇，计算机软件及计算机应用6篇，人物传记4篇，心理学3篇，特种医学3篇，中西医结合3篇，眼科与耳鼻咽喉科3篇，中药学3篇，仪器仪表工业2篇，中等教育2篇，肿瘤学2篇，儿科学2篇，外科学2篇，预防医学与卫生学2篇，体育2篇，内分泌腺及全身性疾病2篇，药学1篇，军事医学与卫生1篇，心血管系统疾病1篇，电信技术1篇，口腔科学1篇，出版1篇，天文学1篇，物理学1篇，无线电电子学1篇，贸易经济1篇。

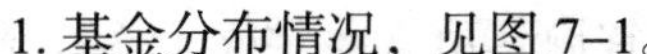

1. 基金分布情况，见图 7-1。

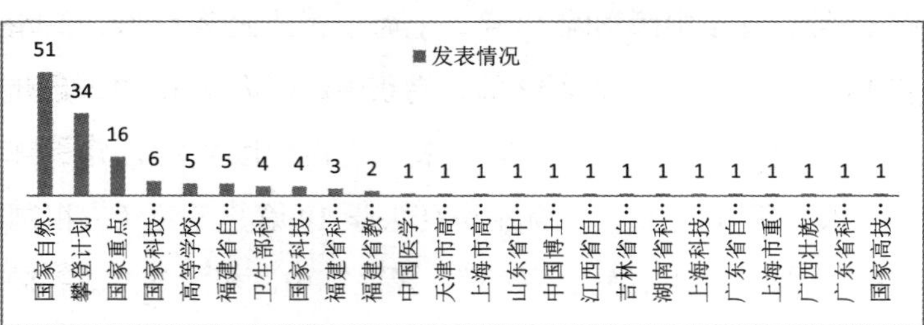

图 7–1　经络循经感传研究基金分布情况

2. 机构分布情况，见图 7–2。

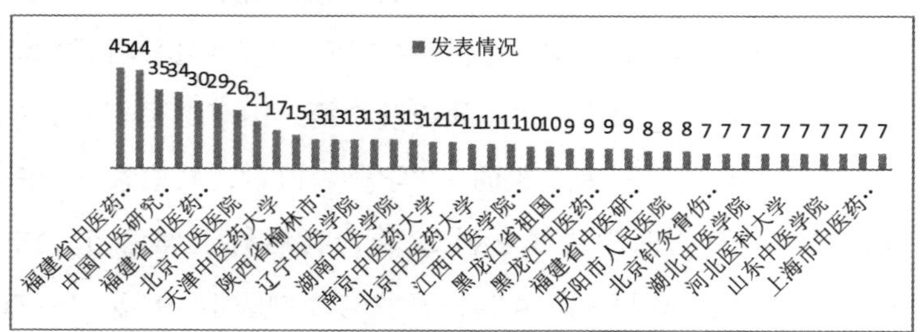

图 7–2　经络循经感传研究机构分布情况

3. 学科分布情况，见图 7–3。

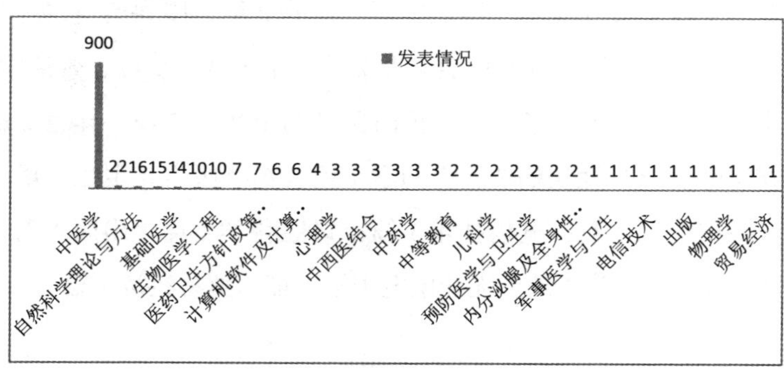

图 7–3　经络循经感传研究学科分布情况

研究循经感传的形成机理问题对进一步探讨经络的实质有重要的意义。从上述分布情况可以看出，我国经络理论研究中循感经传是 20 世纪 70—80 年代的经络研究的重点，关于经络循经感传现象、本质等研究工作在多所中医院校与科研机构得到了开展，同时开展了有关工作的多学科合作。经过全国相关研究单位和团队的努力循经感传现象研究方向是被确立为肯定现象、掌握规律，提高疗效、阐明本质的研究程序。20 世纪 80 年代经络循经感传的现象得到了肯定，之后研究循经感传的规律性被认为是当前循经感传研究的关键。对于经络现象的肯定和循经规律应用的相关研究成果使我国的经络研究在国际上保持了领先的地位[1]。在发表年度趋势方面，始于 1977 年，相关研究逐渐增多，到 1986 年到达最高点，年度发文超过 75 篇，此后保持在年度发表论文 25 篇上下波动，显示出关于经络的循经感传一直是经络研究的重点和热点。

二、经络循经感传研究概况分析

（一）循经感传现象相关概念、内涵与范围的研究

1. 循经感传概念

循经感传现象是经络学说产生的重要基础，所谓的循经感传现象，是指在刺激经穴时，部分受试者能产生一种特殊的传导感，传导轨迹在肢体上循行的路线，与古典医籍中所记载的经络循行路线基本一致，而与神经血管的分布有所不同。在 1950 年，长滨善夫等在给一位视神经萎缩的患者进行针刺治疗时，偶然发现该患者出

[1] 张缙，李永光，张文娟，等. 循经感传规律性的研究［J］. 针灸学报，1991（1）：7-20.

现非常明显的感觉传导现象，感传的路径不同于神经和血管的分布，而与古典的经络线相一致，后来称这一现象为循经感传。

循经感传被认为属于得气概念的范畴，温热刺激会使原本不[1]明显的针刺引起的感传变得强烈或明显。中医对经络联系的认识来自临床实践，来自对许多类似于循经感传的病例的观察。经络感传[2]是以指压、针刺、电脉冲等手段，激发有关穴位出现如气样冲动、水样濡动、风样吹动的循经缓慢走行，并伴有冷、热、痒、麻、酸、胀等各种不同的主观感觉现象。基于感传会伴有机体的生物物理活动，我国早在二千年以前就有了系统的论述，历代均有发展。应用这一理论指导临床实践，能显著提高针灸的临床效果。20 世纪 60 年代以来，我国 20 多个省、直辖市、自治区的有关单位开展了大规模的循经感传现象调查研究，通过十七万例观察的研究结果表明循经感传是一个普遍现象，肯定了循经感传现象客观存在，它与我国古代经络体表循行线路基本一致，并具有传导速度慢，双向性的特点，同时，这一传导路径与神经、血管的分布走行不同。

2. 循经感传的特点和规律

针刺后许多患者都会循着古典经脉线路出现上述酸、麻、

---

[1] 循经感传调查协作组. 循经感传现象的调查及其特征的研究［J］. 自然杂志，1979（5）：20-23.

[2] 白兴华. 灸法与经络的发现［J］. 北京中医药大学学报，2006，29（2）：141-144.

胀等各种感受[1]，传导因刺激源的不同各有特色。在采用针刺时，以麻、胀感的传导最为常见；使用低频电脉冲刺激穴位电流强度为毫安级，以产生麻感为主；使用灸时，则会感到一股热流沿经循行；使用磁场作用于穴位，磁场强度 1000 ～ 2000Gs，受试者一部分沿经产生凉感，另有些人又可产生热感或麻感。以上这些传导感沿经循行的速度比较缓慢，一般为每秒数厘米至数十厘米，比神经传导速度要慢得多，刺激一个穴位，沿经的传导感可同时向两个相反的方向行进。循经感传现象被公认是普遍存在于人体内的一个客观的过程，只是需要适当的条件才能被人的高级神经中枢所觉察—即产生传导感。

循经感传线被许多学者认为是普遍存在的经络现象，20 世纪 70 年代经络感传现象的普查和研究业已证明：经络敏感人在人群中有一定的比例，在人群中不仅存在着显性循经感传，而且还存在着一种隐性循经感传现象。黑龙江省中医研究院张缙团队[2]的观察结果表明，完全按照典籍记载经脉循行线的感传占 16%，循全程 2/3 以上至病所水平入他经再至病所者占 57%，这种循经而出现气的反应，被理解为“脉道以通，血气乃行”，所刺的腧穴正是“经气出入之所”。贵阳医学院、中国科学院生物物理所胡永海团队[3]以心包经为

---

[1] 北京市中医院，中国科学院生物物理研究所．一种隐性的经络感传现象［J］．针刺麻醉，1977（2–3）：50.

[2] 张缙，李永光．循经感传规律性的研究［J］．黑龙江中医药，1984（3）：24–29.

[3] 胡永海，刘卓佑，祝总骧，等．不同类型循经感传在人群中分布规律的初步调查［J］．贵阳中医学院学报，1989（2）：50–52.

观察研究对象进行了循经感传调查。根据相关研究结果，张缙[1]首次提出循经感传的“激发”方法，并把“激发”作为八项循经感传规律中之一项，简称为激发感传。激发感传被认为可以显著提高循经感传的阳性率及其显著程度。通过激发，可使感传从无到有、从弱到强、从短到长、从不至病所到可至病所；隐性感传通过激发可以转化为显性感传。激发感传概念的提出为进一步研究经络从方法上打下良好的基础。张教授还首先提出了循经感传不仅有显型，而且还有“隐匿型”这一认识，从而很好地解释了在循经感传试验中表象上未出现传感现象的原因。1976年中国科学院生物物理研究所北京中医医院祝总骧等应用两种刺激相结合的方法，发现人群中绝大多数都有隐性循经感传线，以后经福建安徽等相关研究单位所证实。

江西中医药大学、江西中医药大学附属医院谢芳深[2]团队依托国家自然科学基金项目（81360527）、江西省自然科学基金项目（20114BAB215049、20132BAB205097）、江西省科技支撑计划（20111BBG70008–3、20132BBG70059）等项目支持，开展了循经感传的研究。该团队对传统循经感传及热敏感传相关文献进行了系统梳理，据此分析了传统循经感传、热敏感传与针灸“气至”的相关性。热敏感传被认为是一种特殊的循经感传现象，传统循经感传和热敏感传均属针灸

[1] 何平，汪军，李永光，等.循经感传可激性的研究［J］.针灸学报，1991（2）：24–26.

[2] 谢芳深，付勇，龚红斌，等.从传统循经感传、热敏感传谈经络的动态特性［J］.中医药学报，2014，42（5）：1–3.

“气至”甚或“气至病所”的表现，经络是人体内运行气血的通道，具有动态特性，传统循经感传和热敏感传都会随经络的变化而变化。针灸包括针刺、艾灸等治疗方法，治疗疾病取得显效的要领是“气至”；经络具有动态特性，重视动态腧穴、动态经络是达到“气至”，提高针灸临床疗效的关键。

3.“得气”及相关概念的研究

“得气”概念最早源于《黄帝内经》中的“气至”，指针刺时医生持针手下取得的沉紧等感觉。古今文献多以得气、气至与针感等来表述针刺时的感应，而对于以上三种表述含义的异同，有多种不同的认识。得气在不同历史时期有不同内涵，分广义和狭义。狭义得气是针灸治疗的前提；气至为广义得气，是治疗的最终目的；针感是针刺后机体的所有感觉。《内经》中以针刺前后脉象的变化作为客观指标，并始终描述为针刺过程中医者的客观感应。陕西中医药研究院步凡等[1]依托陕西省教育厅重点学科建设项目，通过文献研究发现《内经》是通过针刺前后脉象的变化来判断有无“得气”或“气至”。针刺“得气”获得的是人体的正气。得气的感觉，一种是医者感觉“徐而和”，一种是医者体会到“气至如乌之集，气盛如稷之繁”的感受。清代后，至现代针灸学定义中多将得气等同于针感，尤以患者的感觉为重。近代更将医生持针的沉紧感觉与病人所产生的酸、麻、重、胀或触电样反应结合起来，称为针刺感应。

得气是研究针灸与经络的一个重要环节，是判断针刺效应与临床效果的重要手段，也是研究经络现象及经络学说产生、完善与

[1] 步凡，董正华．浅谈对《内经》中针刺得气的几点体会［J］．四川中医，2013，31（4）：18-20.

发展的重要基础。得气在针灸临床中始终受到高度重视，各临床针灸团队[1]从基础与临床的不同层面分析了得气的实质、得气的客观评价标准、研究手段及与经络学说的关系。但针灸得气与临床疗效间的关系尚未得到阐明。北京中医药大学、首都医科大学、中国中医科学院、首都医科大学、国家中医药管理局等多家单位的朱江团队[2]依托国家重点基础研究发展计划（2012CB518506，2006CB504503），国家自然科学基金面上项目（30973793），教育部博士点基金项目（20090013110005），开展了针灸得气的系列研究。梳理了新中国成立以来针刺得气的文献，了解得气对临床疗效的影响特点，研究结果认为得气与否、得气迟速、得气强弱、不同类型得气感及循经感传均能影响针刺临床疗效。未来更建议开展多学科联合研究，系统全面地揭示得气对疗效的影响规律，为进一步开展得气机制研究奠定临床基础。

“针感”是现代针灸文献和著作中产生的新名词，为针刺腧穴一定深度或者施以一定的行针手法后，患者和医者分别感受到的针刺部位和持针手指下各种主观感受和自觉反应的概括。朱兵团队提出“得气”是一个复杂而广泛的调节过程，在该过程中，机体会发生广泛而微妙的变化，包括针刺前后脉象的变化，总之，“得气”是一组现象的总称，表达了经络被刺激后机体内气血变化的状态，“针感”只是针刺得气后可

[1] 黄涛，黄鑫．针刺过程中的得气反应［J］．中医杂志，2012，53（19）：1695-1698.

[2] 胡妮娟，林驰，李静，等．得气与针刺疗效关系的思考［J］．中国针灸，2014，34（4）：413-416.

体察的现象之一。该团队通过查阅古籍文献以及清华同方、维普和Pubmed上相关文献，在分析“针感”一词的演化过程的同时，结合现代研究的基础上对“针感”“得气”和“气至”三个名词进行了辨析后认为：“针感”一词是针刺与现代医学相结合而产生的新名词，反映的是受术者的机能状态；“针感”不同于“得气”和“气至”，但三者的关系密切，是进行补泻获得“气至”“得气”状态的重要标志。湖北中医药大学针灸骨伤学院、荆门市第二人民医院、湖北中医药大学针灸研究所李强团队[1]承担了国家自然科学基金青年基金项目（81001557）、湖北省自然科学基金项目（2010CDB07102），开展了“针感”“得气”和“气至”相关概念的研究工作。课题组研究结果显示“针感”与“得气”或“气至”同义，即针刺过程中出现针感说明预期治疗效果较好，无针感预示着疗效差。但与此同时，也有学者提出相反的观点，所以有关“针感”“得气”和“气至”概念和内涵的研究，还有待进一步深入和完善，未来需要更多足够的实验数据论证和支持。

（二）人体经脉循经感传形态学研究

福建医科大学郑鸣[2]团队依托国家自然科学基金项目（39570856）进行了人体穴位及循经感传的形态学研究，项目应用32磷放射性自显影技术，在60例患者的前臂上行手三阴和手三阳的穴位注射疗法以探讨穴位内感受器及循经感传的传导通路。结果显示在88.3%（53/60）患者的X线片中，均出现放射性线状影像。其宽

[1] 李强，叶金甜，杨柳，等.针感的溯源及其本质[J/OL].中华中医药学刊，2014，32（9）：2109-2111.

[2] 郑鸣，周迪湘，闫平，等.人体穴位及循经感传的形态学研究[J].四川解剖学杂志，1997（4）：200-203.

度为 3 ～ 10mm，长度为 5 ～ 20cm，其位置和形态与古典手三阴、手三阳的经络循行路线基本相符。有关研究提示穴位内感受器及循经感传通路与周围神经系的神经末梢以及皮支有关。团队进一步应用 32P 整体放射自显影技术，对足三阴经进行 30 例循行路线的示踪研究[1]。结果显示阳性 25 例，阳性率达 83.3%。其中有 15 例与脾经、21 例与肾经、19 例与肝经的走向大致相符，并有 15 例出现串经，尤其是在三阴交穴可见两经相交者 4 例，三经相交者 2 例。此外还进行了 6 例 0 ～ 48 小时与 48 ～ 96 小时放射自显影像对比，结果两者影像完全一样，唯有前者的影像黑度较后者为深。课题组所获得 32P 放出的 β 射线在机体软组织中的有效射程仅 4mm，整体放射自显影像的结果说明 32P 只能在机体皮肤或皮下 2 ～ 3mm 深度中运行，提示足三阴经循经感传线可能在机体皮肤或皮下 2 ～ 3mm 深处。

北京语言文化大学校医院、北京炎黄经络研究中心许贺之[2]团队应用隐性循经感传、低阻抗和高振动声三种方法，采取体表厘定标准点、标准线，对 30 例不同国家、不同肤色的受试者手少阳三焦经体表循行进行精确定位。结果表明，三种方法所测三种实验经脉线相互重合，其宽度在 1mm 以内，其主线与古典经脉线相吻合。在手臂部循主线内外各 1cm 左右处，测出两条在手背部从主线分出至肩部又并入主

[1] 周迪湘，阎平，郑鸣，等 . 用 32P 整体放射自显影技术对足三阴经循行路线示踪的初步研究［J］. 解剖学杂志，1999（4）：307-310.

[2] 许贺之，李明生，祝总骧，等 . 三焦经体表循行线的生物物理学定位［J］. 中国中医基础医学杂志，1998（10）：59-60+69.

线的支线。支线的出现与古典论述及经络图谱不尽相同。

（三）人体循经感传的形成机理研究

循经感传现象是最常见的经络现象之一，人体循经感传的形成是经络研究的一个重要问题。研究循经感传的形成机理问题对进一步探讨经络的实质有重要的意义。

1. 神经感传的神经生物学研究

20 世纪 90 年代，循经感传被认为主要是一种感觉过程，存在着某种内在神经生理现象，并且与感觉神经及其信息传递物质有着密切的关系。以中国医学科学院、协和医科大学、基础医学研究所等多家单位合作，谢益宽[1]团队依托国家攀登计划资助项目，应用神经电生理学及 CB-HRP 组织化学的研究技术，证明支配同一经穴位点肌肉的 α 运动神经元对来自外周传入刺激的反应以及在脊髓腹角的分布具有经络特性的空间联系。来自同名肌或协同肌的传入冲动可激活它的活动，刺激覆盖同经肌肉皮肤区的皮神经分支也可激活相关的运动神经元，而来自其他经的肌肉及其皮肤的传入神经活动则影响较弱；同一肌肉或同经肌肉运动神经元的树突具有相互投射的形态学特征，神经元群构成具有一定严格空间定位纵行的柱状排列。这些运动神经元对传入活动反应特性和它们空间排列及树突联系形态学特征可客观显示经络学神经生物学性质。

一直以来，对于循经感传的特殊路线和规律的机理存在着“外周”与“中枢”两种不同神经生理学观点。在神经生理学中，皮层诱发电位在一定程度上可以反映感觉的传入活动过程。福建省中医

---

［1］ 谢益宽，李惠清，肖文华．经络和循经感传的神经生物学性质研究［J］．中国科学，1995（7）：721–731.

药研究所、福建省立医院吴宝华等[1]对循经感传显著者在感传过程中的皮层体感诱发电位的特点进行了观察，为探讨形成循经感传的机理及其与中枢神经系统的关系提供一些资料。团队依托国家攀登计划（JL93006），福建省科技厅资助项目、福建省卫生厅资助项目与福建省经络研究重点实验室资助项目，应用脑诱发电位地形图技术，观察模拟感传时大脑皮层第一体感区 SI 功能活动的变化，以脑电信号采集处理系统自颅外记录 SI 的体感诱发反应地形图探讨循经感传的形成机理。以柔软的画笔沿胆经的路线轻轻刷动，模拟循经感传，对 11 名无感传健康志愿者进行模拟胆经感传的观察，结果发现沿经脉路线施与的外加刺激可以改变刺激穴位时 SI 诱发反应的分布，为“外周动因激发”是产生循经感传的决定因素的设想，提供了一定的实验根据。团队[2]应用脑诱发电位地形图技术，观察感传过程中大脑皮层第一体感区 SI 机能活动的特点。结果表明刺激穴位时，感传显著者体感诱发电位地形图的反应分布特点与感传循行路线所经过的主要体区是一致的。提示由刺激下肢穴位引起的兴奋并未沿 SI 的各代表区扩布。用“中枢兴奋扩散”假说尚难解释循经感传的特殊路线。相反观察的结果表明“外周动因激发”可能是产生循经感传现

---

[1] 吴宝华，胡翔龙，许金森，等 . 循经感传过程中皮层体觉区诱发电位地形图的观察［J］. 中国医药学报，2001，16（6）：15–17+78–82.

[2] 胡翔龙，吴宝华，许金森，等 . 模拟循经感传时大脑皮层第一体觉区诱发电位地形图的观察［J］. 中华中医药杂志，2005，28（1）：32–34+65–67.

象的决定性因素[1]，至于产生上述体感诱发电位特殊分布状态机理尚在继续研究。

西安神经生理研究室赵晏等[2]依托国家攀登计划项目（JL93021）开展了神经激肽A与经络信息传递的研究，团队在大鼠背部足太阳膀胱经上的肝俞或胆俞穴缓慢注入微量神经激肽A（NKA，88μmol/L）20μl，3min后发现该穴位传入神经放电明显增加，与P物质（SP）及组胺的作用类似，因此推测NKA亦可能在外周起局部调节作用，并参与沿经脉线的信息传递过程。结果提示，当穴位受到刺激后，引起感觉神经冲动的双向传导，通过轴突反射产生本节段内感觉信息的传布。神经元外周轴突末梢之间，由肥大细胞和各种生物活性物质介导，激活相邻节段的神经末梢，而产生跨节段信息传递。在外周的循经信息传递和在脊髓背角神经元之间的兴奋传递同步进行。外周和中枢的双向性信息传递过程相互联系，相互影响，不断延伸，就形成了循经感传。

在形成循经感传的特殊路线和规律的机理“中枢功能”研究方面，中国中医研究院针灸研究所朱兵团队[3]依托国家攀登计划项目和国家自然科学基金项目开展了针刺循经感传的神经机制研究。该团队实验记录大鼠支配腓肠肌相应脊髓节段的背根和腹根神经，并

---

[1] 吴宝华，胡翔龙，许金森，等．循经感传过程中皮层体觉区诱发电位地形图的观察［J］．中国医药学报，2001，16（6）：15–17+78–82.

[2] 赵晏，史文春，孙启新，等．循经感传的外周神经机制［J］．医学研究通讯，2002，31（12）：18–19.

[3] 朱兵，贲卉，徐卫东，等．骨骼肌肌电激活脊髓背根和腹根神经——“循经感传机制研究”［J］．中国中医基础医学杂志，1999，5（6）：45–47+66–67.

将离体的神经、肌肉标本置于上述动物的腓肠肌上。电刺激离体的神经、肌肉，可在脊髓背根和腹根上记录到诱发反应。结果显示骨骼肌的动作电位形成的电流能继发性兴奋相邻的感觉神经和运动神经，引起沿肌肉排列方向出现的位移性感觉和步进性运动反应。团队推论这种继发性的感觉和运动神经的激活可能与循经脉感觉迁移现象有关。相关项目应用多导电生理技术证明，循经感传现象伴发有循经肌电发放，从而使循经感传现象有了客观化指标。实验所获得结果显示循经感传现象的出现与循经肌电的步进速度同时出现。循经感传轨迹与循经肌电步进在同一位置中。臂丛神经阻滞后，循经感传和循经肌电信号一同消失，更表明这些现象有赖于中枢的功能完整[1]。

首都医科大学生理教研室、西安交通大学贾军[2]团队依托“九五”国家攀登计划项目（JL93021；9519131）开展了外周感觉神经末梢信息传递方式的研究。他们通过分离神经细束，观察逆行电刺激大鼠脊神经背侧皮支后，相距较远的神经细束上机械感受单位的电活动变化，探讨外周感觉神经末梢间是否存在跨节段的远距离信息传递以及此信息传递的特点。结果显示记录的单位主要是 Aσ 和 C 类单位，其感受野多位于距背中线 0.5 ～ 2.0cm 的范围内。机械感受单位一般在跨节段电刺激后的 91 ～ 120 秒传入放电增加；刺激 T9 在

[1] 朱兵，徐卫东，李宇清，等. 循经感传伴发的循经肌电发放［J］. 中国中医基础医学杂志，1999，5（8）：45–48.

[2] 贾军，曲瑞瑶，赵晏，等. 循经感传现象产生机理的探讨［J］. 中国针灸，2002，22（6）：32–35.

T12 记录的单位和刺激 T12 在 T9 记录的单位，二者放电增加反应相似；另外，T10、T11 脊神经与中枢断开和不断开两种情况下所记录的单位放电也未见明显不同。最新的研究结果显示外周末梢间的信息传递具有传导速度较慢，传递线路相对稳定，且具有不受中枢调控和双向性的特点，这可能是形成循经感传的生理学基础。

中国医学科学院、协和医科大学、基础医学研究所等多家单位协作下，谢益宽团队[1]依托国家攀登计划项目应用神经电生理学及 CB-HRP 组织化学方法，开展了经络循经感传外周神经传导机制的研究，证明支配同一经穴位点肌肉的 α 运动神经元对来自外周传入刺激的反应以及在脊髓腹角的分布具有经络特性的空间联系。来自同名肌或协同肌的传入冲动可激活它的活动，刺激覆盖同经肌肉皮肤区的皮神经分支也可激活相关的运动神经元，而来自其他经的肌肉及其皮肤的传入神经活动则影响较弱；同一肌肉或同经肌肉的运动神经元的树突具有相互投射的形态学特征，神经元群构成具有一定严格空间定位纵行的柱状排列。这些运动神经元对传入活动的反应特性和它们的空间排列及树突联系的形态学特征显示了经络学的神经生物学性质。相关项目[2]研究了针刺引起反射性肌电活动的时空关系，结果发现针刺大鼠背最长肌的特定部位，可以在针刺点局部和纵向相邻 2 ～ 3 个脊椎节段内记录到非同步发放的肌电活动；在同一脊椎节段水平，最大幅度的肌电通常位于背最长肌中部腱膜与肌腹交界线上；肌电活动由刺入点向尾侧传播的趋势优于向头侧

---

[1] 谢益宽，李惠清，肖文华 . 经络和循经感传的神经生物学性质研究［J］. 中国科学，1995，25（7）：721-731.

[2] 马超，郑政，谢益宽 . 背最长肌反射性肌电活动的循经感传特性［J］. 科学通报，2000，45（18）：1982-1988.

传播；随着刺入点与记录点距离的增大，反射性肌电的幅度逐渐减小，而潜伏期逐渐延长；与背最长肌长轴平行，并斜向头侧或尾侧的针刺可以加大同方向上的肌电幅度；局部注射 2% 的盐酸普鲁卡因溶液可减弱注射点局部的肌电幅度，并阻断肌电活动通过此局部的传播，研究结果所显示的背最长肌反射性肌电活动的特性被认为与循经感传现象密切相关。

用针刺或电脉冲等方法刺激穴位时，受试者会产生一种酸、麻、胀、重感并沿古典经络循行路线传导，同济医科大学梁勋厂团队[1]依托国家自然科学基金（39670213）选用 15 导联脑电极集中地安放在头皮第一体感区记录诱发电位，应用研究系统的动力过程（混沌动力学）的方法及脑电多相分析系统（EGGMPAS），将原始数据变换后，刺激侠溪穴观察经络感传者大脑皮层诱发电位（由针刺穴位激发）课题组并获得提示了 epv 的位置相关性动态脑电分维地形图 6 幅。研究结果表明，经络感传者在与针刺穴位相应的体感区的诱发电位中具有相关的动态脑电分维地形图。

2. 神经感传的神经生物化学研究

在神经感传的神经生物化学物质的研究方面，西安医科大学史文春[2]团队依托国家“七五”重点攻关项目、国家攀登计划经络的研究项目，应用电生理学方法，观察到微量 P 物质或组胺注于大鼠背部足太阳膀胱经的“肝俞”至“胆

[1] 梁勋厂，粟载福，杨仲乐 . 动态分维地形图对经络感传者诱发电位分析［J］. 中南民族学院学报自然科学版，1999（4）：13–18.

[2] 史文春，赵晏，张保真 .P 物质和组胺在经络信息传递中的作用［J］. 中国针灸，1995，15（4）：33–35+61.

俞”，结果发现该穴位传入神经放电明显增加，与 P 物质（SP）及组胺的作用类似。另外，湖南中医药大学常小荣[1]团队依托国家科委攀登计划经络研究课题，通过对静息、背屈、外翻、内翻等不同肌肉运动过程中肌电发放指标的测试，观察不同肌肉的运动方式对肌电发放的影响。结果提示：肌电的发放与肌肉运动之间的关系甚为密切，四种不同运动方式中均有肌电的发放，其中背屈运动肌电发放率及振幅最高。肌肉运动引起的肌电发放没有循经性，呈弥散性。针刺或气功激发的肌电与肌肉运动产生的肌电相类似，但其发生机理不一样。研究结果显示 P 物质和组胺可能是经脉线上传递信息的化学物质。如在穴位注射放射性核素标记的小分子可观察到物质沿和古人描述的经络差不多的经线迁移，相关的实验研究不仅得到了这样迁移的图像，而且还测量到了迁移的速度。但对这种循经的物质迁移一直没能从理论上给予解释。

北京师范大学生物系刘里远[2]参考在胚胎发育期间两栖类动物表皮能以动作电位的方式把机械刺激信息传递到远处并产生肌肉收缩的生理现象，认为在经络敏感者身上，针刺信号也可以循体表经脉线传递到远处，并产生颇为相似的针刺效应。刘氏通过对针刺穴位两端经络线上施加各种因素等相关结果表明，拔除经线毛囊和切断经线皮肤都可以明显地阻断针刺效应，而向皮肤经线切口中滴加液体则能明显地改变再针刺效应，用高压液相色谱法检测到针刺可以使经线皮肤循经释放去甲肾上腺素、肾上腺素等儿茶酚胺类物质，

[1] 常小荣，严洁，易受乡，等．不同肌肉运动方式对循经肌电发放的影响［J］．湖南中医学院学报，1995（4）：54-56.

[2] 刘里远，郝春杰，樊景禹．皮肤中儿茶酚胺类体液物质及毛囊与针刺效应的关系［J］．北京师范大学学报自然科学版，1996，32（4）：534-540.

其含量明显高于没有针刺的经线。用放射自显影技术观察到儿茶酚胺类物质的分布有明显的纵形线性特征、集中团片状分布特征及与经络相关性。另外，针刺仍可使拔除毛囊的皮肤释放去甲肾上腺素，但针效却发生了相反的变化。结合 α 受体阻断剂可以局限地作用于经线上，阻断循经感传和针刺效应。刘氏提出针刺使经线皮肤释放儿茶酚胺物质及其同毛囊的相互作用是经络感传和针刺效应的重要物质基础。团队较新的研究[1]成果表明，皮肤中确实存在传递针刺信号的通道以及通道的实质是交感神经敏感线：针刺信号传递或循经感传发生在皮肤中，针刺后皮肤经线交感递质释放与阻断与经络传导相关，微量的 α 受体兴奋剂穴位注射模拟出针刺效应，经脉线为交感神经递质富集线，皮肤中存在特异的儿茶酚胺细胞。刘氏[2]认为血管本身是体内最典型的交感神经及递质敏感通道，因此，交感神经敏感通路是两类经络的共同核心。《内经》的经络包括运行营血的血管性经络和运行卫气的非血管性经络两类，后者即针刺信号沿皮肤经线的传导过程。相关团队基于国家自然基金（39500185）项目研究所获结果表明，循经感传或针刺信号循经传递与皮肤中 NA、Ach 的释放和对 α 、M受体作用有显著的关系，而感觉生理学研究早已发现 NA、Ach 作用于皮肤机械感器产生感觉阈升高的现象。皮肤中新发现的丰富的神经网络和神经末梢间形成的

[1] 刘里远．皮肤信息传导通路与中医经脉［J］．中国中医基础医学杂志，1999，5（8）：47–51.

[2] 刘里远，彭安，潘娟，等．交感神经敏感线与经络实质［J］．中国针灸，2001，21（5）：29–33.

复杂的闭合环路、皮肤的纵形带状分区等都提示针刺信号沿皮肤横向传导的可能性，团队认为在高等动物的皮肤具有传递机械刺激的信息通路，这与中医的经脉通路很可能一致。

云南中医学院经络研究室、华中理工大学物理系林先哲团队[1]依托国家攀登计划、国家自然科学基金、国家教委优秀青年教师基金、云南省应用基础研究基金等项目支持，根据中医经络理论和针灸临床事实，推断循经感传过程中能量传输载体可能是人体内广泛分布的胶原蛋白分子。团队应用量子生物学方法，建立胶原分子的孤子激发模型，获知分子链上有波速为 0 ～ 15.5m/s 的孤立波，以对称孤立波和非对称孤立波两种运动形式行进。把胶原分子激发能的孤立波运动及其对神经感受器的作用对应于循经感传，系统地解释了循经感传的发生机理，显性感传与隐性感传的区别、感传的可阻滞性以及其他的循经感传现象。这种解释符合循经感传已知的临床事实和实验结果，也符合实验中用免疫组织化学方法辨认人的真皮内环层小体被囊中胶原分子类型的实验结果。

（四）循经感传的现代生理物理学研究

经络感传是以指压、针刺、电脉冲等手段，激发有关穴位出现如气样冲动、水样濡动、风样吹动的循经缓慢走行，并有冷、热、痒、麻、酸、胀等各种不同的主观感受现象，主要基于感传伴有机体的生物物理活动。随着循经感传现象大规模普查并被得到确认[2]，人们越来越重视寻求一些较可靠的生物物理指标以期获得对经络感

[1] 林先哲，肖奕 . 人体循经感传的形成机理［J］. 云南中医学院学报，1995，18（3）：32-38.

[2] 王品山，万耀光，张鸿天等 . 阳经络感传的声发射——用声发射技术发现了经络感传信息［J］. 辽宁中医杂志，1980（9）：1-6.

传更多客观了解。

循经感传[1]研究工作的早期，多从建立间接指标着手，观察循经感传过程中对某些脏器的影响，并以一定仪器进行测定，如心电、脑电、局部肌电发放、肠鸣音、血管容积及脉搏波的变化等；同时，学者们也开始注意到一些能直接显现感传线特异性改变的客观指标，诸如循经皮电、皮温、肌电的变化，电泳漆显示导，还有用辐射场摄影方法观察。相关研究存在指标因特异性差、重复性差，均欠稳定等时机问题。自 1979 年全国针灸针刺麻醉学术讨论会以来，对客观循经感传指标的探索不断有着新的进展。较早的时间，河南医科大学史学义[2]团队以毫针针刺 12 只家兔“足三里”穴，用 8 导仪描记针刺穴位、同经穴位、同侧及对侧有关穴位的肌电活动。结果表明麻醉家兔在针刺穴位得气、出现客观针感时，穴区肌电多呈单位型或肌束型，干扰型肌电较少见。捻转补泻手法可分别引起上行或下行同经穴区肌电活动。提示肌肉行为可能是得气的生物学基础之一，肌肉活动可能与客观针感形成及循经感传密切相关。而同侧对抗肌及对侧对称肌穴区的相应肌电活动，可能与脊髓或更高级运动中枢协调的特定穴区针刺相应的防卫反应有关。

依托九五攀登计划（5– 预 –19–311）、国家自然科学基金（39800188、39870947）等项目支持，复旦大学、上海中医药大

[1] 张仁 . 循经感传现象客观指标研究概况综述［J］. 云南中医学院学报，1984（4）：23–27.

[2] 史学义，田爱琴，张清莲 . 客观针感与肌电关系的研究［J］. 河南医科大学学报，1993，28（4）：295–298.

学等多家单位合作，丁光宏等[1]多学科合作团队，通过对人体小腿段胆经和胃经“地”的位置显微解剖观察发现，经络线位置的骨间膜腓侧和胫侧的血管自上而下呈不均匀分布，在穴位区毛细血管密集，且在穴位和经线上的毛细血管排列呈与经线平行状，根据这一解剖事实，建立了一种毛细血管血浆与组织液交换的新血流动力学模型，通过对模型的数值模拟发现，在这样的解剖结构下，组织液能产生一种定向的流动并在毛细血管密集的穴位区获得加速，并不断接力构成一条与经络线相吻合的流线。在这种流线上物质可以定向输运，计算表明在生理状态下这种输运的速度为数厘米至数十厘米每分，这和实验观察到的循经感传速度及放射性核素循经迁移速度相一致。进一步的研究还发现组织压力增高、动脉压改变以及血管壁通透性的变化都会影响流速，这和人体经络的特征是相符合的，为解释经络的科学机理提供了一种新的理论和方法。

中国中医研究院朱兵[2]团队依托国家自然科学基金（39170894）、国家攀登计划（95- 预 -19-112）资助项目应用多导电生理技术进行了大量循经感传伴发的循经肌电发放研究工作。研究应用电生理技术证明针刺引起循经感传现象的同时伴发有循经肌电发放，作为循经感传现象的客观检测指标，循经感传速度和循经肌电步进速度在厘米每秒范围。停止刺激后，循经感传现象首先在远端消失，并逐渐向近端推移，与此相应，肌电信号也是首先在远端停止。分别采用臂丛神经阻滞和不影响感觉系统的区域性肌肉非动

[1] 丁光宏，杨静，陈尔瑜，等.人体组织液定向流动与经络［J］.自然科学进展，2001，11（8）：29-36.

[2] 朱兵，徐卫东，李宇清，等.循经感传伴发的循经肌电发放［J］.中国中医基础医学杂志，1999，5（8）：44-47.

化阻滞法，循经感传和循经肌电信号一同消失，表明这些现象有赖于感觉－运动反射活动的相互作用，有赖于中枢的功能完整。有关结果[1]被认为由于外周神经中还包含有传入的感觉神经，即可能引起该神经感受野出现继发性的感觉，这种感觉和运动反应可能涉及中医经络的循经感传现象的机制。在此基础上，新近的研究[2]选用离体的坐骨神经—腓肠肌组织和后肢的坐骨神经及其分支、腓肠肌、趾长伸肌—胫前肌。结果证明，刺激坐骨神经引起的腓肠肌纤维兴奋过程中的去极化电位形成的综合电流能刺激穿越该肌的神经，引起该神经支配的肌肉继发性兴奋反应。将引起继发性神经—肌肉反应的刺激电流降至阈值强度，连续 2 个或更多的脉冲刺激间隔在 10 ～ 1000 毫秒，可发生时间总和的激活反应。这种时间总和效应被认为有助于解释沿经脉感觉慢速迁移现象[3]。

辽宁中医药大学李春日[4]团队依托国家重点基础研究发展计划（2012CB518503）项目对针刺“曲池”穴激发的循经感传与循经表面肌电的关系进行了研究。项目分别针刺“曲池”穴、经脉非穴、非经非穴，引发循经感传，观察肱桡肌肌电活动的变化，记录肌电振幅和肌电变化维持时间。研究

[1] 朱兵，荣培晶，李宇清，等．循经感传和循经肌电反应［J］．中国科学：生命科学，2001，31（5）：465-470.

[2] 朱兵，贲卉，徐卫东，等．神经－骨骼肌的继发性兴奋——“循经感传”机制研究Ⅰ［J］．中国针灸，2001，8（4）：25-28.

[3] 朱兵，贲卉，徐卫东，等．神经－肌肉继发性兴奋的时间总和——“循经感传”机制研究Ⅱ［J］．中国针灸，2001，21（5）：35-37.

[4] 李春日，谷忠悦．针刺“曲池”穴循经感传的循经表面肌电变化研究［J/OL］．重庆医科大学学报，2014，38（8）：1128-1130.

结果提示针刺“曲池”穴循经感传相伴肱桡肌肌电活动强于经脉非穴和非经非穴，针刺“曲池”穴对肱桡肌表面肌电活动影响具有穴位特异性。

北京中医药大学、中国中医药管理局林驰[1]团队依托国家重点基础研究发展计划（2012CB518506、2006CB504503、2005CB523308）、国家自然科学基金面上项目（30973793）、教育部博士点基金项目（20090013110005）开展了针刺循经感传的临床研究，采用随机对照交叉试验，纳入健康受试者，分为得气组粗针、深刺、行手法促使得气，和不得气组细针、浅刺、不行手法避免得气，记录针刺前、中、后体感诱发电位，量表测评受试者得气情况，观察三阴交穴得气与否对电位的影响，探讨运用短潜伏期体感诱发电位 SLSEP，客观量化得气的可行性。结果发现得气对于 SLSEP 的影响具有一定规律性，值得观察。

延边大学中医学院刘贺[2]团队依托国家自然科学基金项目（81360573）开展研究。通过腧穴之间的针刺感应传导差异、针刺感应敏感度与躯体感觉电位 SEP 之间的内在联系，探讨循经感传敏感体质的中枢传导时间 CCT 的特点。课题组以健康人为对象，检测下肢部腧穴的针刺感应及其 SEP 表现，比较腧穴与腧穴、经脉与经脉之间得气反应特点，以及针刺感应敏感度与 Onset Latency、N13 与 OnsetN20 成分的相关性。结果显示小腿部 8 个腧穴的针感传导率为 32.6%，针刺感应传导计数最高的是上巨虚穴，最低的是阳陵泉、

[1] 林驰，王培，吴桂雯，等 . 短潜伏期体感诱发电位量化得气：随机交叉对照试验方案［J］. 上海针灸杂志，2015，34（5）：377-381.

[2] 刘贺，金春玉，王磊，等 . 腧穴的针刺感应敏感度与 SEP 之间的关联［J/OL］. 辽宁中医杂志，2016，43（6）：1128-1131.

解溪穴。针感传导率高的体质中，Onset N13 左右差异较小、Onset N20 左右侧差异较大，所获结果客观证明了针刺感应与经络 – 腧穴 – 体质之间的密切相关性。

声发射是物体内部在动态变化过程中所产生的一种应力波声波，质点振动是声波产生的基础，机体某些组织的功能活动也可以产生振动，经络穴位处声发射信息的产生和传导情况值得研究。1986 年辽宁中医学院针灸研究所经络研究室孙平生[1]团队研发成功了在经络中直接输入定量声信息的新技术，精确地控制了输入声信息的强度和频率，将声测经络的研究从定性提高到定量分析阶段。再一次证实了定量低频声有十分明显的循经传导特性。卫生部中日友好医院魏育林[2]团队依托国家自然科学基金项目（30371813）北京市科技项目（H01091015011）进行宫调体感音乐声波在正常人体的循经传导现象，以及不同经脉、不同性别对宫调体感音乐的敏感性差异的相关研究。采用自水下发射面声源宫调音乐信息，检测不同穴位及同水平组织对照点对该音乐声波接收情况。结果显示足部各原穴对音乐声波存在敏感性差异，足三里对音乐声波敏感性高于对照点 $P < 0.05$，三阴交、阴陵泉对音乐声波的敏感性存在性别差异。团队得出音乐声波在正常人体内存在循经传导现象，不同经脉、不同性别对音乐声波的敏感性存在差异的结论。课题组在以往声测经络研究

[1] 孙平生，赵玉卓，李成林，等 . 以定量低频声为指标对手阳明大肠经体表循行路线的检测 [J] . 辽宁中医杂志，1993（11）：33–37.

[2] 魏育林，屠亦文，梁甜甜，等 . 宫调体感音乐声波在健康人体内传导的研究 [J] . 中国针灸，2005，25（2）：43–46.

的基础上通过向经脉中输入 0 ～ 100Hz 范围的振动波进行扫频测量，利用共振法及传递函数分析检测健康人下肢六经五输穴穴位点及双侧非穴位对照点在自由状态下的振动频率。并通过与人体各种组织的固有频率相比较，从声学特性角度探讨经脉组织结构与人体组织之间的关系，相关结果发现，足三阴、足三阳经的声信息传导具有循经性，下肢六经的振动频率范围为 21 ～ 33Hz，足三阳经振动频率值大于足三阴经，下肢六经振动频率与肌肉、筋膜组织的固有频率相近。

河南中医学院团队史学义等[1]依托国家自然基金课题“得气穴位组织结构的动力学研究”，以单向捻外法针刺豚鼠“足三里”穴至手下针感，制备得气穴位的整肢体冰冻切片和扫描电镜标本，分别在光镜和电镜下观察，各标本均见针孔，其周围组织有程度不同的形态学改变，皮下层针孔周围结缔组织纤维明显呈涡旋状，肌层针孔周围有肌内衣结缔组织纤维环绕，并见肌纤维明显受牵拉而扭曲、移位，邻近针穴的小血管、小神经受力移位变形。提示以结缔组织为中介，捻针力可刺激穴区多种针感组织结构，这可能是针感形成及其复杂性的生物学基础。

1989—1993 年，北京市第二医院严智强等[2]在前期工作基础上，又经大量动物实验及临床研究，对 6 种中医“证”动物模型体表冷光信息规律、动物体表高发光区变化规律、动物体表 10 种器官发光水平，对针刺得气、循经感传与超微弱冷光相关规律，对人

---

[1] 史学义，张清莲 . 得气穴位组织结构的动力学研究［J］. 针刺研究，1996（3）：60–62.

[2] 严智强，史燕清，王一中，等 . 人体十四正经高冷光特性的研究［J］. 针刺研究，1989（3）：389–392.

体腧穴和特定穴超微弱冷光特性开展了研究。研究数据量大，方法先进，采用超微弱冷光测量技术及计算机分析手段。该研究在中医造模术中均有重要学术及应用意义。

在针灸得气的生物力学检测方面，复旦大学力学与工程科学系生物医学工程研究所、上海中医药大学针灸推拿学院丁光宏[1]团队依托国家自然科学基金资助项目（39800188）应用现代集成电路技术和生物力学原理，研制了一套能在人活体上测试各种针刺手法并能感受施针者和受针者相互作用力的检测系统。该系统不仅针体轻巧、传感灵敏，而且可以实现在针刺过程中对针上作用力的定量与客观化的实时检测。并在此基础上找出能产生最佳针刺效应的各种手法参数值，探索得气状态的定量描述方法和其产生的机制，研究针刺手法与循经感传之间的关系，为提高临床针刺效果及针灸经络的定量化研究提供一新的科学证据。团队与复旦大学力学与工程科学部合作实时定量检测手段和频谱分析方法，分别检测了在人活体和新鲜猪肉上运用提插和捻转等6种手法时针体的受力状况，得到了临床常用6种针刺手法的运针主频率。结果显示在人体曲池穴上运用这些基本针刺手法的主频率参数较为集中，范围为60～180Hz，平均值约为120Hz。补法与泻法在主频率上有较大的差异。在人体上的主频率平均值约为120Hz，可以认为是一个有规律的得气指标和参数。研究

[1] 丁光宏，沈雪勇，陶岳辉，等.针刺手法与针体受力参数的对比研究［J］.中国生物医学工程学报，2004，23（4）：334-341.

通过临床[1]实际操作，记录到了均匀捻转和均匀提插手法的针体受力波形，从而实现了在针刺过程中对针上作用力的定量与客观化的实时检测。为提高临床针刺效果及针灸经络的定量化研究提供一种新的实验手段和分析方法[2]。

中国协和医科大学、中国医学科学院医学工程研究所，与中国医学科学院生物医学工程研究所三家单位合作，在天津市青年基金项目的研究基础上，开展了针刺循经感传得气时的肌电和容积脉搏波相关性研究。殷涛[3]团队对观察对象在针刺受试穴位状态下，提取出得气前后和不同手法时得气穴位局部肌电信号和容积脉搏波。采集针刺下穴位局部肌电变化、指尖微细动脉容积脉搏波变化作为评价得气与手法的客观参数，进一步研究其与得气程度、补泻手法之间的相互关系，结果显示针刺穴位得气时，有穴位肌电信号发放，而且穴位肌电发放的强度、次数与得气程度呈正向关系；用补法针刺穴位，容积脉搏波表现为幅值变小，脉率减慢；用泻法则相反。研究结果显示穴位局部肌电与指尖微细动脉容积脉搏波能客观反映针刺手法的变化与得气状态的差异。相关工作为初步建立了一种两参数的能客观准确反映针刺得气和手法的评价方法和应用技术奠定良好的工作基础。

---

[1] 丁光宏，沈雪勇，戴建华，等．针刺提插和捻转手法运针频率在得气与非得气状态的差异［J］．中国针灸，2002，22（10）：32–34.

[2] 丁光宏，沈雪勇，戴建华，等．中医针刺过程中针体受力的动态监测系统研制［J］．生物医学工程学杂志，2003，20（1）：121–124.

[3] 殷涛，冯旭，刘志明，等．针刺得气与手法客观评价参数和方法的研究［Z］．国家科技成果，2004.

（五）经脉循经感传的脑功能研究

中医在西学东渐思潮的影响下开始尝试“中西医汇通”，其中对中医“脑”概念的重新思考便是一次大胆的尝试。人体的组织器官保持相对协调一致，进而完成日常的生理活动，关键依靠经络系统的联络沟通实现。经络系统详于头面躯干部，略于脑内，且循行路径模糊，影响临床取穴和疗效，限制针灸学科的发展。近年来采用神经影像学方法对针刺得气的中枢响应进行了一系列研究[1]，取得了一定的进展，尤其是功能磁共振成像 fMRI、正电子发射计算机断层成像 PET、单光子发射型计算机断层显像 SPECT 及 PET-CT 等现代影像技术的应用，为针刺得气后大脑各脑区的中枢响应及其客观可视化提供了大量依据。其中 BOLD—fMRI 的生理基础是通过新陈代谢的变化间接地反映神经系统的活动。血流动力学反应与脑神经活动间存在着密切的联系，其原理是当神经元兴奋时，电活动引起局部脑血流量（cerebral blood flow, CBF）增加，局部血液氧含量增加，也就是说，神经元兴奋能引起局部 T2 加权像信号增强，即可以通过 T2 加权像信号反映局部神经元活动。

基于腧穴在针刺后所产生的一系列效应机制尚不明确，黑龙江中医药大学附属第一医院于国强[2]团队以黑龙江省自然科学基金项目为依托对相关内容进行研究。显示随着功能

---

［1］ 何昭璇，侯键，邱科，等．基于功能磁共振成像技术的针刺机制研究现状分析［J/OL］．针刺研究，2016，41（5）：474-478.

［2］ 于国强，李晓陵，王丰，等．应用 fMRI 技术对针刺腧穴效应机制研究［J］．中医药信息，2013，30（4）：64-65.

磁共振成像技术的发展，fMRI 技术对脑活动的研究已成为一种理想的工具和手段。目前，关于穴－脑 fMRI 研究多集中在单个穴位或单个穴位间的比较上，而对于不同穴位配伍规律的研究以及对于针刺一组腧穴发挥某个特定功用的研究报道相对较少。

长期以来，针刺作用机制一直没有明朗，随着脑功能成像的发展，尤其是功能磁共振成像 fMRI 等技术日益成熟，对针刺作用机制的研究有了新的方法。针刺治疗作用具有整体性和双向性的特点，这种调节作用可能受到中枢神经系统的支配。湖北中西医结合医院"利用针刺足三里穴探讨 BOLD 与针刺腧穴的相关性研究"[1]所获研究成果显示：脑功能成像技术有助于研究针刺对中枢神经系统的作用，对进一步揭开穴位和经络现象的实质以及与周围神经的关系等将有较高的价值；该课题研究利用脑功能成像能够在无创状态下，动态地在活体和整体水平上来研究脑，有助于我们从系统、组织、细胞、分子等各个水平上揭示针刺的中枢机制，实现功能可视化，并最终做到针刺生理效应的模拟，有关技术在该课题研究中应用为该技术应用成熟程度，适用范围和安全性提供实际的研究参考。

天津中医药大学张伯礼[2]院士团队与日本玲鹿医疗科学大学针灸学部合作，用脑波学、正电子放射断层摄影法的脑机能（PET）核医学技术进行得气对脑功能影响的研究。团队对 30 例健康成年志愿者与 90 例各种疾病患者给予针刺激、电针刺激、低周波穴位刺激。刺激部位为临床上常用的重要穴位，并采用事件相关电位

---

［1］ 张蔚，利用针刺足三里穴探讨 BOLD 与针刺腧穴的相关性研究．武汉市中西医结合医院，2012.

［2］ 森和，佐佐木和郎，王晓明，等．针灸临床科学的探讨：关于得气的客观化的研究［J］．世界中西医结合杂志，2008，3（6）：361-363.

ERP、脑波等电位分布图、阳电子放射断层摄影法进行客观检测。课题组通过分析针刺激时的事件关联电位 ERP 发现：得气在脑内认知处理过程中作为特别的感觉被认知；进一步发现得气时的脑波等电位分布图的能量变化虽然涉及全皮质领域，但从头顶叶到前头叶最为显著；课题实际通过 PET 脑机能图的分析得出针刺激时的得气一过性地激活了旧皮质以及新皮质，明确了得气可以影响广泛的脑细胞。在此基础上，结果显示电针刺激，局部脑血流量 rCBF 的变化为每分钟平均 15 ～ 20mL/100g 脑组织，显示针刺激时的得气具有激活 A10 神经的分布领域，消除新旧皮质的差异，调整自然治愈力的中心 – 脑功能的效果。

临床上，针刺感应得气的描述主要强调医者和患者的主观感受，得气与否大多依靠医者经验把握，具有明显的主观性和随意性，不便于针刺疗效机制的阐述和相关研究的开展。张贵锋团队[1]在广东省中医药强省科研课题基础上提出“针刺得气的脑中枢效应与脑默认模式网络密切相关”的假说，运用静息态功能性磁共振成像技术，在生理和病理状态下，观察以内关穴为中心，本经配穴、同名经配穴、表里经配穴、非穴配穴等不同穴位配伍情况下，针刺得气后脑功能区的激活情况，分析针刺得气激活脑区和脑默认模式网络的关联、激活脑区和与腧穴疗效相关脑区的关联，探索针刺得气的物质基础及其作用机制，为针刺得气客观化研究提供思路，为

[1] 张贵锋，黄泳，曲姗姗．基于脑默认模式网络研究针刺得气客观化的思路探讨［J］．山西中医，2015，31（9）：36–38+40.

科学阐述针刺疗效机制奠定基础。

福建省中医药研究院许金森[1]团队依托国家973课题（2005CB523308）、国家自然科学基金（30973720）、卫生部科学基金（WKJ2005-2-004）、福建省卫生厅资助课题（WZZJ0601）项目支持，应用脑诱发电位地形图技术观察外加刺激对针刺穴位时，大脑皮层第一体感区 SI，功能活动的影响，探讨循经感传和模拟循经感传时皮层体感诱发电位 SEP，地形图的不同。研究选取 16 名感传显著者和 11 名无感传受试者，以脑电信号采集处理系统自颅外记录 SI 的体感诱发反应地形图；模拟感传是以柔软的画笔沿胆经路线模拟感传的速度轻轻刷动。结果显示感传显著者当感传沿胆经路线上传至头面部时，大脑皮层体感诱发反应地形图除了在靠近中线的下肢代表显示 1 个红色高电位反应外，越过了上肢代表区，在外侧端的面部代表区又出现 1 个红色的高电位反应区，而对于无感传受试者来说，在同样的条件下，只能在下肢代表区出现 1 个红色高电位反应。在模拟循经感传时，11 名受试者中有 6 名受试者大脑皮层第一体感区 SEP 地形图的下肢和面部代表部位同时出现了 2 个反应，5 名受试者 SEP 地形图只在下肢代表区出现 1 个反应。有关项目提示循经感传和模拟循经感传时，SEP 地形图的表现类似，再次证实外周动因激发是产生循经感传现象的决定因素。

南方医科大学、广州中医药大学、广东省人民医院、中国科学院高能物理研究所等多家单位合作，对针灸得气的 PET 脑功能成像进行了相关国家重点基础研究发展计划以及国家自然科学基金重大

---

[1] 许金森，潘晓华，郑淑霞，等．循经感传和模拟循经感传时大脑皮层体觉诱发反应地形图的比较［J］．福建中医学院学报，2010，20（3）：4-6+73.

研究项目的研究工作。其中张贵峰团队[1]运用正电子发射计算机断层成像PET技术，基于脑功能区葡萄糖代谢变化，探讨针刺得气的脑功能成像特点。项目选取18例健康志愿者，随机分为经穴组、非穴组、对照组，分别施以外关穴针刺、非穴针刺、不针刺，以18F–FDG为显影剂，运用PET进行脑部扫描，获得志愿者脑功能区葡萄糖代谢变化的图像数据，扫描完毕随即运用针刺感觉量表量化志愿者的感觉，依据感觉量化结果将所得图像数据分为酸麻胀重感组、刺痛感组与无感觉组进行比较，数据在Matlab平台上采用SPM2.0软件包进行处理和分析。结果显示：①临床针刺效应：外关穴组6人，5人有酸麻胀重感，视觉模拟评分VAS4.23±1.50；非穴组6人，5人有刺痛感，VAS5.73±2.40；两组VAS比较差异有统计学意义$P < 0.05$。②脑功能成像结果按照$P < 0.001$、相连像素大于10个的统计学标准：酸麻胀重感组与无感觉组比较，显著激活BA 7、13、20、22、39、42、45，主要涉及左颞叶、颞上回等；刺痛感组与无感觉组比较，显著激活BA 18、19、22、24、25、32、36、40、45，主要涉及左边缘叶、海马回等。研究结果进一步从脑科学认识角度显示针刺腧穴产生的感觉主要以徐和的酸麻胀重等得气指征为主，针刺非穴产生的感觉以刺痛为主，前者所激活脑区的调控功能与腧穴的主治作用密切相关；得气的关键与腧穴的定位准确度相关；针刺得气是“针刺”“腧穴”“感觉”“腧穴效应”等的综

[1] 张贵锋，黄泳，唐纯志，等.针刺得气的PET脑功能成像研究[J].针刺研究，2011，36(1)：46–51.

合体现。

国家973计划项目（2009CB522902）、重庆市卫生局医学科学技术研究项目（2010-2-11）、重庆市卫生局医学科学技术研究项目（2008-2-65），重庆医科大学、江西中医学院洪武[1]团队结合经络理论和相关的研究成果，构建“脑内经脉”的假设，希望充实完善经络学说，为针灸效应及脑机制的研究提供一定的理论支撑，为发展经络理论、阐明针灸治病机制做一有益的探索。

成都中医药大学王祥[2]团队以国家自然科学基金、教育部霍英东基础研究基金、四川省科技厅青年基金与四川省教育厅重点项目为研究平台，综合分析基于神经影像学的针刺得气中枢响应特征的相关研究，包括得气后的主要影像学变化及穴位选择、得气方法与留针时间、得气判断标准、数据分析方法等针刺得气相关影像学试验设计方案，同时发现既往相关研究存在缺乏客观的量化评价标准、试验过程中的质量控制不够严格、缺乏病理状态下的大样本多中心随机对照试验等诸多问题，同时其激活脑区的特异性、与心理因素的关系、与疗效的相关性亦有待进一步研究。

（六）感传在针灸临床应用研究

循经感传与针灸临床疗效关系十分密切，历代医家在针灸治病过程中极为重视沿经的针感传导。应用传统的针刺手法和现代针具以激发和促进感传，即“得气”“气至病所”，对于提高针刺临床效果有重要意义。通过古代文献有关循经感传现象的载述，国内外对

---

［1］ 谢洪武，陈日新，徐放明，等. 基于经络循行的假设——脑内经脉［J］. 时珍国医国药，2012，23（8）：1988-1990.

［2］ 王祥，佘常，吴巧凤，等. 针刺得气中枢响应的神经影像学研究概况［J］. 中医杂志，2016，57（6）：529-532.

循经感传的报道和循经感传与临床研究，论述了循经感传与针刺效应的关系。

“得气”是针刺刺激引发的经气感应，北京中医学院与首都医科大学团队胡妮娟[1]团队依托国家973计划项目（2012CB518506，2006CB504503，2005CB523308）、国家自然科学基金面上项目（30973793）、教育部博士点基金（20090013110005），梳理“得气”相关概念与临床“得气”认识，在整理国内外有关得气及其强度判断方法文献基础上，分析现有方法的特点，探索如何对针感量表记录结果进行得气及其强度判断的方法。研究结论得出以“得气感”及其强度分别判断“得气”与否及其强度，而不同类型“得气感”成分更适用于“得气”影响效应的特点和规律分析，该方法既符合得气理论内涵，又与临床一般认识一致，亦为量表记录结果分析奠定了基础。

“得气”是研究针灸与经络的一个重要环节，是判断针刺效应与临床效果的重要手段，也是研究经络循经感传现象及经络学说产生、完善与发展的重要基础。得气作为一种主观感受难以被客观界定及量化，而目前尚无明确的客观化标准，对于得气机理的研究也相对较少，缺乏深入研究。中华人民共和国成立以来，各团队从基础与临床的不同层面分析了得气的实质、得气的客观评价标准、研究手段及与经络学说的关系。天津中医药大学实验针灸学研究中心郭永明团队对中

[1] 胡妮娟，林驰，苑鸿雯，等. 如何在临床研究中判断得气及其强度[J/OL]. 中国针灸，2016，36（1）：91-94.

华人民共和国成立以来针灸得气的现代评价方法研究进行了文献梳理与分析[1]。有关分析结果显示量表评价、脑功能成像技术为目前使用的主要得气评价方法，而其他方法尚处于萌芽阶段。广州中医药大学赖新生[2]教授结合临床实践认为，以往将“针感”等同于“得气”是习惯上的认识误区，二者是既有区别又有联系的。他同时对临床“得气”现象以深、浅层次进行分类，并基于神经科学的研究成果，提出以脑功能研究的技术手段“捕获”特异性脑活动将是揭示“得气”本质的研究设想。在此基础上，广州中医药大学赖新生、南方医科大学黄泳将脑功能成像技术 PET、SPECT、fMRI 技术运用于经穴特异性研究，提出“经穴－脑相关假说”，基于人的活体状态、脑的功能活动、客观的图像和数据分析，以期建立“经穴脑功能界定模型”，以解决经穴的定义问题，即凡是符合该模型的基本要素的“点”，即可定义为“经穴”，从而区分经穴和非穴；在此基础上，建立“经穴得气脑功能界定模型”，以明确经穴得气脑功能反应的实质，凡是符合该模型的基本要素的“得气”，即可定义为“得气”，从而区分得气和非得气；以其进一步研究经穴循经取穴的穴位配伍特点和规律[3]。

得气对诊断疾病的虚实和预后也有一定的指导意义[4]。针刺得

---

[1] 刘妍，郑嘉太，陈波，等．针灸得气现代评价方法研究评述［J］．上海针灸杂志，2016，35（10）：1147–1150.

[2] 赖新生，童钟．针刺"得气"分类与捕获的研究设想［J］．中医杂志，2008，49（5）：392–394.

[3] 赖新生，黄泳．经穴－脑相关假说指导下经穴特异性、针刺得气、配伍规律脑功能界定［J］．中国针灸，2007，27（10）：777–780.

[4] 刘妍，郑嘉太，陈波，等．针灸得气现代评价方法研究评述［J/OL］．上海针灸杂志，2016，35（10）：1147–1150.

气的快慢、强弱，以及针刺过程中所采用的手法又是影响治疗效果最直接的原因。而从古至今，对于“得气”的探讨只限于一些书面描述和医者的个人体会，现代实验研究很多关注针刺后的疗效，对得气的研究一直不够全面和深入。如对得气主要包括哪些感觉，这些感觉在程度上有无差异，以及采用何种针刺手法更易促使患者得气等问题上一直缺乏相关的研究。中国中医科学院针灸研究所、中国中医科学院基础理论研究所两家单位合作开展相关国家自然基金研究，成员张维波[1]团队观察不同针感时经穴经皮二氧化碳释放量的变化，研究针刺得气与外周组织能量代谢效应的相关性。团队对20名健康志愿者分别以不同方式刺激内关穴，在针前、中、后测定经穴及经上非穴的TCE，并与非经穴点进行对照。结果显示假针刺与浅针刺组针感较针刺得气组轻，而机械压迫引起针感较针刺得气组重。得气组经上穴点针刺前后TCE值升高，有统计学意义；用机械力压迫后，经上穴及点上TCE值先下降，解除压迫后有所升高。针刺疗效与针感并不一定同步，采用传统针刺得气的操作方法后，但同一条经上的穴点处TCE明显增加，表明有效针刺可能明显提高相关经线上的体表能量代谢。

---

[1] 黄涛，王瑞红，张维波，等.不同针感与外周经皮二氧化碳释放量的关系[J].中国中医基础医学杂志，2009，15（8）：615-616+618.

在针灸得气的安慰剂效应方面，黄涛团队观察[1]针刺得气及假针刺等不同刺激手段对经穴及经线上穴点经皮二氧化碳释放量的影响，从而讨论针刺得气与外周组织能量代谢效应的相关性。课题组共测试20名健康志愿者（男8岁，女12岁，平均年龄29岁），采用经皮二氧化碳测定仪，分别以5种不同的针刺方式刺激内关穴，在针前、针中及起针后测定上肢手厥阴心包经合穴曲泽及心包经上非穴点A天泉与曲泽连线下1/4处、B曲泽与郄门连线1/2处的经皮二氧化碳释放量，并与非心包经穴点CA点尺侧旁开2cm、DB点尺侧旁开2cm进行对照。结果显示假针刺与浅针刺组，针刺前后相比所测量心包经内及经外五点上的TCE值均有升高趋势，其中B点及曲泽穴上针刺中与针刺后的TCE比较有统计意义；得气组经上A点、B点及曲泽穴针刺前后TCE值均升高，有统计学意义；经外C点、D点针刺前后的TCE值有一定升高，但无统计学意义。考虑采用假针刺可以对全身起到一个刺激作用，也有升高局部体表能量代谢的作用，有关结果被认为可以解释为什么许多针刺浅，医者或受刺者并没有传统的针感但仍然可以获得临床疗效的临床实际情况；采用传统针刺得气的操作方法后，与针刺穴位邻近的同一条经上的穴点处经皮二氧化碳释放量明显增加，有极显著性统计学差异，表明有效针刺可能明显提高相关经线上的体表能量代谢。

北京中医药大学许咏思[2]团队从不同针刺方法、刺激量及深度

---

［1］黄涛，王瑞红，张维波，等．安慰针刺及得气针刺对经穴经皮CO_2释放量的影响［J］．中国中医基础医学杂志，2010，16（12）：1162-1163.

［2］许咏思，嵇波，张鹤，等．关于“得气”的古今认识和近10年研究情况的分析（英文）［J/OL］.World Journal of Acupuncture-Moxibustion，2015，25（1）：28-34.

等可量化的方面切入，探寻这些因素与“得气”之间的关系，系统收集关于“得气”的古文献以及近十年年关于得气的临床和基础研究相关文献。文献调研显示脑功能成像技术及得气量表应用为近10年最常用的“得气”量化指标；影响针灸“得气”因素很多，涉及个人生理状态、疾病性质、穴位下解剖特点、不同针刺方法、刺激量及深度等，其中不同针刺方法、刺激量及深度等因素对“得气”的影响及机制不同。课题组所获结果显示“得气”不等同于针感，因此对隐性针感需要重新认识；在另一方面，施针者的针下感值得重视，同时需要重新定义和理解“得气”的含义。

北京中医药大学、首都医科大学相关团队张鹏[1]团队在多项国家重点基础研究发展计划、国家自然科学基金面上项目以及教育部博士点基金项目的研究基础上，通过比较得气、气至、针感概念的区别，总结古今关于得气与针刺疗效关系的认识，分析得气对针刺疗效影响试验设计的关键和难点，并归纳其中需要思考的若干问题，以资为今后得气试验设计提供借鉴。传统针灸理论认为得气可能促进针刺疗效，现代针灸学研究对得气与针刺疗效的关系尚无统一结论。将针感视作得气或将达到一定强度的针感视作得气是目前得气判断的两种思路。得气判断的特点在于需要细化针感成分、强度、持续时间、传导距离；需要兼顾患者和医者两端；需要结合主客观评价工具。得气与针刺疗效关系研究设计应考虑纳入

[1] 张鹏，林驰，王培，等.得气对针刺疗效影响试验中需要思考的若干问题[J].环球中医药，2014，7(12)：937-940.

患者的年龄、研究的角度、经穴效应间的交互作用、疾病自然病程、结局指标的客观性及纳入的样本量。得气与针刺疗效的关系试验设计难点在于针刺过程的标准化、随机分组的实现方法、对照组的设计和干预方式的选择。得气问题的研究，涉及传统针灸学理论的核心内容，很多相关概念本身并无清晰的理解和明确结论，为其现代研究造成了诸多障碍。

北京中医药大学针灸推拿学院郭峥嵘[1]团队在国家重点基础研究发展计划、北京中医药大学自主选题与北京中医药大学创新团队发展计划等项目研究中，对机体状态对针灸得气影响进行了数据挖掘研究。通过数据挖掘技术分析机体状态对针刺得气的影响。该团队搜索中国知网、万方、维普、中国生物医学文献数据库和Pubmed，检索从1949年10月—2013年1月针刺得气中英文文献并筛选分类，并通过SQL server 2005建立数据库，采用Weka数据挖掘软件对得气文献进行数据分析。结果经筛选得到针刺得气文献337篇，其中中文255篇，英文82篇。通过关联规则Apriori算法分析，临床患者得气针感出现频次较高为胀、麻、传导和酸感，常见复合得气针感依次为重痛麻感、酸痛麻感和重酸感等，健康人得气针感出现频次较高为痛、酸、麻和重感，常见复合得气针感依次为胀酸感、重酸麻感和重麻感等，二者得气针感频次排列与关联分析结果均有较大差异。结论机体状态是影响针刺得气的一个重要因素。

长春中医药大学王富春[2]团队依托吉林省自然科学基金项

---

[1] 郭峥嵘，钱桂凤，潘秋银，等.机体状态对针刺得气影响的数据挖掘研究［J/OL］.华西医学，2014，29（6）：1102-1105.

[2] 曹方，周丹，曹迪，等.飞经走气针法对循经感传现象的影响［J］.长春中医药大学学报，2014，30（2）：308-310.

目（201115174）开展了不同行针手法对得气影响的研究。试验选取健康受试者30例，应用G6805-Ⅰ型电针仪以20次/秒的连续波分别刺激手、足阳明经的井穴，逐渐增加电流强度至受试者能耐受为度。当感传在关节处受阻时，按照“飞经走气”针法中“青龙摆尾”针法进行针刺，使感传继续，并进行记录。实验结果显示大多数受试者的循经感传在经过腕、踝、肘、肩、膝、髋等大关节时，可出现速度减慢或停顿的现象，研究客观论证了“飞经走气”针法在循经感传通过腕、踝等关节时有促进作用，具有“通关过节，催运气”的效果。

内蒙古医科大学、天津中医药大学柏芳芳[1]团队依托内蒙古自治区科技计划项目（jt13x02-0021819）研究体质和年龄因素对循经感传的影响。该研究通过观察比较不同年龄段组的中医体质分布情况、循经感传出现及感传程度情况，并用Logistic回归分析初步探讨各组循经感传与中医体质之间的相关性。研究结果提示不同年龄段的循经感传出现情况与不同的中医体质之间具有一定的相关性，就整体人群而言，平和质和特禀质为循经感传现象出现的易感体质，而血瘀质的人群则不易出现循经感传现象。从不同年龄层次看，青年人属气虚质、痰湿质、血瘀质和气郁质者不易出现循经感传现象；中年人循经感传出现的易感体质为平和质；老年人循经感传出现的易感体质为平和质、阴虚质，临床可利用其提高

[1] 柏芳芳.循经感传与中医体质相关性研究[D].呼和浩特：内蒙古医科大学，2016.

循经感传出现率，从而提高针刺疗效。[1]

重庆医科大学中医药学院、汉中市中心医院刘菲[2]团队依托国家自然科学基金资助项目（81303036）进行了不同中医体质人群足三里穴针刺得气规律研究。该研究采用问卷调查的方式，以王琦教授的《中医体质分类与判定表》为标准，对527例健康大学生进行体质分析及中医体质分型，并观察受试者左侧足三里穴的针刺感觉，对各体质间的针感性质及强度差异进行比较。结果：针刺感觉以酸、麻、重、胀、钝痛和循经感传等为主，受试者感受最多的是“胀”感，占90.3%，其次是“酸”感，占45.9%；除循经感传外，其他5种针感在各体质人群中出现率差异均无统计学意义（$P>0.05$）；循经感传在平和质人群中的出现率比气虚质、阳虚质、血瘀质及气郁质出现率高（$P<0.05$）。在平和质人群中体会到的“酸”感强度较气虚质、阳虚质、阴虚质、痰湿质、湿热质、气郁质人群更大（$P<0.05$），而“胀”感强度仅在平和质和阳虚质人群中差异有统计学意义（$P<0.05$）。该研究结果提示除循经感传外，酸、麻、重、胀、钝痛五种针感在9种不同中医体质人群中出现的频次没有差异性和特异性。受试者感受到的酸感强度可能是针刺时产生镇痛的原因，提示针刺效应与体质有一定相关性，针刺时需因人施术、因人施治。

在脑认知学研究方面，广东省中西医结合医院和汕头大学医学

---

［1］柏芳芳，谭亚芹，苗茂，等．循经感传与中医体质相关性研究［J/OL］．中国针灸，2016，36（10）：1057-1062.

［2］刘菲，杨晓光，李学智，等．不同中医体质人群足三里穴针刺得气规律研究［J］．针刺研究，2016，41（6）：535-539.

院多家单位，相关人员陈凤英等[1]在国家中医药管理局、广东省自然科学基金（021229）项目资助下对针灸经穴“得气”与脑功能激活的关系进行了探讨。研究选取了13例健康右利手受试者，由针灸医师先后进行右手合谷穴“浅表刺激”与传统手法捻针刺激两种任务，利用fMRI–BOLD技术获得脑功能图像，用感应区ROI分析方法，比较两种任务下的平均信号变化情况。结果表明针灸“得气”存在个体差异，相应脑功能的激活情况也有所不同，前额区、丘脑、纹状体、扣带回后部及岛叶功能区随着得气强度的增加而有激活明显的趋势，而手法针刺合谷穴引起脑功能激活的程度与“得气”情况有关。

（七）得气的机体针灸疗效影响因素研究

从古至今，得气始终被认为是针刺取得疗效的关键因素。然而，现代团队对得气与疗效间关系的认识却存在一定的分歧，纵观得气与疗效关系的临床研究，各研究中对得气量化的标准尚未统一，且缺少对得气的定性判断，导致相关研究结果不能真实地完全反映得气效应。因此，如何在研究中对得气进行定性定量判断以使研究结果更加可靠，是否有方法能够通过客观观察得气引发的现象，剥离主观因素，客观探索得气对机体影响的特点，进一步客观量化得气，使得气与效应关系研究的结果结论更加单纯、可靠，均是目前亟待研究解决的问题。

---

[1] 陈凤英，沈智威，关计添，等. 手法针刺合谷穴得气与脑功能激活关系的探讨［J］. 磁共振成像，2011，2（2）：112–117.

北京中医药大学针灸推拿学院、中国中医科学院中医临床基础医学研究所、首都医科大学电力教学医院、中国中医药管理局针灸特色疗法评价重点研究院多家单位合作，在国家重点基础研究发展计划、国家自然科学基金面上项目以及教育部博士点基金项目等研究工作中对于机体因素对得气的影响进行了相关的探讨。其中李静[1]等基于计算机检索中国期刊全文数据库CNKI、维普资讯中文科技期刊数据库VIP、中国生物医学文献数据库CBM和Pubmed数据库，对30篇针刺得气的机体影响因素相关文献进行分析。结果显示：机体因素在针刺得气中具有重要的作用，主要影响因素包括个体体质、病症类型、机能状态、腧穴功能特异性、耐受性、心理因素，应引起针灸从业者和研究者的重视。根据以上的研究结果，该团队认为：机体对针刺得气的影响因素是多方面的，目前研究多停留在对现象的肯定上，应进一步深入开展针刺得气的机体相关影响因素研究，寻求针刺得气科学而客观化的指标，从而提高针刺治疗及临床研究水平。

在北京中医药大学、北京联合大学、上海气功研究所多家单位合作基础上，依托国家自然基金面上项目（0973781），从认知思维角度，研究解读得气内涵。团队葛鹏等[2]通过分析古今关于得气的文献，梳理了得气具体含义的历史演变过程，研究发现得气的本质是感觉操控，而感觉操控亦是具象思维的本质特征。长期气功训练

---

[1] 李静，刘玉祁，李春华，等．关于机体相关因素对针刺得气影响的探讨［J］．中国针灸，2013，33（4）：378–380.

[2] 葛鹏．针刺得气与具象思维［A］．中国医学气功学会．中国医学气功学会第五届会员代表大会暨2014年学术年会论文集［C］．中国医学气功学会，2014.

可以增强医者的具象思维能力，在针灸临床中更容易得气。医者掌握具象思维操作方法，坚持气功训练，有助于提高针灸疗效。

北京中医药大学、南京医科大学附属、淮安第一医院多家单位合作，团队潘银秋[1]团队依托国家重点基础研究发展973计划项目（2012CB518506）对得气与临床疗效的相关性开展了文献学研究。该团队检索中华人民共和国成立以来针刺得气临床文献，采用数据挖掘方法，对文献进行收集、筛选、提取数据、统计分析和关联分析，总结得气与疗效的关系，从文献角度探索得气与疗效的关系。结果显示在得气与否与疗效关系的研究中，82.1%的研究认为得气与疗效相关，17.9%的研究认为得气与疗效不相关；痛经、面瘫文献中，得气与疗效相关的支持度为100%；痛证文献中，72%的研究认为得气与疗效相关，28%的研究认为得气与疗效不相关。得气特点与疗效关系的研究中，60.7%的研究认为传导感与疗效呈正相关；得气感强度与疗效关系的研究有21项，涉及病种分散，其与疗效的关系和病种相关；痛经文献中传导感与疗效呈正相关的研究最多，达58.3%；面瘫文献中，得气感弱与疗效呈正相关的研究最多，达50%；痛证文献中，传导感与疗效呈正相关的研究最多，为63%。多数文献研究提示，针刺得气可提高临床疗效，不同得气特点与疗效的关系和病种密切相关。项目并基于结果建议对针刺疗效显著的病种开展

---

[1] 潘秋银，马良宵，杨洋，等．基于数据挖掘方法的针刺得气与疗效的关系分析［J/OL］．中国针灸，2017，37（6）：668-672.

更多高质量的得气与疗效的关系研究，以便更好地总结得气规律。

随着中医针灸理论的国际化发展，得气与痛感的区分[1]及其生理机制方面的研究增多。在循证医学研究中，国际上对得气与疗效的关系仍有不同的学术见解，因而其客观化的评价标准及其生物学机制成为重要且亟待研究的学术问题。可从医生和患者两方面综合评价，并结合疗效，探索客观界定得气的标准。

中华人民共和国成立以来大量循经感传等经络现象及其机制的研究、经穴脏腑相关及其联系途径的研究[2]充分肯定了循经感传现象的基本事实和规律，对于寻找可直接显示或记录的循经感传的感觉的特异性客观指标为团队的工作目标。循经感传现象是普遍存在于人体内的一个客观的过程，只是需要适当的条件才能被人的高级神经中枢所觉察。认识和理解经络，经络学说的研究，无论是文献的研究、临床研究，还是在现代科技手段支持下的实验研究，都不能脱离中医这一特定的范畴与语境。从整体观出发，立足临床和功能，强调多学科融合，坚持理论与实践研究相结合；以经络整体调控作用作为突破口，从一个立体的角度去认识经络，探寻冲出“纯”现代研究窘迫的途径才可能有所突破和发展。

（赵燕平）

---

［1］ 章庆庆，朱世鹏，罗丽，等．得气内涵的演变及其与气至、针感的关系［J/OL］．山东中医药大学学报，2015，39（1）：19–21.

［2］ 刁利红，杨卓欣，于海波，等．经络研究思路和方法探讨［J］．中国临床康复，2006，10（19）：164–165.

第八章　腧穴敏化与热敏灸研究

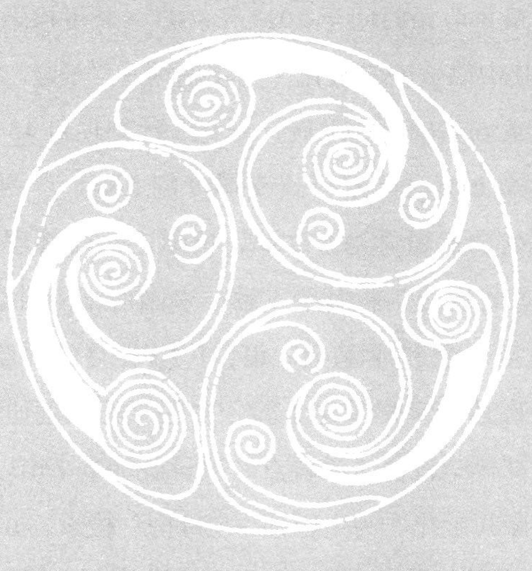

一、资料检索与分布情况

（一）“腧穴敏化”研究文献情况

以“腧穴敏化”为主题词或关键词检索中国知网（CNKI）、万方、维普、中国生物医学文献数据库，时限为从该数据库最早收录时间至2017年7月，共可检索到各类文献101篇，其中以“腧穴敏化”为主题词+“基金”检索，共检索到国家重点基础研究发展计划973计划项目13篇，国家自然科学基金6篇，国家科技支撑计划5篇，广西科学基金2篇，江西省自然科学基金2篇，国家中医药管理局科研基金1篇，江苏省青蓝工程基金1篇，中国博士后科学基金1篇，河南省教委自然科学基金1篇，广东省自然科学基金1篇，广东省中医药管理局基金1篇，中国工程物理研究院联合基金1篇，高等学校博士学科点专项科研基金1篇。

以“腧穴敏化”为主题词+“机构”检索，共检索到江西中医学院附属医院16篇，广州中医药大学12篇，江西中医药大学7篇，南京中医药大学7篇，江西中医学院6篇，江西省中医院4篇，南方医科大学3篇，柳州市中医院3篇，成都中医药大学2篇，广州中医药大学第二临床医学院2篇，北京中医药大学2篇，湖北中医药大学2篇，济宁市中医院2篇，天津中医药大学2篇，江西中医药大学附属医院2篇，南昌市中西医结合医院2篇，广东省中医院2篇，东莞市塘厦医院2篇，甘肃省中医院2篇，广州中医药大学第三临床医学院 2 篇，广东省中西医结合医院 2 篇，广西中医药大学附属瑞康医院 1 篇，河南省中医院 1 篇，邵阳市中医院 1 篇，解放军第 404 医院 1 篇，首都医科大学电力总医院 1 篇，南方医科大学第二临床医学院 1 篇，中国中医科学院 1 篇，吉化集团公司松花湖疗养院 1 篇，武汉市第一医院 1 篇，广州中医药大学第二附属医院 1 篇，解放军总医院 1 篇，天津中医药大学第一附属医院 1 篇，湖北中医学院 1 篇，上海市松江区方松街道社区卫生服 1 篇，佛山市第五人民医院 1 篇，蚌埠医学院第二附属医院 1 篇，中国中医科学院 1 篇，辽宁中医药大学 1 篇，泸州医学院附属医院 1 篇。

以“腧穴敏化”为主题词 +“学科”检索，共检索到中医学 92 篇，感染性疾病及传染病 3 篇，临床医学 2 篇，内分泌腺及全身性疾病 2 篇，消化系统疾病 2 篇，急救医学 1 篇，皮肤病与性病 1 篇，儿科学 1 篇，呼吸系统疾病 1 篇，中西医结合 1 篇。

1. 基金分布情况，见图 8–1。

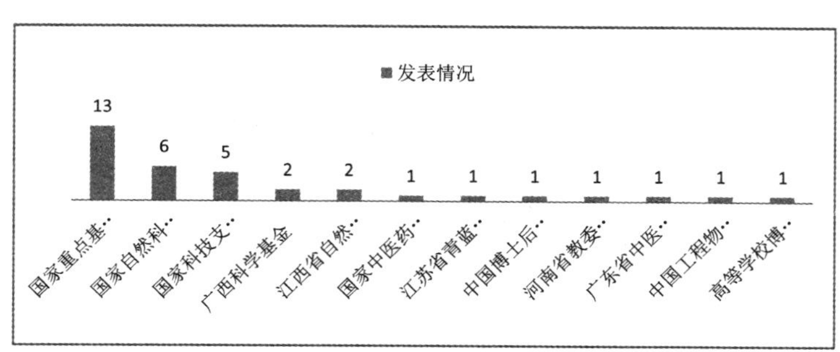

图 8–1　腧穴敏化研究基金分布情况

2. 机构分布情况，见图 8–2。

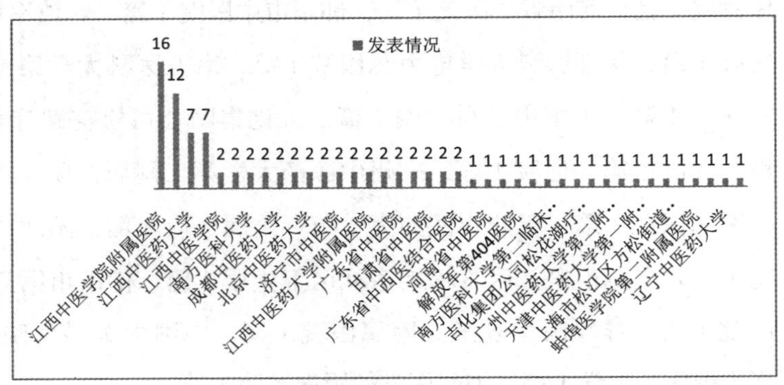

图 8–2 腧穴敏化研究机构分布情况

3. 学科分布情况，见图 8–3。

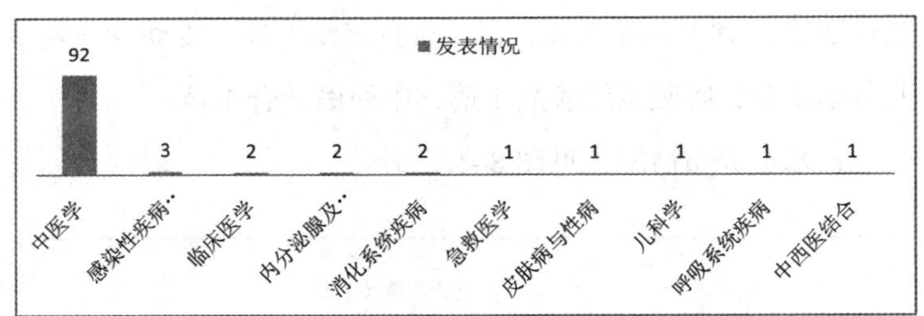

图 8–3 腧穴敏化研究学科分布情况

从上述分布情况可以看出，对腧穴敏化相关研究文献数量较少于其他经络主题，但仍受到临床机构与研究机构的关注。至于学科分布方面，主要集中于中医学学科，提示未来需加强有多学科的交叉融入、信息的交流共享的趋势。关于腧穴敏化主题的文献自 2006 年才开始出现，说明这是新近 10 年来关于经络研究的新进展，从一个侧面体现了经络研究的进展和深入情况。同时，关于腧穴敏化主题的文献自出现以来从最初的逐年以个位数增加，到 2012 年年度文献量达到最高，2013 年后相关文献增加数量显著，此后显著递减，反映了学术界对腧穴敏化主题的关注度变化。

（二）“热敏灸”研究文献情况

以“热敏灸”为主题词或关键词检索中国知网（CNKI）、万方、维普、中国生物医学文献数据库，时限为从该数据库最早收录时间至 2017 年 7 月，共可检索到各类文献 973 篇，其中以“热敏灸”为主题词 + “基金”检索，共检索到国家重点基础研究发展计划 90 篇，国家自然科学基金 77 篇，国家科技支撑计划 24 篇，江西省自然科学基金 16 篇，广东省中医药管理局基金 9 篇，浙江省中医药管理局基金 6 篇，湖南省教委科研基金 3 篇，广东省自然科学基金 3 篇，湖北省自然科学基金 2 篇，上海科技发展基金 2 篇，福建省自然科学基金 2 篇，江苏省青蓝工程基金 2 篇，湖南省自然科学基金 2 篇，黑龙江省博士后科研启动基金 1 篇，高等学校博士学科点专项科研基金 1 篇，浙江省自然科学基金 1 篇，新疆维吾尔自治区自然科学基金 1 篇，河南省教委自然科学基金 1 篇，河南省科技攻关计划 1 篇，四川省青年科技基金 1 篇，辽宁省科委基金 1 篇，湖南省科委基金 1 篇，浙江省医药卫生科研基金 1 篇，国家中医药管理局科研基金 1 篇，中国博士后科学基金 1 篇，国家科技攻关计划 1 篇。

以“热敏灸”为主题词 + “机构”检索，共检索到江西中医学院附属医院 111 篇，江西中医药大学 97 篇，江西中医学院 56 篇，广州中医药大学 51 篇，江西中医药大学附属医院 48 篇，江西省中医院 42 篇，湖南中医药大学 24 篇，国家中医药管理局 24 篇，广东省中西医结合医院 23 篇，广东省中医院 18 篇，荆门市中医院 15 篇，嘉兴市中医医院 13 篇，南昌市中西医结合医院 12 篇，江西中医药高等专科学校 12 篇，湖北中医药大学 12 篇，广州中医药大学第二临床医学院 11 篇，杭州市中医院 10 篇，南京中医药大学 10 篇，湖北医药学院附属太和医院 10 篇，南昌市洪都中医院 10 篇，江西省中医药研究院 9 篇，华中科技大学同济医学院附属协和医院 8 篇，广州中医药大学第二附属医院 8 篇，赣州市中医院 8 篇，东莞市塘厦医院 8 篇，南丰县中医院 7 篇，山东中医药大学 7 篇，柳州市中医院 7 篇，新余市中医院 7 篇，浙江中医药大学附属广兴医院 7 篇，江西中医药高等专科学校附属医院 6 篇，南昌大学 6 篇，九江市中医院 6 篇，成都中医药大学 6 篇，桐乡市中医院 6 篇，广州市中西医结合医院 6 篇，赣州市人民医院 6 篇，南方医科大学 6 篇，福建中医药大学 6 篇，深圳市宝安区中医院 5 篇。

以“热敏灸”为主题词 +“学科”检索，中医学 817 篇，外科学 30 篇，临床医学 20 篇，中西医结合 17 篇，内分泌腺及全身性疾病 11 篇，妇产科学 9 篇，医药卫生方针政策与法律法规研究 8 篇，消化系统疾病 7 篇，医学教育与医学边缘学科 7 篇，儿科学 7 篇，肿瘤学 6 篇，神经病学 6 篇，呼吸系统疾病 5 篇，中药学 4 篇，皮肤病与性病 3 篇，急救医学 2 篇，口腔科学 2 篇，心血管系统疾病 2 篇，感染性疾病及传染病 2 篇，有机化工 1 篇，泌尿科学 1 篇，特种医学 1 篇，眼科与耳鼻咽喉科 1 篇，教育理论与教育管理 1 篇，工业经济 1 篇。

1. 基金分布情况，见图 8-4。

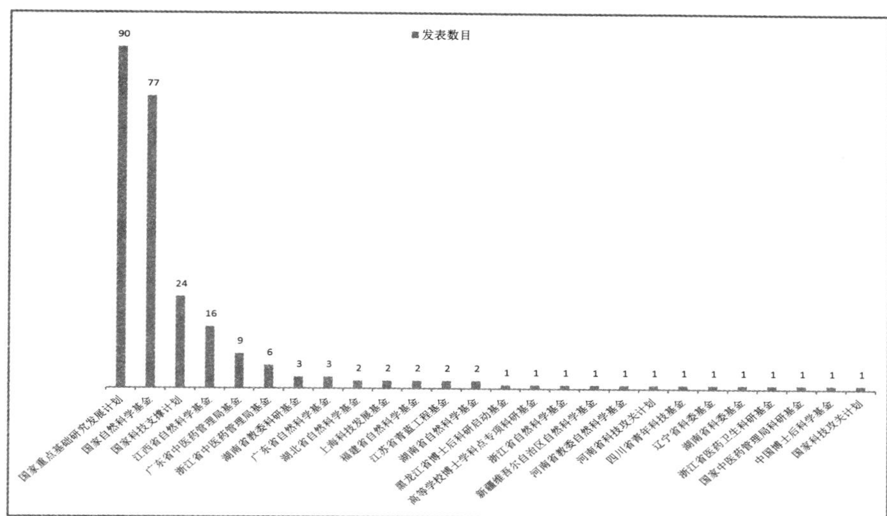

图 8-4　热敏灸检索基金分布图

2. 机构分布情况，见图 8-5。

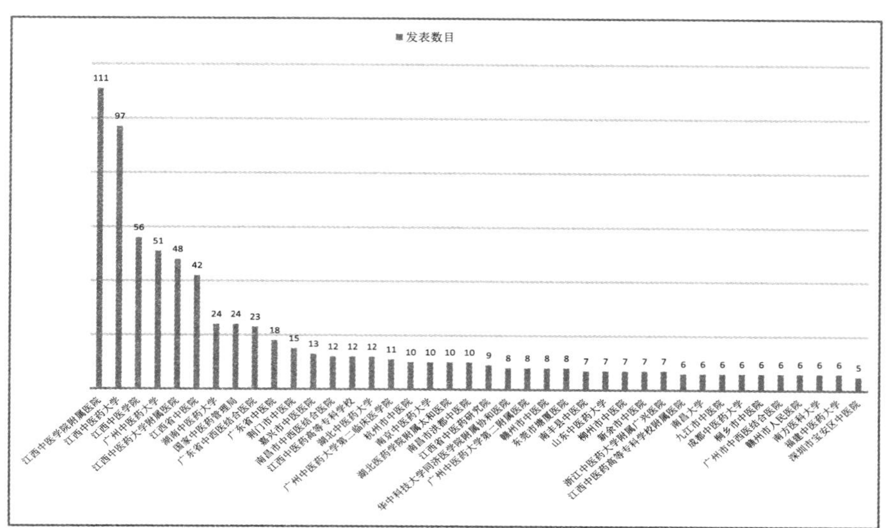

图 8-5　热敏灸检索机构分布图

3. 学科分布情况，见图 8-6。

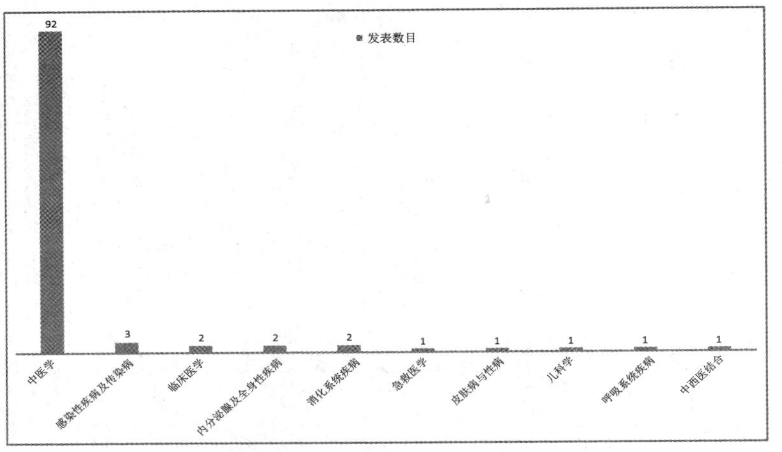

图 8-6 热敏灸检索学科分布

从上述分布情况可以看出，热敏灸是 2007 年陈日新教授提出的新灸法概念，自 2007 年热敏灸新概念提出之后，有关的工作得到了越来越多的团队和临床工作者的关注。对热敏灸研究工作在多所中医院校、中医研究院得到了开展，至于学科分布方面，主要集中于中医学学科，提示多学科的交叉融入、信息的交流共享仍有待进一步加强。相关研究从每年保持一篇的文献量开始快速增加，2013 年后相关年度文献量已超过 100 篇，2016 年年度文献量已超过 150 篇，反映了学术界对热敏灸主题的关注度变化，说明热敏灸仍是近几年的学术热点问题，其理论探讨和临床起效机制仍有待深入研究。

二、腧穴敏化与热敏灸研究概况分析

（一）新概念——敏态化腧穴

江西中医药大学陈日新教授[1]自20世纪80年代起，致力于腧穴敏化的研究，特别是在临床上发现了腧穴热敏现象，因此对腧穴内涵有了突破性的认识。陈教授在2006年出版的专著《腧穴热敏化艾灸疗法》中，首次提出了腧穴“敏化态”，并进行了系统地阐述。

1. 追本溯源，解读腧穴

中医针灸治疗有效的关键是强调“气至病所”。这一思想的雏形形成于春秋－秦汉时期，公元前三四世纪的《阴阳十一脉灸经》[2]中初步描述了经脉走行及病候，是经络形成的雏形，也是“气至病所”形成的雏形。“气至”一词最早见于《灵枢·九针十二原》：“刺之要，气至而有效。”《灵枢》中明确提出，针刺疗效与是否达到“气至”密切相关。“气至”之所为腧穴，那么何谓“腧穴”？

陈日新教授回顾经典，从《内经》对腧穴的原始定义与定位方法及热敏灸临床证据入手，探讨腧穴的内涵。《灵枢·九针十二原》云：“所言节者，神气之所游行出入也，非皮肉筋骨也”。其说明腧穴是神气游行出入的动态功能变化部位，区别于一般的皮肉筋骨等，有其特定的形态结构及固定不变的位置。在《灵枢·背腧》中对腧穴进一步描述：“欲得而验之，按其处，应在中而痛解，乃其腧也。”即腧穴具有“按其处，应在中”的敏感性及“欲得而验之”的

---

[1] 康明非，陈日新．论“反应点”与腧穴［J］．江西中医学院学报，2006，18（3）：37-38.

[2] 白兴华，中国针灸交流通鉴［M］．西安：西安交通大学出版社，2012.

动态特征，说明腧穴并非总是一成不变的固定结构和位置。基于以上的经典文献，陈教授总结了腧穴的内涵不仅是经脉气血汇聚、出入之处，同时更特别强调了腧穴并非一成不变的固定结构和位置的动态性特征，指出经络腧穴在生理、病理状态的表现和对穴位刺激的反应性是机体与外界互动的结果，因此，可能在不同的状态下可表现为不同的敏感性，即穴位敏化。陈教授认为穴位敏化是针灸诊疗过程中归经辨证的依据之一，同时也是临床处方选穴的重要基础。另外，陈教授团队研读《黄帝内经》，还发现其中有详细描述敏化腧穴特点。如《灵枢·五邪》中记载："咳动肩背，取之膺中外腧，背三节五节之傍，以手疾按之，快然，乃刺之。"这里通过列举临床病例，具体描述了腧穴的上述特征，即"咳动肩背"者，可取"膺中外腧"，具体位置在"背三节五节之傍"。下面一句是要点"以手疾按之，快然"，说明腧穴具有"按之快然"的"一种特殊感应"的敏感特征，同时，必须每次经过"以手疾按之"的探查才能找准腧穴的动态特征。

那么，具有上述特征的腧穴在临床上如何取穴呢？整理《黄帝内经》中相关论述如下。《灵枢·背腧》中论述："胸中大腧在杼骨之端，肺腧在三椎之傍，心腧在五椎之傍，膈腧在七椎之傍，肝腧在九椎之傍，脾腧在十一椎之傍，肾腧在十四椎之傍，皆挟脊相去三寸所。则欲得而验之，按其处，应在中而痛解，乃其腧也"。这段经文明确说明了临床治疗中具有动态性特征的腧穴准确定位的方法，不仅是依照传统的方法循经取穴，而且强调机体的反应性和敏感度，因此在临床选穴时首先要"验之"。故文中"胸中大腧在杼骨之端……皆挟脊相去三寸所"，描述了腧穴定位的第一步，其中

“傍”“所”均指邻近与大约之意，即只定出腧穴所在的大致区域，称之为粗定位。“则欲得而验之，按其处，应在中而痛解，乃其腧也”是腧穴定位手法的关键，即“按之应者”，就是腧穴，其中的要点在于腧穴存在特殊的感应，也就是所谓“气至”。

总之，陈日新教授提出腧穴定位可分为两类，即粗定位与细定位。同时临床取穴时应分两步完成，即先粗定位再细定位。粗定位即根据传统的骨度分寸定位或体表标志循经取穴确定大致的腧穴位置；“按之应”是精确定位腧穴的要点，此步骤定出的腧穴具体位置是针灸治疗的施术部位，称之为细定位。《灵枢》还明确指出了腧穴和人体健康状况的关系。《灵枢・九针十二原》云：“五脏有疾，当取之十二原。十二原者，五脏之所以禀三百六十五节气味也。五脏有疾也，应出十二原，而原各有所出，明知其原，睹其应，而知五脏之害矣。”这段论述说明腧穴受五藏精气濡养，并与脏腑功能相对应，通过观察腧穴的表现，可以得知脏腑的气血功能状况。

2. 总结提炼，敏态化腧穴

通过以上经典文献回顾，陈日新教授团队重新审视对经络理论中的基本概念“腧穴”的定义，其中特别强调指出“腧穴不是指一般的皮肉筋骨等有其特定的形态结构及固定不变的位置，而是神气游行出入的动态功能变化部位”。所以，根据《内经》中定义的腧穴，敏化性和变异是其特征，陈教授团队以此为依据，并结合临床腧穴热敏的现象发现，提出腧穴敏化的新观点，并在2006年人民卫生出版社发行的专著《腧穴热敏化艾灸疗法》[1]中首次正式提出：“人体腧穴存在敏化态与静息态两种功能态，当人体发生疾病时能使

[1] 陈日新，康明非．腧穴热敏化艾灸新疗法［M］．北京：人民卫生出版社，2006.

体表腧穴发生敏化，敏化的类型多种多样，而腧穴热敏化是腧穴敏化的一种新类型，处在敏化态的腧穴对外界相关刺激呈现腧穴特异性的‘小刺激大反应’。”书中指出腧穴应具有以下特征：①腧穴的本质属性具有功能状态之别，即“静息”与“敏化”两种状态之别，而不仅仅是固定部位之别；②敏化态腧穴是疾病在体表的反应部位，也是治疗疾病的最佳针灸部位，即腧穴是与疾病过程相关的体表特定的敏感部位，具有治疗疾病的较佳功能；③因敏化态腧穴具有动态变异性，因此，临床上只能应用《内经》中粗定位与细定位（探感定位）的二步定位法才能准确定位，而不能仅仅依靠骨度分寸定位或体表标志定位的一步到位法。

（二）提出了腧穴“敏化状态”学说

1. 腧穴“敏化状态”

在对“敏态化腧穴”概念的重新认定下，陈日新教授团队通过一系列基础实验和大量临床研究，2011 年总结提出腧穴“敏化状态说”。该学说认为：①腧穴的本质属性具有功能状态的差别，即“静息”态与“敏化”态，这种腧穴的差别，不仅仅是穴位固定部位的差异；②腧穴是与疾病过程相关的体表特定的敏感部位，具有治疗疾病的较佳功能；③敏化的体表部位是穴位，消敏的穴位是体表部位；④由于长期以来人们对腧穴概念的认识“静”重于“动”“固定”重于“变异”“部位之别”重于“状态之别”，以致针灸疗效的潜力远没有得到发挥。

2. 腧穴“敏化状态”的临床表现

腧穴与非腧穴正是由于其功能状态的差别，实现了其反映疾病及主治疾病的两大医学功能。人体腧穴的功能化状态本身也是动态的。人体腧穴存在“敏化”态与“静息”态两种功能态，同时腧穴的这两种状态是对立统一的关系，腧穴的“敏化”或“静息”状态不是一成不变的，随着人体健康或疾病状态的转变，腧穴在体表表现出相应的不同状态特征。当人体发生疾病时能使体表腧穴发生敏化，敏化了的体表部位是腧穴，消敏化的穴位则是体表部位。临床上腧穴敏化的形式多种多样，如腧穴压痛、痛觉过敏、按之快然、皮温改变等，它们分别反映了疾病的某些病理特点，或单独存在，或相互并存，构成了疾病体表征象的一个重要组成部分[1]。

3. 腧穴热敏化

腧穴热敏化是腧穴敏化中的一种新类型，陈日新教授团队通过多年的临床观察，发现腧穴在疾病状态下可表现为“热敏化”的现象，具体又可表现为以下几种常见的特征形式：第一是透热，即灸热从腧穴皮肤表面直接向内部深在组织渗入，甚至达到胸腹腔的脏器。第二是传热，即灸热从腧穴起始，向某一方向传导。第三是扩热，即灸热以施灸部位为中心，热量向周围皮肤扩散的特点。第四是灸热远效应，即施灸部位不热或微热，而远处的病所部位热觉反超过施灸部位。第五是其他非热感受。即施灸部位和或远离施灸的部位产生除热以外的如酸、麻、重、胀、痛等其他特殊附加感觉。在敏化态的腧穴对外界相关刺激呈现腧穴特异性的“小刺激大反应”；敏化态腧穴是疾病在体表的反应部位，也是治疗疾病的最佳针灸部位，即腧穴是与疾病过程相关的体表特定的敏感部位，具有治疗疾病的较佳功能。这些特点同样适用于描述腧穴热敏化。同时，

---

[1] 林文注，王佩．实验针灸学［M］．上海：上海科学技术出版社，1999.

经研究发现，热敏化穴的最佳刺激为艾热，也是灸疗的最佳选穴，疗效远优于常规静息态腧穴的针灸疗法；另外，热敏化态腧穴在艾热刺激下极易激发灸性感传，临床疗效大幅度提高。结论：腧穴热敏化的提出完善和发展了“刺之要，气至而有效”的针灸理论[1]。

（三）循证性评价

“腧穴敏化论”的提出是基于大量的临床现象的观察所得，早在1988年，陈教授团队对临床施灸的患者进行观察，发现了以下腧穴热敏化的现象：①透热：灸热从施灸点皮肤表面直接向深部组织穿透，甚至直达胸腹腔脏器；②扩热：灸热以施灸点为中心向周围扩散；③传热：灸热从施灸点开始循经脉路线向远部传导，甚至达病所；④局部不（微）热远部热：施灸部位不热或微热，而远离施灸部位的病所处感觉甚热；⑤表面不（微）热深部热：施灸部位的皮肤不热或微热，而皮肤下深部组织甚至胸腹腔脏器感觉甚热；⑥产生其他非热感觉：施灸（悬灸）部位或远离施灸部位产生酸、胀、压、重、痛、麻、冷等非热感觉；⑦上述灸感传导之处，病症随之而缓解：施灸部位产生的热、胀、痛等感觉发生深透远传，所到之处，病症随之缓解。如悬灸风门穴，热胀感向肩部传导，肩痛立即缓解；悬灸阳陵泉穴，热胀感向腰部传导，腰部困重紧痛感立即缓解；施灸三阴交，热流向下腹部传导，几次治疗后盆腔积液明显改善；悬灸天枢穴，热流

---

［1］陈日新，康明非．一种新类型的疾病反应点——热敏点及其临床意义［J］．江西中医学院学报，2006，8（2）：29-30.

直透腹腔，几次治疗后，多年紊乱的肠功能明显改善。以上这六种灸后现象，就是相关腧穴对灸法热敏感的表现，属于腧穴敏化的一种。基于前期大量临床观察，为证实热敏灸技术治疗慢性痛、过敏性疾病、哮喘等多种病症的临床疗效，陈日新教授团队近年来开展了一系列基于循证医学方法的临床疗效评价，更有效地指导临床。

多年来，陈日新教授团队采用大样本多中心中央随机对照的临床试验循证评价方法，证实了热敏腧穴治疗能够显著提高膝关节骨性关节炎、腰椎间盘突出症、支气管哮喘（慢性持续期）、原发性痛经、周围性面瘫、慢性前列腺炎等内外妇儿多种病症的临床疗效。陈日新等[1]治疗膝关节骨性关节炎，热敏腧穴组（n=144）、经穴艾灸对照组（n=144）和玻璃酸钠药物对照组（n=144）。3组治疗前症状积分分别为（11.2±3.3）分、（11.3±3.2）分、（12.1±2.9）分，治疗结束后积分分别为（2.8±1.8）分、（4.9±2.8）分、（5.6±2.1）分，治疗结束6个月后积分分别为（3.6±1.6）分、（6.4±1.5）分、（7.0±1.9）分。结果表明，热敏灸组在降低症状积分方面明显优于对照组。有学者[2]治疗腰椎间盘突出症，热敏腧穴组（n=152）、经穴艾灸对照组（n=152）和扶他林药物合常规针刺对照组（n=152）。3组治疗前症状积分分别为（18.6±3.8）分、（17.5±3.3）分、

[1] Chen R X，Chen M R，Su TS，et al. Heat-sensitive moxibusion in patients with osteoarthritis of the knee：a three-armed multicentre randomized active control trial［J］.Acupunct Med，2015，33（4）：262-269.

[2] Chen R X，Chen M R，Su T S，et al. A 3-Arm，Randomized，controlled trial of heat-sensitive Moxibustion therapy to determine superior effect among patients with lumbar disc herniation［J］. Evid Based Complement Alternat Med，2014：154941.

（17.2±4.4）分，治疗结束后积分分别为（3.8±2.6）分、（7.9±3.0）分、（8.5±2.9）分，治疗结束6个月后积分分别为（3.7±2.2）分、（8.9±3.1）分、（10.1±2.9）分。结果表明，热敏灸组在降低腰椎间盘突出症的症状积分方面明显优于对照组。陈日新等[1]在应用热敏腧穴治疗支气管哮喘（慢性持续期）的循证评价研究中，比较热敏灸与西药（舒利迭）治疗支气管哮喘（慢性持续期）的疗效差异，结果显示热敏灸组的整体疗效在治疗结束与治疗结束3个月后均优于西药组。

湖北中医药大学针灸骨伤学院梁超[2]团队依托国家科技支撑计划项目（2006BAI12B04-2）采用热敏灸治疗慢性持续期哮喘患者36例，结果显示热敏灸组在改善第1秒用力呼气容积和最大呼气流量等肺功能指标方面均明显优于西药对照组。张伟等[3]比较了热敏灸与普通悬灸“关元”穴对原发性痛经患者的疗效。初步纳入180例合格受试者，经灸感红外联合探测法探查“关元”穴是否被热敏化后，二次纳入病例117例，其中热敏灸组（灸感法与红外法皆阳性）61例，采用热敏灸法；普通悬灸组（灸感法与红外法皆阴性）56例，采

[1] Chen R X，Chen M G，Xiong J，et al. Curative effect of heat-sensitive moxibustion on chronic persistent asthma a multicenter randomized controlled trial［J］.J Tradit Chin Med，2013，33（5）：102-109.

[2] 梁超，张唐法，杨坤．腧穴热敏灸与西药治疗慢性持续期支气管哮喘疗效对照观察［J］．中国针灸，2010，30（11）：886-890.

[3] 张伟，李海澜，胡锦玉．热敏灸“关元”穴治疗原发性痛经的灸感与灸效相关性研究［J］．时珍国医国药，2014，25（1）：246-248.

用普通温和灸法。结果两组比较，对 COX 痛经症状量表（CMSS）、经血中前列腺素 $F_{2\alpha}$ 和前列腺素 E_2 等指标都有非常显著性差异，说明热敏灸“关元”穴治疗原发性痛经疗效明显优于普通悬灸，也说明灸感和灸效具有高度相关性。

江西中医药大学熊俊等[1]依托江西省卫生厅中医药科研基金项目（2013A079）、国家重点基础研究计划（973 计划）项目（2015CB554503）、采用倾向性评分中的匹配法（PSM），对比热敏灸感与传统灸感对膝骨性关节炎（肿胀型）的灸疗疗效差异。该研究采用前瞻性队列研究设计，艾灸探查同一组穴位（内膝眼、外膝眼、鹤顶）的灸感。在 182 例受试者中运用 SPSS19.0 软件 PSM 功能对两组患者进行匹配，得到组间协变量均衡的样本，共 30 对。其中试验组（30 例）：出现 6 种特殊的热敏灸感；对照组（30 例）：仅有局部温热感。两组均治疗 35 次，共 4 周。分别观察 GPCRND-KOA 积分、WOMAC 骨关节炎指数以及关节周径（KC）。结果：年龄、体质量指数、GPCRND-KOA 评分和关节周径在两组间不均衡的协变量经匹配后均达到均衡。治疗 1 个月和 6 个月随访后，两组间 PCRND-KOA 评分、WOMAC 评分、关节周径比较均有统计学意义。团队认为艾灸同一组穴位，热敏灸感组对膝骨性关节炎（肿胀型）患者的临床疗效优于传统灸感组。

南昌市洪都中医院舒伟等[2]依托江西省卫生厅中医药科研计划

[1] 熊俊，焦琳，谢丁一，等. 基于倾向性评分热敏灸干预膝骨性关节炎（肿胀型）前瞻性队列研究［J］. 中华中医药杂志，2016，31（6）：2295-2298.

[2] 舒伟，祁本杰. 风寒型急性鼻炎热敏腧穴分布部位的临床观察［J］. 时珍国医国药，2014，25（11）：2696-2697.

普通课题（2010A112），选取风寒型急性鼻炎80例，参照辨证取穴的方法选择经穴，在其附近检测寻找热敏腧穴，观察热敏腧穴与经穴的重合率，同时观察治疗过程中热敏腧穴出现组和未出现组临床疗效，两组临床有效患者显效时间。结果发现热敏腧穴与经穴定位重合高、热敏灸起效时间更短。团队认为辨证取经穴结合阿是穴，有助于提高寻找热敏腧穴的成功率以更有效提高临床疗效。

广州中医药大学针灸康复临床医学院于隽等[1]依托国家自然科学基金项目（81202854）、江西省卫生厅中医药科研基金项目（2013A079），采用系统评价与Meta分析，通过检索国内外文献库中热敏灸治疗膝骨关节炎的临床随机对照研究共15篇文献，共1228例，Meta分析显示：①热敏灸与传统灸法比较，视觉模拟疼痛量表（VAS）评分的加权均数差为−1.76，95%CI［−2.33，−1.88］（$P < 0.001$）；膝骨关节炎新药临床研究指导原则评分的加权均数差为−2.36，95%CI［−3.42，−1.30］（$P < 0.001$）；Lysholm膝关节评分量表的加权均数差为13.61，95%CI［7.6，−19.61］（$P < 0.001$）。②热敏灸与温针灸法比较，西安大略和麦克马斯特大学骨性关节炎指数评分为加权均数差−10.14，95%CI［−17.47，−2.81］（$P < 0.05$）。课题组的大量研究结果显示了热敏灸治疗膝骨性关节炎临床疗效肯定，并优于传统灸。

---

［1］ 于隽，熊俊．热敏灸治疗膝骨性关节炎临床疗效的系统评价与Meta分析［J］．广州中医药大学学报，2015，32（1）：60–66.

（四）热敏灸研究

1. 穴位热敏化现象

陈日新教授在30年前开始注意临床上这样一些现象，对同一种病症、同一组腧穴，有的艾灸疗效好，有的疗效不好。我们往往以个体差异简单解释这种现象。但陈日新教授等进一步观察则发现，大多数疗效好病人的灸感反应和疗效不好的病人灸感反应是不一样的。疗效好的病人的灸感非常特殊。这种特殊灸感与常见的局部热感、皮肤表面热感完全不同，主要包括6类，即透热、扩热、传热、局部不（微）热远部热、表面不（微）热深部热、以及其他非热感觉（酸、胀、压、重、痛、麻、冷等），当时种现象被称为腧穴热敏现象。依据《黄帝内经》中关于腧穴的定义与内涵，这种能产生敏感现象的部位即腧穴。因此，产生这种腧穴热敏现象的腧穴被称为热敏腧穴。通过大量的临床观察，陈教授发现当这种现象出现时，临床疗效显著提高，这一发现为灸疗研究找到了突破口。此后，团队从腧穴的热敏化特征与规律入手，论述腧穴热敏化新灸法及其临床应用。历时20余年的临床研究，在国家“十一五”科技支撑计划项目、国家重点基础研究发展计划（973计划）资助项目、国家自然科学基金项目、江西省重大科技创新项目等多项课题支持下，完成了“开通经络灸疗术”即腧穴热敏化艾灸新疗法相关研究，并出版了《腧穴热敏化艾灸新疗法》论著[1]。

热敏灸是以经络理论为指导，采用艾条温和灸体表的“热敏化穴”激发经络感传，促进经气运行以使气至病所的方法。采用艾条

[1] 陈日新，康明非．腧穴热敏化艾灸新疗法［M］．北京：人民卫生出版社，2006.

悬灸患者体表的“热敏化腧穴”，产生 6 种特殊“热敏灸感”，激发透热、扩热、传热、局部不（微）热远部热、表面不（微）热深部热、非热感觉等热敏灸感和经气传导，并施以个体化的饱和消敏灸量，从而能大幅度提高艾灸疗效的一种新疗法[1]。该项目还对其宽度、深度、走向、时间均作了探讨，发展了气至理论[2]。基于有关临床与实验研究工作的良好基础，团队所在江西中医药大学先后申请了国家中医药管理局热敏灸重点研究室与国家中医药管理局腧穴敏化三级实验室研究平台，对于相关领域的研究提供了良好的工作条件[3]。

2. 热敏灸的临床应用

此外，多年来大量热敏灸的循证评价显示：热敏灸广泛适用于临床各科的病症，疗效优于传统灸法，并且疗效与灸感密切相关。在热敏灸的临床使用方面，江西中医学院附属医院易静团队依托国家自然科学基金项目（30760320）、国家重点基础研究发展计划（973 计划）资助项目（2009CB522902）、2007 年江西省重大科技创新项目、江西省卫生厅中医药科研基金（2006A04），比较热敏灸治疗腰椎间盘突出症不同灸量的疗效差异。实验纳入 36 例合格受试者，随机分为个体化消敏饱和灸量组（n=18）和传统固定灸

[1] 陈日新. 以腧穴热敏化为入门向导，开创艾灸调控人体机能新天地［J］. 江西中医学院学报，2007，19（1）：57-60.

[2] 陈日新，康明非. 腧穴热敏化的临床应用［J］. 中国针灸，2007，27（3）：199-202.

[3] 陈日新，康明非. 灸之要，气至而有效［J］. 中国针灸，2008，28（1）：44-46.

量组（n=18）。采用改良日本骨科协会腰痛评分表为观察指标，治疗结束及治疗结束 6 个月后评价疗效。结果显示治疗结束与治疗结束 6 个月后，两组症状总积分分别与其治疗前比较均有统计学极显著性差异（$P < 0.01$），两组间症状总积分及其痊愈率疗效比较均有统计学极显著性差异（$P < 0.01$），有关结果进一步显示了个体化的消敏饱和灸量组疗效明显优于传统固定灸量[1]。

苏州市中医医院针灸科欧阳八四[2]团队依托国家科技支撑计划项目（2006BAI12B04-2），研究结果显示热敏灸能起到改善慢性持续期支气管哮喘患者肺功能的作用，缓解临床症状，提高生活质量，其效应与公认的舒利迭治疗相当。研究者采用随机平行对照研究，拟纳入标准的慢性持续期支气管哮喘患者 60 例，随机分成热敏灸治疗组和温和灸对照组各 30 例，观察 2 组患者治疗前后肺功能及临床疗效变化，结果表明，治疗后热敏灸组有效率为 97.7%，明显优于温和灸组的 90%，两组患者治疗后肺通气功能均较治疗前明显提高，热敏灸组与温和灸组比较改善更加显著（$P < 0.05$）。其结论显示热敏灸治疗支气管哮喘不仅能有效控制患者的症状，而且改善肺功能，值得临床推广与应用。2011 年陈日新团队颁布《热敏灸治疗哮喘慢性持续期技术操作规范》，该操作规范的颁布对医生掌握热敏灸治疗的科学规律和规范技术，以减少临床操作的盲目性，促进治疗技术

[1] 易静，迟振海，曾利元，等．热敏灸治疗腰椎间盘突出症不同灸量方案的疗效观察［J］．江西中医药，2011，3（42）：69-70.

[2] 欧阳八四，高洁，孙钢，等．热敏灸对慢性持续期支气管哮喘患者肺功能和生活质量的影响：随机对照研究［J］．中国针灸，2011，31（11）：965-970.

的临床推广具有较好的指导作用[1]。

江西中医学院附属医院迟振海等研究成员[2]依据中国知网、维普中文科技期刊全文数据库和万方医药期刊数据库，对截至 2009 年热敏灸近年来发表论文进行计量分析。有关数据显示发表热敏灸论文 111 篇，论文第一作者所在单位多为三甲医院，涉及 14 个省市，发表在 50 类医药期刊上，文献共涉及 42 种病症，分布于 11 个病症系统，发表论文数量呈现逐年上升趋势，有关的论文计量分析在一定程度上反映了热敏灸近年发展良好趋势。

长期以来，艾灸仅强调施灸过程中的腧穴产生局部热感和皮肤红晕，并不强调艾灸治疗过程中产生感传活动。陈日新等通过大量的临床实验表明，热敏化腧穴在艾热刺激下能像针刺一样高效激发经脉感传，艾灸必须激发经脉感传才能提高疗效，提出了“灸之要，气至而有效”的新理论，完善和发展了“刺之要，气至而有效”的针灸理论，并进一步提出了热敏灸理论，确立了“辨敏施灸”新治则，创立了热敏化腧穴悬灸新疗法，使针灸学的发展迈出了至关重要的一步。

（五）基础研究

为进一步深入了解腧穴敏化的特征，陈教授团队应用现代科学技术，研究腧穴热敏现象产生时伴发的客观特征及其

---

[1] 熊俊，张波，迟振海，等.《热敏灸治疗支气管哮喘（慢性持续期）技术操作规范》的研制体会和说明［J］. 江西中医药，2011，42（1）：19–21.

[2] 迟振海，焦琳，张波，等. 基于现代文献的热敏灸研究状况分析与评价［J］. 江西中医药，2011，42（1）：71–73.

规律，以建立其客观显示技术，使临床辨敏选穴更具科学化、客观化、规范化，同时探讨腧穴热敏化现象的生物学机制。

1. 穴位敏化动态过程的研究

腧穴敏化的核心观点认为，人体的腧穴不是静态一成不变的，而是在不同的生理、病理状态下，具有不同的特征性表现，特别是病理状态下，相关腧穴的反应区范围有所变化，同时对于外来刺激的敏感性显著提高。这些都同生理状态下的腧穴完全不同。因此，近年来关于腧穴敏化学者们开展了大量的基础研究。山东中医药大学程斌团队[1]依托国家自然科学基金（30672593）、北京市自然科学基金（7062049）、“973”穴位效应规律研究（2006CB504507）项目，通过伊文氏蓝（EB）渗出观察了急性胃黏膜损伤的大鼠的腧穴表现情况。实验中观察到，在急性胃损伤模型大鼠的尾静脉注射EB，观察到受试大鼠体表的神经源性炎性反应点的分布节段主要在T9 — T11，分布点主要以“脾俞”“胃俞”最高；而灌服生理盐水组大鼠没有或很少出现渗出点。该实验说明急性胃黏膜损伤可促使EB在体表渗出，渗出点呈现为体表神经节段分布，并该分布与脾俞、胃俞等腧穴穴位具有高度相关性，充分提示疾病状态下腧穴被激活的表现。该研究也为腧穴敏化的动态过程提供了依据。

2. 腧穴敏化的组织细胞学研究

中国中医科学院针灸研究所经络研究中心石宏等[2]依托国家重点基础研究发展计划资助（2010CB530507）、国家自然科学基金

[1] 程斌，石宏，吉长福，等．与急性胃黏膜损伤相关体表敏化穴位的动态分布观察［J］．针刺研究，2010，35（3）：193-197.

[2] 石宏，程斌，李江慧，等．肥大细胞和P物质参与急性胃黏膜损伤大鼠体表穴位的敏化过程［J］．针刺研究，2010，35（5）：323-329.

（30672593）、北京市自然科学基金（7062049）等研究课题的工作进一步研究显示，急性胃黏膜损伤后EB体表腧穴区渗出点（即“脾俞”和“胃俞”）的皮肤和皮下组织中肥大细胞呈现聚集，其数量和脱颗粒数明显多于正常对照组和旁开点，肥大细胞的脱颗粒率也显著高于旁开点和正常对照组。同时在EB渗出点和旁开部位均可见P物质（SP）蛋白的表达水平也显著高于正常组。以上结果表明在急性胃黏膜损伤时，实验组大鼠体表出现敏化的穴位区域中肥大细胞与SP参与了与疾病相关的腧穴穴位敏化动态过程。而近几十年有关肥大细胞与针灸的研究显示，肥大细胞同神经系统的交互调节（cross talk）可能是经穴现象的生物学基础[1]。

中国中医科学院针灸研究所何伟等[2]依托国家自然科学基金项目（81173205；81330087）开展研究，结果显示动物的穴位处存在多种神经肽、神经纤维、肥大细胞，针刺后可以诱发三者产生动态变化，而发生黏膜损害的动物模型中，其相应体表的穴位有敏化现象，即出现同穴位处的神经肽、神经纤维、肥大细胞刺激后相似的组织细胞化学改变。据此，朱兵等认为肥大细胞可能是腧穴敏化的细胞学基础。

---

［1］朱兵．系统针灸学：复兴“体表医学”［M］．北京：人民卫生出版社，2015.

［2］何伟，吴美玲，景向红，等．穴位的本态：穴位组织细胞化学的动态变化［J］．中国针灸，2015，35（11）：1181.

武汉市中西医结合医院针灸科余玲玲等[1]依托国家重点基础研究发展计划（973计划）资助项目（2011CB 505200）通过对实验大鼠直结肠扩张（CRD）模拟实验大鼠内脏伤害性刺激，用玻璃微电极下记录到的大鼠细胞外 L_{1-3} 节段脊髓背角广动力型（WDR）神经元细胞活力。该研究主要观察CRD前后，应用不同强度电针刺激同侧“足三里”穴位，所产生的对WDR神经元激活率情况。实验结果：CRD前，电针对WDR神经元放电活动的激活率分别为（18.12±13.56）%（1mA，$P<0.05$）、（152.38±36.19）%（4mA，$P<0.001$）、（231.21±49.74）%（7mA，$P<0.001$）、（331.54±61.89）%（10mA，$P<0.01$）；CRD刺激后，电针对WDR神经元放电活动的激活率分别为（226.78±39.59）%（1mA，$P<0.01$）、（282.80±47.54）%（4mA，$P<0.001$）、（343.06±58.35）%（7mA，$P<0.01$）、（338.62±80.04）%（10mA，$P<0.01$）。对比CRD刺激前后的腧穴激活率情况，其中CRD后的1mA、4mA、7mA强度的激活效应进一步增加（$P<0.001$，$P<0.01$），但10mA强度的激活效应无明显变化（1mA，$P>0.05$）。所以，通过该研究提示：内脏伤害性的情况可以易化大鼠穴位对其脊髓广动力型（WDR）神经元的激活效应，穴位正是反映和调节内脏功能活动的特定部位，对于内脏疾病具有诊断和治疗的双重功效。当内脏处于疾病状态时，体表穴位的功能可以增强，这种穴位敏化效应是脊髓或/和脊髓上会聚神经元功能易化的结果。

---

[1] 余玲玲，李亮，秦庆广，等.内脏伤害性传入易化穴位对大鼠脊髓广动力型神经元的激活效应[J].针刺研究，2014，39（5）：390-395.

3. 穴位可塑性研究

以中国中医科学院针灸研究所朱兵教授为代表的学者则以“穴位可塑性”观点，来阐述腧穴敏化。他同样赞同穴位功能是动态的，会因相应功能状态的变化而使其处于相对的“静息态”或“激活态”，从而实现其“开/合”功能。具体而言，对腧穴及其动态的特性，又有不同的认识。①穴位起源与“以痛为输”的部位敏化有关。他们认为穴位的理论源于《灵枢·经筋》“以痛为输”及《灵枢·背腧》“欲得而验之，按其处，应在中而痛解，乃其腧也”。②穴位的不同状态即穴位是动态的观点，和陈日新教授的观点一致。③提出“穴位敏化池”的穴位敏化的微理化环境假说[25]。

朱兵等研究发现，在人类一些软组织病变和胃肠道疾病的患者身上，用免疫组化的方法观察到，5-HT、组织胺HA和SP的表达穴位敏化区均较非敏化穴增强，这些反应点处呈现致痛物质增高现象，5-HT、SP、降钙素基因相关肽（CGRP）、TR-PV1、HA以及缓激肽（BK）受体等都具有高分布特征，其中5-HT分布于毛囊周围，SP分布于皮下，缓激肽-1/2受体也分布于毛囊周围。这些结果表明，穴位在敏化情况下，局部微理化环境发生了明显改变，形成了“穴位敏化池”。这些可能是内脏病变导致体表痛敏的物质基础，也是导致穴位敏化的物质基础。同时，他们采用电生理学方法，阐述穴位功能从相对“沉寂”到相对“激活”的动态变化规律，探讨敏化穴区的量效关系及其相关的中枢机制。除了在脊髓背角、延髓的背柱核（DCN）、延髓背侧网状亚核（SRD）及丘脑的腹后外侧核（VPL）不同层次的神经中枢核团，都能观察模型大鼠直结肠扩张 CRD 所激活的神经元活动，这些神经元的活跃随着内脏伤害性刺激的强度加大，对穴位的敏化作用进一步加强，呈现出明显的量 - 效敏化关系。以此探讨腧穴敏化的某种中枢机制。而在外周神经的机制中，他们在不同外周感受器受体基因敲除小鼠研究中观察到，在 TRPV-1 的小鼠中，经胃内灌注稀盐酸造成急性胃黏膜损伤的小鼠，腹背部未发现 Evens 蓝的渗出点，说明穴位敏化现象可能与传递温痛感觉的 TRPV-1 受体密切相关。

总之，机体疾病过程中体表出现一种以神经源性反应为主的病理生理学改变，这种反应具体发生的部位就是穴位。其过程：来自内脏的伤害性信息经背根节神经元顺向激活脊髓背角细胞和逆向传至外周末梢。顺向传入脊髓背角的冲动通过中间神经元联系激活另一个背根神经节细胞，以背根反射的形式逆向传出至外周；另外，背根神经节细胞存在分支现象，内脏传入冲动经分支处以轴突反射的形式逆向传至外周。这两种逆向传至外周的冲动促使末梢释放炎性物质如 SP 和 CGRP 等，引起血管扩张和血浆渗出；SP 进一步刺激肥大细胞聚集和脱颗粒，释放致痛物质如 HA 和 5-HT 等，导致穴位出现敏化现象。

4. 穴位敏化与机体自愈性研究

朱兵教授在《系统针灸学》中认为，敏化的穴位不仅是机体在病理状态下发生的以神经源性炎性反应为特征的“穴位敏化池”内源性调控程序，即深部组织和内脏损伤可以通过体表相应穴位敏化来诊断，同时，穴位敏化这种神经源性牵涉性反应可以同步激活本能非特异广谱稳态调节（如神经源性炎性调控和内分泌 - 免疫调节等）的级联反应，从而发挥对机体的非特异性、维护稳态。另外，穴位敏化时可发生交感－感觉偶联，易化交感神经节后纤维的长期激活，以大幅度提高相应节段交感神经的兴奋性，对发生病变的内脏器官功能直接进行调控，触发病变的自我愈合与修复过程，相关研究有待进一步深入。

5. 筋膜结缔组织在热敏灸中的作用

江西中医学院欧阳厚淦等[1]依托江西省青年基金项目（20122BAB215047）；江西省卫生厅中医药科研基金项目（2012A055），从筋膜结缔组织的角度，探讨热敏灸信号在穴位敏态区传导的机制。团队对骨质疏松模型大鼠取（肾俞）穴进行常规艾灸及热敏灸治疗，并取其灸点周围结缔组织进行染色，从形态学上及光密度值上观察各组筋膜中 ERK1/2 和 P38 的改变情况。结果，正常组与空白模型组中 ERK1/2 和 P38 改变不大，艾灸与热敏灸模型组中 ERK1/2 和 P38 表达情况都有不同程度改变，特别是热敏灸模型组情况改变明显，并 ERK1/2 阳性染色区域多集中在成纤维细胞或巨噬细胞核周围；而 P38 在筋膜中的表达稍弱，相同的是，其阳性表达区域也多集中筋膜中成纤维细胞或巨噬细胞核周围，定量分析其差异有显著性意义。因此，该研究认为，热敏灸时，灸信号能改变腧穴热敏态区筋膜中结缔组织内转到因子 MAPK 信号通路蛋白的水平，起到调节人体生理病理状态的作用。同时，热敏灸对 ERK1/2 和 P38 的改变，强于普通的艾灸治疗。

[1] 欧阳厚淦，赵志东，卢文静．热敏灸信号在骨质疏松症大鼠筋膜结缔组织传导途径的研究［J］．中国骨质疏松杂志，2013，19（9）：919–923.

该研究的思路是：有文献显示非特异性结缔组织的这种组织结构对于免疫、血管和神经细胞等组织和器官存在极大影响。而 MAPK 细胞信号转导又几乎存在于所有真核细胞生物中，是生物进化中较原始的一种细胞信息间的交流方式。所以，本研究试图从分子生物学层面探讨以热敏灸为代表的腧穴敏化，从筋膜结缔组织角度是如何对于全身生理和病理状态的调节，这一途径的信号转导起到怎样的作用，研究思路独特。

同时，该组团队还从形态学角度，观察研究筋膜结缔组织在热敏灸中变化[1]。同样选取骨质疏松模型大鼠，取（肾俞）穴进行常规艾灸及热敏灸治疗，并取其灸点周围结缔组织进行染色，观察各组成纤维细胞形态的改变。通过上述实验得出的结果，正常对照组的成纤维细胞形态符合成纤维静息状态的情况，而传统灸疗组与艾灸组形态都发生了改变，其中尤以热敏灸组改变更为明显：热敏灸组成纤维细胞纤维以灸点为中心呈向心性分布、伴张力增高，其他三组细胞内纤维纵横交错形成众多纤维网格。而热敏灸组细胞在纤维带动下排列成方向与灸信号方向一致，且单位面积内细胞密度较大，在纤维拉动下，细胞骨架重构成“扁梭形”、胞浆纵轴长而致密、细胞突起界限不清，胞核小、呈长梭形。其他三组中大量成纤维细胞杂乱无序填充在纤维网格内，单位面积内细胞密度较小，细胞分界清晰，胞内骨架伸展成“片状”、多突起并相互形成联系，胞核近似圆形位于胞浆中心。相关结论显示在实施热敏灸过程中，灸刺激能通过使周围大量成纤维细胞可逆性收缩而到达整个间隙结缔

[1] 欧阳厚淦，赵志东，卢文静．热敏灸对骨质疏松症大鼠筋膜形态改变的研究［J］．中国骨质疏松杂志，2013，19（11）：1157-1160.

组织。周围大量成纤维细胞的可逆性收缩，使成纤维细胞收缩本身带来胶原纤维形变，进而导致基质变形的“波浪”式传导，而后到达整个间隙结缔组织，最终细胞通过分子通道将信号传递到胞内不同结构及细胞器上，实现化学转化，从而调节其生理功能。

6. 热敏灸临床应用的机理研究

热敏灸经过多年临床实践，已经广泛应用于临床各科病症，因此，有必要开展热敏灸治疗疾病的机理研究。如肖爱娇等[1]通过观察热敏灸对大脑皮质细胞色素 C（Cyt C）与 Bax 蛋白表达的影响，阐明热敏灸可能通过艾灸穴位，调动了机体内源性的抗病机制，导致大脑皮质细胞色素 C（Cyt C）与 Bax 蛋白表达明显减少，从而达到减轻脑组织形态结构变化，减轻脑缺血再灌注损伤的作用机制。该研究小组的另一些研究[2]则观察热敏灸可降低大脑皮质中凋亡细胞和 Caspase-3 表达。

张伟[3]、熊俊[4]等则通过动物实验，观察到热敏灸“大椎”穴，对哮喘模型大鼠能明显降低其血清中 IL-4、IgE 含

---

［1］ 肖爱娇，康明非，陈日新，等．热敏灸减少脑缺血再灌注损伤模型大鼠大脑皮质细胞色 C 与 Bax 蛋白的表达［J］．时珍国医国药，2014，25（1）：240-243.

［2］ 张毫，熊浩仲，龚丽丽，等．热敏灸对脑缺血再灌注损伤模型大鼠大脑皮质细胞凋亡的影响［J］．时珍国医国药，2015，26（9）：2279-2282.

［3］ 张伟，熊俊，张琳，等．热敏灸“大椎”穴对哮喘大鼠行为学及细胞免疫学机制的影响［J］．新中医，2013，45（4）：153-155.

［4］ 张伟，熊俊．热敏灸大椎穴对哮喘大鼠神经源性炎症的影响［J］．时珍国医国药，2015，26（3）：749-751.

量，同时提高干扰素 IFN-γ/IL-4 比值，从而提高 Th1/Th2 比值，减轻炎症反应，改善了哮喘的细胞免疫学机制。另一组实验显示，热敏灸能很好抑制 NGF 介导的相关级联反应，显著降低哮喘模型大鼠血清中神经源性炎症物质 NGF、SP、CGRP、NKA、NKB、pERK 含量，从而减轻神经源性炎症反应，改善气道通过性，治疗哮喘。

江西中医药大学基础医学院肖爱娇等[1]依托国家自然科学基金（81060305）、江西省卫生厅中医药科研计划课题（2012A004）项目，所获结果显示热敏灸能迅速有效降低失眠模型大鼠血清中皮质酮（CORT）、甲状腺素（T_4）、生长激素（GH）和褪黑素（MT）的含量，同时提升了血清中促肾上腺皮质激素 ACTH 含量，缓解了大鼠的失眠症状。柯维旺等[2]则通过观察运动后大鼠心肌、骨骼肌细胞线粒体 SOD 酶活性，注意到热敏灸足三里穴能显著提高 SOD 酶活性，降低心肌和骨骼肌线粒体过氧化带来的损伤，为热敏灸治疗运动后损伤和疲劳提供实验依据。

7. 腧穴敏化的客观特征

热敏灸临床应用广泛，但敏化腧穴的判定主要还只能通过灸感法诱发穴位热敏现象来判断，敏化性穴位的客观特征有待加强。因此，对敏化性穴位客观特性的研究和显示技术，对热敏灸在临床推广中，科学选穴、规范化选穴及揭示腧穴热敏现象都有重大意义。基于此，开展了敏化穴位特征的研究。广东省中西医结合医院田宁

---

［1］ 肖爱娇，王河宝，刘海云．热敏灸对失眠大鼠模型血清内分泌激素水平的影响［J］．江西中医学院学报，2013，25（4）：32–35.

［2］ 柯维旺，朱梅菊，朱洪竹，等．热敏灸对运动大鼠运动能力和心肌、骨骼肌细胞线粒体过氧化损伤的影响［J］．井冈山大学学报，2016，37（2）：83–87.

等[1]依托国家自然科学基金项目（81001546）、广东省建设中医药强省课题（20111280）开展相关工作。研究观察到支气管哮喘患者热敏腧穴具有高红外辐射强度特点，并形成以热敏化腧穴为中心的一定范围高红外辐射强度区域。这一研究表明，红外成像技术，可提供腧穴敏化的客观性显示。

北京大学神经科学研究所廖斐斐[2]依托国家重点基础研究项目（2009CB522902；2013CB531905）、国家自然科学基金项目（81160453，31200835），通过高密度脑电系统记录了慢性腰背痛患者分别在静息态、艾灸中及艾灸后脑电信号，结果显示，穴位出现热敏现象时的 θ 和 β 频段功率谱密度增高，并主要分布在前额叶和中央顶叶区域。此外，热敏现象伴随 θ 和 β 频段相位同步化也显著增强。这一结果表明，在艾灸热敏腧穴过程中，存在大脑神经网络中明显不同的电活动产生，是腧穴热敏态的高密度脑电特征，并且这种电活动还有明显的调节紊乱功能的作用。

（陆健）

---

[1] 田宁，陈日新，谢兵，等．支气管哮喘患者热敏穴红外辐射特征研究［J］．上海针灸杂志，2014，33（2）：174–176.

[2] 廖斐斐，张潺，边志杰，等．慢性腰背痛患者艾灸热敏现象的脑电机制初探［J］．中国疼痛医学杂志，2013，19（12）：719–726.

第九章 针刺镇痛与针刺麻醉经络相关理论研究

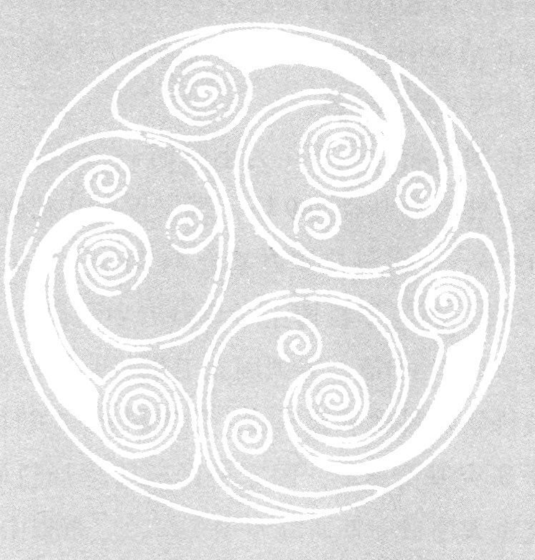

一、资料检索与分布情况

（一）以“针刺镇痛”为主题

以“针刺镇痛”为主题词或关键词检索中国知网（CNKI）、万方、维普、中国生物医学文献数据库，时限为从该数据库最早收录时间至2017年7月，共可检索到各类文献4059篇，在结果中以“经络”为主题词进行检索，共获针刺麻醉经络相关文献228篇。

以“针刺镇痛、经络”为主题词+“基金”检索，共检索到国家自然科学基金269篇，国家重点基础研究发展计划（973）143篇，上海科技发展基金44篇，上海市重点学科建设基金29篇，高等学校博士学科点专项科研基金21篇，国家科技支撑计划11篇，美国国立卫生研究院基金（NIH）10篇，中国科学院科学基金9篇，国家科技攻关计划9篇，卫生部科学研究基金9篇，国家中医药管理局科研基金8篇，基础研究重大项目前期研究专项7篇，广东省中医药管理局基金6篇，浙江省自然科学基金6篇，山东省中医药管理局基金5篇，攀登计划5篇，北京市自然科学基金5篇，广东省自然科学基金4篇，黑龙江省自然科学基金4篇，安徽省自然科学基金4篇，国家高技术研究发展计划（863）4篇，山东省自然科学基金4篇，湖北省自然科学基金4篇，江苏省普通高校自然科学研究计划4篇，陕西省教委基金4篇，教育部“优秀青年教师资助计划”4篇，上海市青年科技启明星计划3篇，福建省自然科学基金3篇，四川省教委重点科研基金3篇，中国博士后科学基金3篇，浙江省中医药管理局基金 3 篇，海南省自然科学基金 3 篇，广西科学基金 2 篇，福建省科委基金 2 篇，陕西省自然科学基金 2 篇，北京市科技计划项目 2 篇，北京市科技新星计划 2 篇，教育部基金 2 篇，江苏省自然科学基金 2 篇。

以“针刺镇痛、经络”为主题词 +“机构”检索，共检索到中国中医研究院针灸研究所 181 篇，北京医学院 102 篇，上海医科大学 96 篇，北京中医药大学 91 篇，成都中医药大学 80 篇，上海第一医学院 79 篇，苏州医学院 73 篇，复旦大学 72 篇，上海市中医药研究院 69 篇，山东中医药大学 63 篇，广州中医药大学 59 篇，上海中医药大学 53 篇，白求恩医科大学 53 篇，广西医学院 52 篇，南京中医药大学 52 篇，第二军医大学 50 篇，中国科学院上海植物生理研究所 50 篇，北京医科大学 49 篇，天津中医药大学 47 篇，黑龙江中医药大学 45 篇，中国中医科学院针灸研究所 43 篇，同济医科大学 41 篇，陕西省中医药研究院 40 篇，北京大学 31 篇，武汉医学院 31 篇，中国医学科学院中国协和医科大学 30 篇，上海中医药大学附属曙光医院 28 篇，河南医科大学 28 篇，遵义医学院 27 篇，西安医科大学 27 篇，中国科学院心理研究所 25 篇，安徽中医学院 25 篇，第三军医大学 24 篇，第四军医大学 24 篇，天津中医学院 22 篇，皖南医学院 21 篇，南通大学 21 篇，南京大学 20 篇，中国科学院上海药物研究所 20 篇，华中农业大学 20 篇。

以“针刺镇痛、经脉”为主题词 +“学科”检索，共检索到中医学 2723 篇，生物学 343 篇，外科学 211 篇，基础医学 180 篇，医学教育与医学边缘学科 141 篇，药学 102 篇，神经病学 92 篇，畜牧与动物医学 67 篇，临床医学 67 篇，中西医结合 53 篇，中药学 52 篇，人物传记 46 篇，医药卫生方针政策与法律法规研究 23 篇，妇产科学19篇，生物医学工程15篇，肿瘤学14篇，自然科学理论与方法11篇，高等教育10篇，体育9篇，预防医学与卫生学8篇，科学研究管理6篇，心理学6篇，特种医学6篇，仪器仪表工业4篇，精神病学3篇，泌尿科学3篇，内分泌腺及全身性疾病3篇，消化系统疾病3篇，心血管系统疾病3篇，皮肤病与性病3篇，感染性疾病及传染病3篇，天文学3篇，自动化技术2篇，中等教育2篇，植物保护1篇，儿科学1篇，农业基础科学1篇，呼吸系统疾病1篇，急救医学1篇，口腔科学1篇。

各基金、机构、学科具体分布情况如下：

1. 基金分布情况，见图9–1。

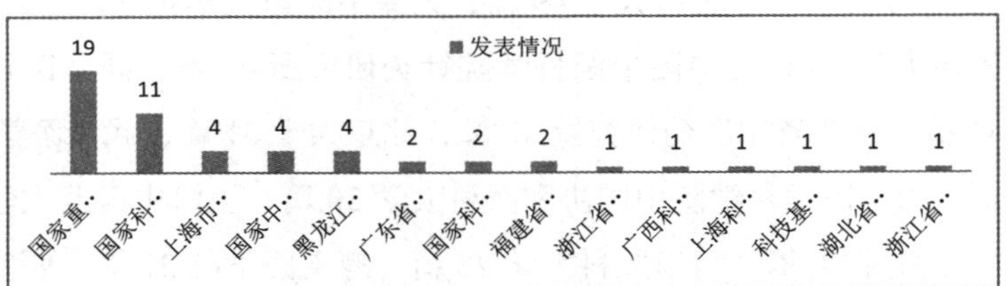

图9–1　针刺麻醉经络相关理论研究基金分布情况

2. 机构分布情况，见图9–2。

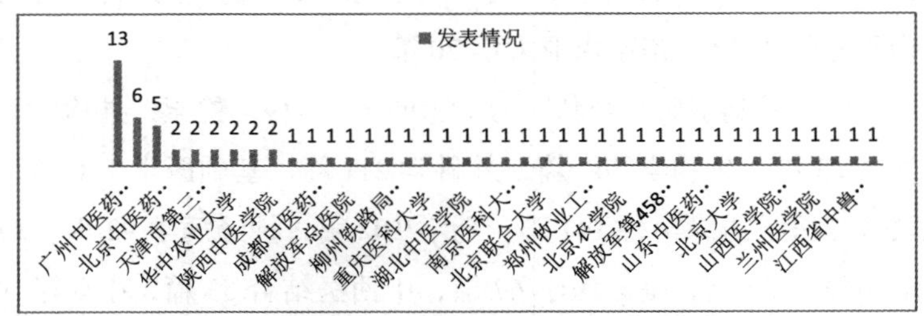

图9–2　针刺麻醉经络相关理论研究机构分布情况

3. 学科分布情况，见图 9–3。

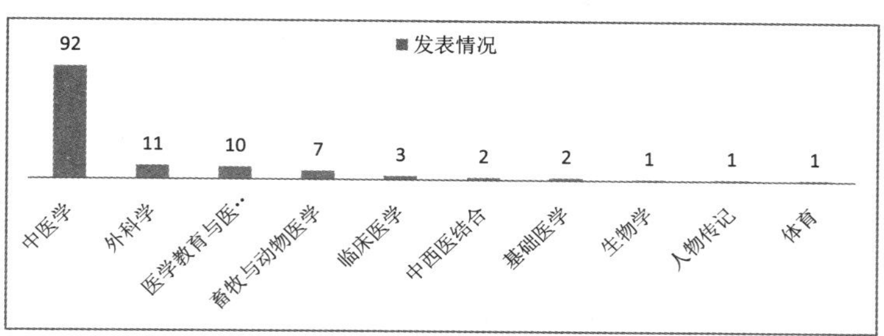

图 9–3　针刺麻醉经络相关理论研究学科分布情况

从针刺镇痛文献发表总趋势情况可以看出，针刺镇痛从 1972 年左右始一直受到国家与地方的研究机构与大专院校的相关团队重点关注。作为传统针灸的临床现代应用，大量基础研究工作者参与进行针刺镇痛人体和动物实验研究讨论针刺麻醉原理，从 1970 年开始至 2000 年的 30 年间，针刺麻醉镇痛研究论文持续发表，这些科研肯定了针刺镇痛疗效，并试图阐明其原理。1997 年美国国立卫生研究院 NIH 举办针刺疗法听证会，针刺镇痛研究在全球广泛开展。2007 年中国将针刺镇痛列为重点研究项目，开展针刺镇痛的有效性及其相关原理的大规模临床研究，电针被确认与手针有同样的镇痛效果，简化针刺麻醉镇痛步骤，便于在手术室推广应用电针仪和经皮穴位电刺激仪器得到研发和实际应用。针刺镇痛作为针灸临床应用的精华一直备受关注，新世纪以来国内外学者对针刺镇痛机理的研究涉及多个学科，研究层次也从临床实验观察深入到分子研究水平。重新评价针刺镇痛效果，从现代分子生物学、神经解剖学、神经生理学和生物全息、心理学、边缘频谱分析等多学科和中医传统理论角度探讨针刺镇痛机理的研究趋势，进一步促进针刺镇痛的临床应用。

（二）以“针刺麻醉”为主题

以“针刺麻醉”为主题词或关键词检索中国知网（CNKI）、万方、维普、中国生物医学文献数据库，时限为从该数据库最早收录时间至2017年7月，共可检索到各类文献1041篇，在结果中继续以“经络”为主题词进行检索，共获针刺麻醉经络相关文献122篇。

其中以“针刺麻醉、经络”为主题词+“基金”检索，共检索到国家重点基础发展项目19篇，国家科技攻关计划11篇，上海市重点学科建设基金4篇，国家中医药管理局科研项目4篇，黑龙江省科技攻关计划项目4篇，广东省中医药管理局基金2篇，国家科技支撑计划2篇，福建省科委科研基金2篇，浙江省中医药管理局基金1篇，广西科学基金1篇，上海科技发展基金1篇，科技基础性工作专项计划1篇，湖北省卫生厅科研基金1篇，浙江省医药卫生科研基金1篇。

以“针刺麻醉、经络”为主题词+“机构”检索，共检索到广州中医药大学13篇，中国中医科学院6篇，北京中医药大学5篇，南方医科大学2篇，天津市第三中心医院2篇，中国农业科学院兰州畜牧兽药研究所2篇，华中农业大学2篇，四川农学院2篇，陕西中医学院2篇，中国中医研究院1篇，成都中医药大学1篇，《针刺研究》1篇，解放军总医院1篇，上海中医药大学附属龙华医院1篇，柳州铁路局中心医院1篇，安徽中医药大学第一附属医院1篇，重庆医科大学1篇，云南中医学院1篇，湖北中医学院1篇，丰宁县医院1

篇，南京医科大学第一附属医院1篇，青海大学医学院附属医院1篇，北京联合大学1篇，广东省人民医院1篇，郑州牧业工程高等专科学校1篇，上海市肺科医院1篇，北京农学院1篇，湖南中医药大学1篇，解放军第458医院1篇，解放军464医院1篇，山东中医药大学1篇，北京医学院1篇，北京大学1篇，安徽中医学院1篇，山西医学院第一附属医院1篇，荥阳市人民医院1篇，兰州医学院1篇，福建省中医药研究院1篇，江西省中兽医研究所1篇，北京市第六医院1篇。

以“针刺麻醉、经脉”为主题词+“学科”检索，共检索到中医学92篇，外科学11篇，医学教育与医学边缘学科10篇，畜牧与动物医学7篇，临床医学3篇，中西医结合2篇，基础医学2篇，生物学1篇，人物传记1篇，体育1篇。

各基金、机构、学科具体分布情况如下：

1. 基金分布情况，见图9–4。

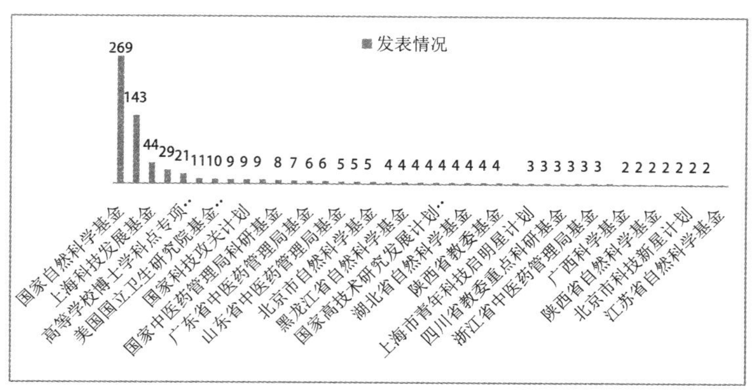

图9–4　针刺镇痛经络相关理论研究基金分布情况

2. 机构分布情况，见图 9–5。

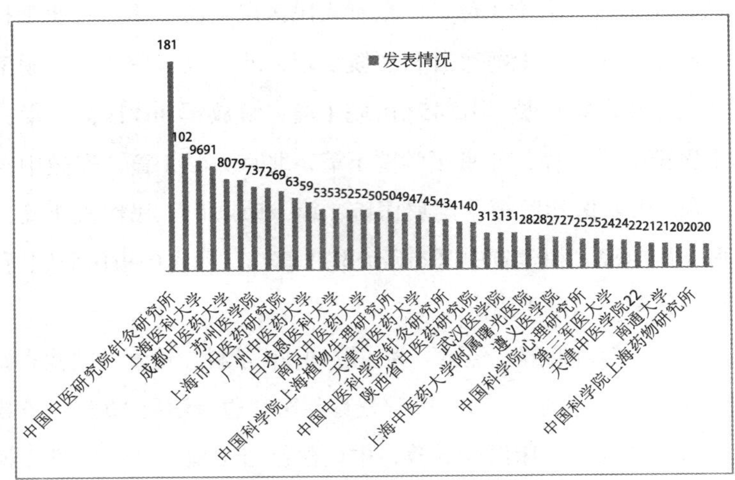

图 9–5　针刺镇痛经络相关理论研究机构分布情况

3. 学科分布情况，见图 9–6。

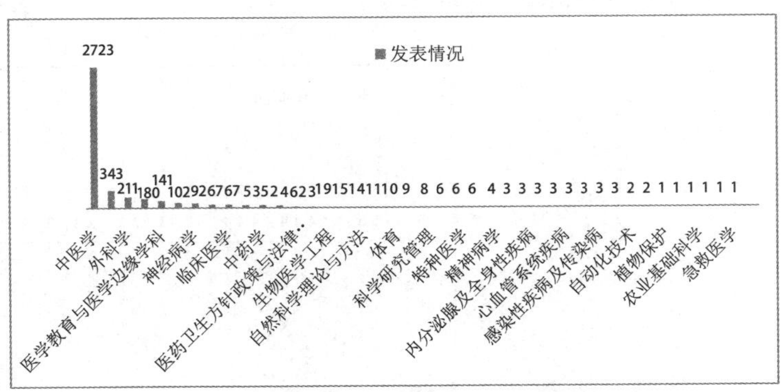

图 9–6　针刺镇痛经络相关理论研究学科分布情况

从上述分布情况可以看出，针刺麻醉的研究受到国家与地方的研究机构与大专院校的相关团队的持续关注，作为传统针灸的临床现代新应用。1965年开始全国许多医院进行仿效；20世纪70年代达到高潮；20世纪80年代临床应用针刺麻醉逐渐减少。1965年开始，大量基础研究工作者参与进行针刺麻醉人体和动物实验研究讨论针刺麻醉原理，从1970年开始的30年间，针刺麻醉镇痛研究论文得以持续发表。2007年中国将针刺麻醉镇痛列为重点研究项目，开展针刺麻醉镇痛的有效性及其相关原理的大规模临床研究。关于针灸麻醉相关研究的文献年发表量也与之相应在1970—1992年出现发表小高峰，20世纪80年代以后，随着针刺麻醉临床工作的深入，理论研究趋活跃。2000年之后文献量年发表量逐年递增，显示了针刺麻醉的经络相关研究与研究走向为团队持续关注。

二、针刺镇痛、针刺麻醉经络研究概况分析

（一）文献研究

1. 古代文献研究

在历代中医药文献中，虽未有确切的有关“针刺麻醉”的记载，各类痛证、针刺安神催眠的古代针灸经络文献蕴藏大量与针刺麻醉相关内容，为后世针刺镇痛研究奠定了古代理论基础。针刺镇痛渊源可溯至《帛书·经脉篇》，认为只要在相应的经脉上施以砭针或艾灸就可以消除“心痛、腹痛、齿痛、腰痛、头痛、背痛、节尽痛”。《内经》时代对疼痛和针灸镇痛有了较深的认识，如对多种疼痛的症状头痛、心痛、胁痛、腹痛、腰痛、筋脉痛、皮肤痛等疼痛的分类、特点、病因机理及治疗等均有较大篇幅的记述;《难经》提出输穴主治“体重节痛”的观点;《甲乙经》指出郄穴善治急性疼痛；相关经络古代文献资料显示针刺镇痛从理论依据至临床实践已趋完善。《针经指南》中所载的“八脉交会穴”为《难经》提出的八脉而增设的对痛症有奇效的八穴。《针灸大成》记述了前贤的多种手法和杨氏家

传手法如"通关法""提气法""留针法"等，以及腹痛取内关、三里、中脘、行间等，心痛取曲泽、间使、内关、通谷等处方方法。有关文献为针刺镇痛的手法、刺激时间、选穴等都提供了重要依据。

传统针刺疗法是基于气之运行受阻是病痛之源，不通则痛。针刺加上适当的运针可以开通经络，从而消解病痛，通则不痛。但这些假说迄今被认为尚不能得到现代科技的充分论证。天津中医学院郭霭春教授主编的《现代针灸医籍》共收录清以前针灸文献 129 种，其中针灸专书 99 种，综合性医书所载针灸专篇 30 种。《全国中医图书联合目录》（简称《联目》）著录针灸古籍专书 159 种（除去重复）。中国中医研究院黄龙祥教授对该书进行了统计，发现《联目》加上国内（包括台湾）、日本各大图书馆发现的不见于《联目》著录的针灸古籍约 180 种。除专著外，针灸文献还较多地存在于中医综合类、中医临床类、中医医案类等著作中，在这些古籍中散存着丰富的与针刺麻醉有关的内容，在另一方面，相关文献整理研究工作相对薄弱，实际上，最新的研究观点从单纯古典经络理论研究转变为对针刺麻醉需要从人文的角度进行科学评价，不能忽略或割断历史知识与经验的传承，必须依靠古今文献提供相关依据，建立评价基础，这一工作是决定和影响整个研究的前提，对上述文献需进一步进行系统整理和深入挖掘等相关研究工作。[1]

---

[1] 王鹏，陆翔，万四妹，等. 针刺麻醉文献研究的内容与方法 [J]. 安徽中医学院学报，2013，32（5）：52-54.

2. 现代文献研究

经络学说认为疼痛的产生是人体经络某一部分发生阻塞，使“经气”不能正常运行的结果。若在其经络上选取某些穴位，进行针刺治疗，可达到疏经络止痛的效果。现代医学研究认为，针刺可调整机体功能，保持内环境得到稳定和统一，激发机体对某些内源性镇痛物质的释放，对传导疼痛信息的某些神经传导经路和神经中枢产生抑制效应，从而具有止痛的作用。

20 世纪 50 年代，陕西省西安市四名医务工作者根据针灸可以止痛的事实，大胆提出用针刺进行“麻醉”配合手术的设想，由此开始了关于针刺麻醉的数十年的相关机制研究[1]。20 世纪 60—70 年代针刺麻醉研究得到迅猛发展，广大医务科技工作者应用古典经络学说、现代医学关于神经、体液的知识与方法，从不同途径进行了大量的探索，取得了一系列可喜的成果，特别是关于神经系统在针刺镇痛中较为深入的研究。国家中医药管理局 1990—1995 年的科研计划中则继续保持针刺麻醉的机理研究工作内容[2-3]，据手工及专业数据检索，1955—2011 年，有关针刺麻醉、针刺镇痛等的相关论文文献据调查有 4000 余篇，研究内容主要集中于基础实验研究与临床研究。[4]时至今日，仍陆续有针刺麻醉的相关论文公开发表，但

---

[1] 刘旭江．浅谈中医针刺麻醉方法与应用［J］．时珍国医国药，2012，23（7）：1848.

[2] 韩济生．针刺麻醉向何处去——由针刺麻醉（AA）到针刺辅助麻醉（AAA）［J］．中国疼痛医学杂志，1996，2（1）：1-5.

[3] 黄艳红．对针刺麻醉机理研究的回顾与反思——韩济生院士访谈录［J］．中国科技史杂志，2005，26（2）：155-166.

[4] 蔡景峰．现代医学史上的优秀专科史著作——评介《中国针刺麻醉发展史》［J］．福建中医药，1990（2）：54-55.

研究范围、涉及疾病种类已不复20世纪70年代的盛况。王鹏团队认为虽然针刺麻醉相关现代文献报道数量较大，但对于其海量数据尚无进行系统整理和深入系统分析，这在一定程度上制约了针刺麻醉整体研究的推进。[1]

在相关文献数据库建立方面，研究者认为需要对针刺麻醉文献进行系统发掘，全面收集针刺镇痛、针刺麻醉的内容并进行规范整理，为相关数据库建设提供坚实可靠的文献依据和基础资料。具体包括：针刺镇痛古代经络文献整理、现代针刺麻醉文献整理等具体操作文件。在内容研究方面，基于古今针刺镇痛文献与针刺麻醉文献的内在联系、筛选针刺麻醉特异性穴位、总结针刺麻醉选穴规律、挖掘其科学内涵、丰富和完善针刺麻醉理论和技术体系被认为是针刺镇痛与针刺麻醉文献综合研究的重要内容。在建立针刺麻醉文献信息数据平台的基础上，如何通过古今文献研究和对比分析，研究对针刺麻醉优势病种的特异性腧穴进行研究，解决如何在众多穴位中优选出最佳针刺麻醉穴位或穴位组合的问题，为针刺麻醉选穴及规范化研究提供依据。具体内容应包括：①镇痛腧穴沿革研究，涉及具有镇痛作用的腧穴进行梳理，包括名称、异称、部位、取穴方法、功用、主治、配穴、手法、注意事项、现代临床应用、基础与实验研究、医案、相关仪器等；②镇痛腧穴经脉分布规律研究，涉及对具有镇痛作用的腧穴进行分析、总结其分布特点与规律；③镇痛腧穴

[1] 5王鹏，陆翔，万四妹，等.针刺麻醉文献研究的内容与方法［J］.安徽中医学院学报，2013，32（5）：52-54.

与特定穴关系研究，涉及对具有镇痛作用的腧穴进行分析，总结其与特定穴之间的关系；④针刺镇痛与针刺麻醉腧穴关系研究，涉及对针刺镇痛与针刺麻醉腧穴进行对比分析，总结其差异性和联系性。围绕针刺麻醉优势病种，选择针刺麻醉运用于不同手术部位的特异性腧穴选穴经验及操作规律被认为是为针刺麻醉优势病种的基础和临床研究提供了优化方案执行和评价标准的重要内容。

针刺麻醉是在针灸理论指导下，在针灸实践基础上，形成并发展起来的，因此，二者之间在理论上具有广泛而深刻的联系。王鹏等[1]强调基于中医理论为指导，以针刺麻醉实践为依据，运用文献学、信息技术、数理统计、数据挖掘、逻辑分析等方法，对古今各个时期相关针刺麻醉文献进行多途径、多视角的比较、分析，对不同历史时期针刺麻醉的指导理论进行总结，初步形成一整套对基础和临床研究有指导意义的针刺麻醉理论。根据针刺麻醉的特点，结合临床及现代研究，探索建立理、法、方、穴、术五位一体的针刺麻醉理论体系。具体研究内容应包括：①针刺麻醉理论与针灸理论、中医理论的关系，针刺麻醉的理、法、方、穴、术理论体系；②针刺麻醉取穴原则，针刺麻醉取穴与针灸取穴的异同；③针刺麻醉与体质、针刺时间的关系，针刺麻醉的针具与针法，针刺麻醉禁忌与注意事项等。针刺麻醉实践能够丰富和发展针灸理论，有助于针灸技术和方法的创新。通过文献研究全面总结古代针刺镇痛经验，及时总结针刺麻醉成果，并对二者进行相关性研究，将有力推动针灸理论的进步与发展。

---

[1] 王鹏，陆翔，万四妹，等．针刺麻醉文献研究的内容与方法［J］．安徽中医学院学报，2013，32（5）：52–54.

（二）针刺镇痛、针刺麻醉经络机制理论研究

近30年的相关研究在于针刺镇痛的神经机制、神经化学递质和分子水平及经络的作用机制的相关讨论，为针刺镇痛、针刺麻醉等提供了关于经络信息传递机制与经络传递针刺信息物质基础等相关假说与实验研究支持。

1. 针刺镇痛作用的神经传导机制研究

作为传统针灸治疗的典型病症，痛症与针刺镇痛的现代神经机制研究在20世纪70年代已得到重点研究。近十多年来对慢性痛包括神经病理痛、慢性炎性痛和癌痛发生机制的研究成为国际神经科学的前沿领域。针刺镇痛被认为是中枢神经系统（CNS）将来自针刺穴位和痛源部位的传入信号进行整合的结果，其过程被认为是中枢神经系统、外周神经系统、内分泌和免疫等多因素共同参与的结果，是镇痛与抗镇痛的复杂动态过程。脊髓、脑干、丘脑、尾核和皮层都参与针刺镇痛过程，是一种多通路、多水平的综合过程[1]。脊髓是初步对针刺镇痛处理、译释的第一站；脑干是针刺镇痛信息整理、辨析、激发、综合、承上启下的中继站，对针刺镇痛起到重要作用；丘脑部分对各种信息的复杂分析，综合调整，有多种神经体液参与，是加强针刺镇痛和控制镇痛的协调中枢；边缘系统及其核团和多种神经介质参与，对针刺镇痛起到协调作用；大脑皮层是最高中枢，对针刺镇痛不单是兴奋和抑制过程，而且是一个复杂的调整、指挥中枢，既能

[1] 王贵波，国程，丁明星，等.针刺麻醉机制研究［J］.畜牧与兽医，2011，43（10）：90-93.

加强镇痛，又能抑制其太过，起到保持动态平衡的作用。[1]

第四军医大学生理学教研室[2] 2005 年采用电生理方法和痛行为反应测定相结合，通过多项指标综合分析的动物实验，首次发现电刺激脊髓背侧部或眶下神经（模拟电针），可显著加强脊髓对痛刺激诱发放电和痛行为反应的抑制作用。切断位于脊髓背侧部的下行抑制途径，该抑制则明显减弱，证明下行抑制在针刺镇痛中起重要作用。研究还发现切断脊髓下行抑制途径后，切面以下身体出现痛反应过敏、吗啡镇痛作用被翻转，证明脊髓内对痛信息的传递存在紧张性下行抑制，吗啡镇痛作用的实现也依赖脊髓下行途径的存在。课题组主要发现与论点，相继为国内外有关研究所证实，现已公认下行抑制是针刺镇痛在神经中枢内的一种主要作用方式，对阐明针刺镇痛机理有重要意义。运用这一理论指导临床督脉针刺麻醉、取得了较好的镇痛效果，课题组相关工作获军队科技进步二等奖。

北京大学基础医学院韩济生团队[3]团队在总结既往针刺治疗急性痛的作用原理的基础上，于 1999—2011 年开展了关于慢性疼痛发生发展的神经生物学机制研究，并在国际上率先研究了受损伤的神经及其背根神经节 DRG 局部离子通道 HCN 参与痛觉异常放电的“外周敏化”，继而导致脊髓背角痛觉传入的第一站出现长时程增强 LTP，一种学习记忆的细胞机制为代表的“中枢敏化”，从而产生慢性神经病理痛的分子机制。韩氏团队 1997 年克隆成功 TRPV1，迅

[1] 张吉，张宁．针刺镇痛机制的探讨［J］．中国针灸，2007，27（1）：72-75.

[2] 发现脊髓下行抑制在针刺镇痛中的重要作用．第四军医大学生理学教研室，2005.

[3] 韩济生．针刺治疗慢性痛的神经生物学机制研究．北京大学基础医学院，2011.

速成为急性炎性疼痛研究的“明星分子”。该团队还率先在国际上开展了慢性炎性痛和癌症痛中外周 TRPV1 机制的研究。在动物模型研究方面，该团队率先建立小鼠电针动物模型，采用基因敲除方法验证并探索针刺镇痛新的分子基因机制，并以离子通道 HCN 及辣椒素受体 TRPV1 为突破口，深入探讨了慢性痛发生与发展的外周与脊髓的神经生物学机制，可望为慢性疼痛治疗提供新药物靶点。团队发表 SCI 收录论文 43 篇，总影响因子 135.1，总引 973 次，他引 845 次，平均他引 20 次，有关工作处于国际领先水平。

国际上针刺、电针和经皮穴位电刺激（TEAS）可以视为是刺激疗法的一个延续群体（spectrum），可称之为“针刺相关技术（ART）”。与 20 世纪后 30 年相比，最近 10 年对 ART 的兴趣急剧增长，这可从针刺有关的基础研究和临床研究论文的快速增长中得到反映，ART 引起的镇痛效应有时可以表现出明显的频率特异性（某种频率特别有效），表明该频率有针刺的局部效应和全身效应可能是通过不同的机制介导的。与之呼应，2007 年中国将针刺麻醉镇痛列为重点研究项目，在全国 9 个大医院开展临床针刺麻醉镇痛的有效性及其相关原理的研究，结果发现电针与手法行针有同样的镇痛效果，研制出了电针仪和经皮穴位电刺激仪器，临床实践证明其可简化针刺麻醉镇痛步骤，便于在手术室推广应用[1]。团队依托国家“973”项目，采用功能性磁共振方法，探讨人脑对不同频率左腿足三里和三阴交穴体表电刺激（transcutaneous

---

[1] 韩济生．针麻镇痛研究［J］．针刺研究，2016，41（5）：377-387.

electric nerve stimulation，TENS）的反应。结果显示为 2Hz 和 100Hz 不同频率 TENS 都激活了初级和次级躯体感觉区。频率特异性的激活信号出现在与运动相关的区域、丘脑、边缘系统和联络皮层，提示 2Hz 和 100Hz TENS 可能激活不同神经通路，这些神经通路分别在中枢神经系统起着不同作用[1]。

有关电针镇痛刺激信号传导通路问题的研究，国内其他团队[2]从外周神经、中枢各级水平以及经络方面得出的结果存在许多分歧，释放内源阿片肽等神经中枢作用被认为是临床实践中对穴位特异性的验证电针镇痛的作用机制。复旦大学附属上海市第五人民医院朋立超等[3]于 2006—2007 年期间开展外周神经机制来研究电针镇痛的作用机制。团队选用局部穴位的电刺激后兴奋局部神经末梢，通过相应的神经纤维传导到脊髓后根，通过整合后抑制了神经元细胞的兴奋，同源神经的传入冲动受阻，从而产生了镇痛作用。研究结果显示：电针合谷、内关穴后可以产生较好的临床麻醉效果。动物实验显示电针刺激合谷、内关后，同侧颈 3 神经电生理发生了明显变化，潜伏期缩短、波峰增高、传导速度加快。采用 DRG 追踪荧光双标记细胞技术给予鼠在颈部区域注射快蓝、在合谷穴区域注射神经核黄，然后在脊髓后根同一细胞内找到可证实神经的同源性两种荧光素物质，所获结果提示外周神经机制可能是电针镇痛的主要机制

---

［1］ 金真，张蔚婷，罗非，等．人脑对不同频率穴位电刺激反应的功能性磁共振成像［J］．生理学报，2001，53（4）：275-280.

［2］ 祝建新，于船．经络阻滞对激光导入穴位镇痛效应的影响——对激光针穴位镇痛刺激信号传导通路的探讨［J］．中国兽医杂志，1989（9）：49-51.

［3］ 朋立超．电针合谷、内关用于颈部手术麻醉的神经机制研究．复旦大学附属上海市第五人民医院，2008.

之一。该团队则从外周神经机制方面进行研究，从神经同源性角度来解释镇痛作用机制，填补这一空白。有关项目2011年作为国内领先应用技术项目通过验收。

中国中医科学院针灸研究所荣培晶等[1]研究人员采用系统生理学、神经科学、形态学和电生理学方法和技术，围绕针灸所具有的两大效应，系统探讨经穴－脏腑相关所涉及的针刺不同穴位对内脏感觉－运动的调控机制、规律和机制。所获研究成果显示经穴－脏腑相关研究涉及针灸所具有的两大效应：其一是对内脏感觉传入、特别是伤害性信息疼痛传入的阻断作用，可以达到镇痛作用，这方面涉及神经系统的感觉传入控制功能；其二是对各内脏器官活动的调制、达到对脏器功能的双向调节作用，它涉及神经系统的传出运动调控功能。穴位效应特异性规律的研究是连接针刺镇痛研究、针刺作用机理研究的会聚点，是这三个领域研究的共同科学基础。

首都医科大学吕国蔚等[2]在1989—2000年应用细胞内记录与染色、微透析与共聚焦显微术等技术对中医经穴脏腑相关理论进行研究。研究发现了三种既接受来自躯体的感觉信息，也接受来自内脏的感觉信息的新脊髓神经元SST、DCPS、SST/DCPS，这三种神经元可分别将感觉信息向各自的中枢靶核STN、DCN、STN/DCN传递；有关靶核又将感觉信息传回

[1] 荣培晶.针刺不同穴位对内脏感觉－运动的调控机制和规律研究.中国中医科学院针灸研究所，2005.

[2] 吕国蔚，躯体内脏经穴脏腑相关的神经机制[D].北京：首都医科大学，2000.

这些神经元，形成双向正反馈环路；来自躯体与内脏的输入在脊髓神经元形成时间依赖性交互抑制作用；脊髓上高位中枢易化这种交互抑制作用；脊髓神经元膜的信号转导体系 NMDAR–PKC–NO 中介脊髓神经元的敏化；该体系的抑制剂或拮抗剂显著降低脊髓神经元敏化，显著提高镇痛效应；两侧脊神经节神经元之间存在交互支配，相互接受对侧的感觉信息；脊神经节神经元通过分叉初级传入既接受躯体感觉信息，也接受内脏感觉信息；脊神经节神经元通过突触 / 接头活动对传入输入整合。这些发现从感觉传导通路 / 环路、中枢内脏感觉核 / 体感核、脊髓背角神经元 / 脊神经节神经元、神经元突触传递 / 神经元膜信号转导体系等水平，系统地揭示了经穴躯体、脏腑内脏、相关的回路的细胞与分子机制，突破了躯体感和内脏觉各行其道的经典观念；为经穴脏腑相关的理论本质和针灸按摩等临床实践提供了现代的科学说明，并为牵涉痛、痛觉过敏等临床现象提供了新的实验依据。

中国中医科学院针灸研究所刘俊岭等[1]于 2005—2007 年采用电生理、生化、免疫组织化学、放射免疫及分子生物学技术，在正常、实验性慢性疼痛及记忆功能减退的动物模型上，以神经细胞记忆为切入点，以边缘系统 - 下丘脑 - 垂体 - 肾上腺为主轴，探讨不同强度、频度电针“足三里”穴等的累积效应的规律及其分子生物学机制。课题组在慢性神经痛 CCI 大鼠上观察到重复电针“足三里——阳陵泉”具有累积性镇痛效应，并与动物的记忆能力有关。团队认为重复电针产生累积性镇痛效应的生物学新机制涉及海马 CA1、

[1] 刘俊岭，莫孝荣，吴国冀，等 . 针刺累积效应机理的研究［Z］. 国家科技成果，2007.

CA3 区胆碱能神经系统，包括反复电针产生累积效应的背景下海马神经细胞膜外神经调质 BDNF 等表达的变化、细胞内 cAMP/PKA/CREB，NO/cGMP 信号通路及 MAPK/ERK 记忆相关信号通路的改变，以及应用这些信号通路关键站点的抑制剂后，对针刺累积效应的影响等相关机制[1]：有关工作为揭示临床针刺镇痛治疗累积效应提供科学依据。

2. 针刺镇痛神经化学递质和分子水平和经络作用机制

在针刺镇痛神经化学递质和分子水平的经络作用机制方面，团队进行了多化学递质及作用机制的研究工作。根据中医学经络学说，不同穴位对不同部位或不同脏器表现出特异作用。这种穴位的相对特异性与针刺麻醉效果有着密切的关系。在针刺镇痛过程中体液因素变化是否与经络穴位特异作用有关，是阐明针刺麻醉原理和探讨经络物质基础颇为重要的问题。神经介质在痛及镇痛过程中起重要作用。在药理学和临床医学上具有相当重要地位的乙酰胆碱，被认为是机体内许多部位的神经—体液传递介质。[2]

天津中医学院郭义团队[3]依托国家八五重点科技攻关项目，从中医理论观点出发，从生物化学的角度，紧紧抓住与机体生理调节密切相关的 K^+、Na^+、Ca^{2+}，以单纯胃脏的功能

[1] 刘俊岭，陈淑莉，王俊英，等. 海马神经细胞内记忆相关信号通路在介导针刺累积效应中的作用分析［Z］. 国家科技成果，2012.

[2] 王更新. 针麻手术病人经络穴位皮下灌流液乙酰胆碱含量变化的观察［J］. 武汉医学院学报，1976（S2）：64-68.

[3] 王秀云，郭义，徐汤苹. 针刺镇痛的外周经穴离子机理研究［J］. 针刺研究，1998（4）：263-265.

性疼痛为模型，以足三里等穴位为刺激点，分别对单纯胃痛、胃痛并行针刺时穴位处 K^+、Na^+、Ca^{2+} 浓度进行了检测，在此基础上又对改变穴位处 K^+、Na^+、Ca^{2+} 浓度时对针刺疗效的影响进行了进一步的观察。结果发现胃痛时足三里穴处的 K^+、Na^+、Ca^{2+} 浓度存在着 K^+ 升，Na^+、Ca^{2+} 降的变化趋势。当针刺足三里时，胃经线上他穴的 K^+、Na^+、Ca^{2+} 浓度又都恢复正常，且这种离子变化具有经穴脏腑相关的特异性。当人为改变穴位处离子浓度时表现为，降低时针效减弱或消失，增加时能替代针效。说明 K^+、Na^+、Ca^{2+} 确实参与了针刺镇痛时的外周经络活动。并与针刺镇痛效果有密切关系。

在针刺镇痛动物实验方面，郭义团队[1]依托国家重点基础研究发展计划项目（2014CB543201）对针刺镇痛的文献进行了研究，结果显示针刺镇痛的常用动物模型主要包括炎症痛、神经痛、内脏痛、癌症痛等，参与针刺镇痛的物质主要包括阿片类物质、细胞因子、血管紧张素、环氧化酶、前列腺素和腺苷等。团队工作显示在针刺作用原理研究中，针刺镇痛的动物模型造模方法较多，且方法较为客观可行，在此基础上的针刺镇痛作用机理研究较为深入与系统。

中国中医科学院针灸研究所朱兵团队[2]于 1990—2000 年分别采用损伤极小或无损伤的动物 C 纤维反射和人体伤害性屈曲反射 R Ⅲ反射为伤害性反应指标，在测定每一实验对象反射阈值的基础上，以其自身阈值为客观依据，充分考虑穴位的神经节段关系，研究不同倍数的阈强度针刺引起的镇痛效应；采用蛇毒阻断 A 类纤维和辣

---

[1] 王君实，陈波，李明月，等．针刺镇痛常用动物模型研究及分析［J］．辽宁中医杂志，2017，44（2）：435-438.

[2] 朱兵．针刺镇痛的节段性机制与全身性机制研究．中国中医科学院针灸研究所，2006.

椒素阻断C纤维实验检测动物的阻断情况，并采用充分兴奋C纤维的强度进行电针刺穴以系统观察穴位针刺的局部镇痛或节段性控制和全身性镇痛效应的规律。结果表明局部取穴仅需用较弱的针刺手法就可取得较明显的镇痛效应如取“阿是”穴时，如上病下取、左病右取远距离取穴则需用较强的针刺手法才有效。有关工作成果作为国际领先的基础理论研究通过验收评审。

广西中医药大学第一附属医院产科沈岩金等[1]基于针刺可明显提高产妇血清β-内啡肽水平以减轻分娩镇痛的临床实际，依托国家自然科学基金项目（81260547、81373685）研究不同穴位针刺镇痛差异性的生物化学机制。结果显示模型孕鼠大鼠采用热水甩尾测痛法痛阈值干预前各组间差异无统计学意义（$P > 0.05$），干预后，与空白组比较，三阴交、合谷穴、电针合谷穴加三阴交穴、电针血海穴组痛阈明显升高（$P < 0.01$），采用Real-time PCR及Western blot检测大鼠中枢神经递质5羟色胺5-HT，及5羟色胺2A受体5-HT2A，去甲肾上腺素转运蛋白NET，及去甲肾上腺素α2-A受体α2-AR、多巴胺DA及多巴胺D2受体Drd2、前强啡肽原Pdyn及阿片受体Oprk1的mRNA与蛋白表达结果提示不同穴位产生不同针效作用，以电针三阴交组、电针血海穴组相对较差。研究者认为穴位间出现的这种差异，可能与穴位所在

[1] 沈岩金，蒋秋燕，莫海霞，等.电针不同穴位对大鼠分娩镇痛效应及其神经递质作用的影响[J].中国中西医结合杂志,2017,37(7):833-839.

的经络腧穴功效及其所处的神经解剖学位置有关。

P 物质是广泛分布于细神经纤维内的一种神经肽[1]。研究发现当神经受刺激后，P 物质可在中枢端和外周端末梢释放，与 NK1 受体结合发挥生理作用。在中枢端末梢释放的 P 物质与痛觉传递有关，其 C 末端参与痛觉的传递，N 末端则有能被纳洛酮翻转的镇痛作用。P 物质能直接或间接通过促进谷氨酸等的释放参与痛觉传递，其镇痛作用是通过促进脑啡肽的释放引起。西安医科大学史文春等[2]以国家“七五”重点攻关项目（国家攀登计划）经络的研究项目为支撑，开展针刺镇痛的神经生物学研究。团队应用电生理学方法，观察穴位局部 P 物质或组胺含量对外周感觉神经末梢动作电位的影响。动物实验结果显示微量 P 物质或组胺注于大鼠背部足太阳膀胱经的“肝俞”至“胆俞”一段的皮下部位，可以引起外周感觉神经末梢的传入放电明显增多。表明 P 物质和组胺可能是经脉线上传递信息的化学物质。该团队张世红等[3]结合经络研究的新进展，依托国家自然科学基金资助项目（394708420）对基于 P 物质可能是经脉信息传递的重要物质假设进行了进一步相关的研究工作。

复旦大学丁光宏团队[4]依托 973 项目开展针刺手法对针刺镇痛效应影响机制的研究。他们通过在不同的针刺条件下，结合形态学

---

［1］ 王毅，刘洪广，蒋大宗．从针刺麻醉机制的研究看当前经络实质的研究［J］．南京中医药大学学报自然科学版，2000，16（4）：201–203.

［2］ 史文春，赵晏，张保真．P 物质和组胺在经络信息传递中的作用［J］．中国针灸，1995（4）：33–35.

［3］ 张世红，牛汉璋，江赛男．P 物质在初级传入兴奋传递中的作用［J］．西安医科大学学报中文版，2000，21（5）：506–508.

［4］ 余晓佳．穴区胶原纤维和肥大细胞在针刺效应中的作用与机制研究［D］．上海：复旦大学，2008.

观察、力学信号观察及针刺镇痛效应的相关性分析，选取常用镇痛穴位“足三里”穴，探索不同针刺方法的穴位始动信号的启动机制。在离体实验结果表明捻转大鼠“足三里”穴离体筋膜能在短时间内激发毫针附近肥大细胞脱颗粒功能。研究结果表明胶原纤维参与了手法行针的针刺始动信号在穴位处的介导过程，通过激活肥大细胞的功能，将有效信息经外周传入到中枢，而电针的针刺信号则是直接激活外周神经感受器由神经介导传入中枢。研究结果提示针刺镇痛效应与肥大细胞脱颗粒率存在着正相关的规律性，该实验结果也为胶原纤维可能是经络传递针刺信息物质基础的假说提供了证据。

相关现代研究初步揭示了针刺调节神经系统和肽类物质的分泌从而起到镇痛或麻醉作用的奥秘，已有研究结果充分和足够的证据显示了神经系统对于针刺效应的参与，有关工作为针刺麻醉的国际化奠定了基础。近年来国外主要从神经机制、神经化学递质和分子水平及经络的作用等方面进一步加大对针刺效应研究的发展力度。

另外，韩济生团队所发现的内关与正中经，合谷与桡神经深支，足三里与深部隐神经等重要穴位位于神经干周围的现象，但经络的走行途径与上述外周神经支配的走行途径并不完全一致。对于有团队试图从神经以外的角度寻找经络的本质，例如胶原纤维循环系统等等，被认为均未能达到与“经络”相符的程度。[1]

---

[1] 韩济生．针刺镇痛：共识与质疑［J］．中国疼痛医学杂志，2011，17（1）：9-14.

3. 针刺镇痛在脑科学领域的相关研究

20世纪最后10年被认为是“脑的十年”（the decade of brain），神经科学得到蓬勃发展。脑科学研究技术在针刺镇痛研究中的应用得到了团队的关注与重视。通过内源性大脑连接评价静息态自发性神经和代谢活性是功能磁共振（functional magnetic resonance Imaging，fMRI）神经影像学领域一个相对较新的方法。针刺镇痛是在传统中医针刺治疗疼痛的基础上，结合现代针刺麻醉临床实践发展起来的一种有效的临床治疗技术。结合该影像技术，团队开展了如下研究工作。

中国中医研究院广安门医院方继良[1]与国外相关团队Timo KringsJuergen Weidemann等合作，选用15TMR仪全脑功能成像与SPM99b分析图像技术观察捻针针刺方法对大脑的作用。结果发现只在左侧太冲穴、丘墟穴真穴捻针针刺时有出现有显著性意义的Brodmann激活区域，其中针刺太冲穴激活了左右顶叶BA40区，右额叶BA47和10区，右丘脑、左小脑；针刺丘墟穴激活了左右顶叶BA40区，右顶叶BA2区，左额叶BA9、10、44区，左岛叶BA13区，左颞叶BA22区，右颞叶BA42区，右壳核，左小脑。两真穴激活部位部分相同，部分不同。结果显示真穴捻针时可能对皮层神经活动有较特异的作用，而假穴未观察到此种现象，课题组推测这可能是针刺治疗作用的机制之一。

北京大学人民医院麻醉科侯渊涛等[2]对近年来运用fMRI研究

[1] 方继良，Timo Krings，Juergen Weidemann，等．捻针时真、假穴不同中枢激活效应的脑功能MRI［J］．中华放射学杂志，2004，38（12）：49–52.

[2] 侯渊涛，冯艺．针刺镇痛的fMRI机制研究［J］．中国疼痛医学杂志，2017，23（3）：205–209.

针刺镇痛机制的文献进行综述，发现静息态大脑的活动表现为抗相关网络，这些网络可分为“任务阳性网络”和“任务阴性网络”。针刺镇痛作用可通过改变大脑网络的拓扑结构发挥治疗作用，并能在更大的时空范围调节感知－自主神经网络的活性，进而调节机体稳态。目前在针刺特异性方面团队多以慢性疼痛患者为研究对象，进一步探究针刺镇痛的分子机制及针刺在其他疾病中的应用价值。

华中科技大学王伟[1]依托国家自然基金项目，通过功能磁共振方法研究电针右侧合谷穴时诱发的脑活动区，探讨其与针灸镇痛相关性。结果显示信号增高区域见于左中央前回、左缘上回及其邻近颞上回皮层、海马杏仁体区、中线核群、运动前区、颞极、小脑；信号降低区域见于海马旁回、额前叶、左颞下回、角回；信号呈双向变化区域见于扣带回、楔前叶、枕叶。团队认为显顶叶、颞上回及小脑半球活动外，边缘系统和运动相关中枢区活动性的改变可能与针灸合谷穴镇痛具有相关性。对利用电针右侧阴陵泉穴时诱发的脑活动区功能磁共振方法研究结果则显示双侧前额叶、枕叶、颞上回和楔前叶考虑为目前电针躯体局部 fMRI 实验中非特异性变化，除此外合谷与阴陵泉脑内激活区甚少重叠。团队最终认为针灸阴阳经络功能差异可能是由于涉及不同中枢神经网络系统。

第三军医大学李腊梅等开展了静息态脑功能 MRI 观察

[1] 王伟．电针诱发人脑活动的功能 MRI 实验研究［D］．武汉：华中科技大学，2006.

不同敏感度体质人群的针刺镇痛效应相关研究。[1]团队应用功能磁共振成像（fMRI）技术对受试者针刺前后进行静息态血氧水平依赖（blood oxygen level dependent，BOLD）扫描，计算并比较各组低频振幅（amplitude of low frequency fluctuation，ALFF）值。结果显示正常组和敏感组针刺前后压痛阈值差异均有统计学意义（$P<0.05$）。与针刺前比较，针刺后不敏感组在左颞下回、左梭状回 ALFF 值降低，未见 ALFF 值增高脑区；正常组在双侧小脑后叶、脑干、边缘叶、颞下回、右尾状核 ALFF 值增高；在左中央后回、左中央前回、双侧枕叶 ALFF 值减低；敏感组在双侧小脑后叶、颞下回、梭状回、额叶、基底节、前扣带回、右缘上回、右补充运动区、左岛叶 ALFF 值增高；在左颞中回、左中央后回、后扣带回、双侧枕叶 ALFF 值减低。所获结果显示不同敏感度体质因素影响针刺镇痛效应，其中枢神经调控机制可能与针刺引起不同的脑区响应网络相关。

（三）针刺镇痛、针刺麻醉经络理论核心内涵的现代研究

经络学说为中医关于人体功能联调节的基本理论重要内容，特别因为针灸和针刺麻醉奇异的临床效果而引起了国内外学者们的高度重视，针刺麻醉是通过针刺穴位进行的，其机制研究属于经络研究范围，黄龙祥教授团队[2]指出针刺在整个手术中的主要作用并不在于麻醉。针麻相关研究实际上没有受经络理论的限制去研究经络系统，而是从插入穴位的一根银针为什么会起到镇痛作用开始的，即是沿着针刺穴位到镇痛效应这样一个途径进行的，在针灸镇痛和

---

［1］李腊梅，李学智，吕发金，等．静息态脑功能 MRI 观察不同敏感度体质人群的针刺镇痛效应［J］．第三军医大学学报，2013，35（6）：547–552.

［2］黄龙祥．针刺麻醉 50 年——超越麻醉与手术［J］．针刺研究，2008，33（6）：363–365.

针刺麻醉的可靠效果基础上开展的机制和原理研究获得了毋庸置疑的成果。其机理研究已经远远超越经络实质研究更加趋向于用现代解剖生理学的理论去解释[1]。

1. 针刺麻醉循经辨证取穴相关研究

“循经取穴”和“候气、运气”为针灸疗法的两个基本临床原则，这两个原则对于针刺镇痛、针刺麻醉的研究同样也是十分重要。得气是针灸取得疗效的前提，循经取穴，并使气至病所，是针刺取得显效的重要环节。临床显示针灸可抑制许多不同形式的痛感，近代除了积极研究针灸镇痛作用之外，还常用针灸作为痛觉研究的一种生理性刺激，两者之研究相辅相成。针刺麻醉是通过针刺穴位进行的，其机制研究被认为属于经络研究范围。大量临床实践证明，要达到很好的针刺麻醉效果，必须循经辨证施针。早期对于经络敏感人的研究发现，中医书籍中所描述的经络循行路线在针感传导中针刺镇痛区的分布可明显表现出来。团队认为古人对于经络循行路线的描述是经过了客观周密的临床观察，有客观依据。针刺时镇痛区的分布基本是循经、沿着针刺穴位所属经脉上的各个部位，有痛阈和耐痛阈的提高，在时间和程度上较对照部位差异显著。针刺感传对针刺的镇痛作用和机能调整作用有着显著的影响[2]。

---

[1] 陈克勤.从《内经》理论看经络的实质［J］.针灸学报，1988（2）：21–26.

[2] 翁志魁.中医经络学与针刺麻醉齿上下槽神经抽髓拔牙针麻原理研究［A］.中国针灸学会.杨继洲《针灸大成》学术思想研讨会论文汇编［C］.中国针灸学会：中国针灸学会，2005.

临床针刺麻醉与镇痛多根据中医经络理论局部取穴和远端取穴相结合，选择针刺点是针刺镇痛技术中的一个重要环节，此外，兼顾病人病情、体质偏颇、手术前和手术过程中症状复杂多变，除循经取穴外，辨证取穴原则也要一并考虑。近10年国内同类技术研究，基本为针灸选穴规律方面研究，如黄涛、裴景春在搜集整理大量古代针灸处方的基础上总结归纳出了不同时期针灸的选穴规律，并根据《内经》归纳为“本经取穴”、“循经取穴”、他经取穴、多经取穴等十四经基本取穴规律。[1]辽宁中医学院王钟明等[2]通过120例针刺麻醉剖腹产和输卵管结扎两种手术患者的为期一年的观察，发现循经感传较明显的病人，针刺麻醉手术取得成功，优良率达91.8%，手术过程中肌肉比较松弛，内脏牵拉反应小。而只有局部针感和手术部位相反方向感传的病例，针刺麻醉成功率88.5%，优良率仅57%，团队认为循经感传的显著性和方向与针刺麻醉效果具有密切的关系。[3]

古代医家重视循经取穴规律，近40年来，在中国的针灸、针刺麻醉的临床实践和实验研究结果显示循经取穴并不是唯一和普遍适用的取穴原则。[4]辽宁中医药大学王巍[5]团队基于辽宁省教育厅课

[1] 黄涛.不同时期针灸方选穴规律浅析[J].针灸临床杂志，2004，20（2）：3–5+59.

[2] 王钟明，宋静，张尚武，等.循经感传与针麻效果的初步探讨[J].辽宁中医杂志，1981（3）：34–35.

[3] 裴景春，冯起国，郑利岩.明清时期针灸处方配穴原则及规律研究[J].中医药学刊，2001，19（3）：263–264.

[4] 王更新.经络与针麻[N].中国中医药报，2006–01–20.

[5] 邵晓丹，王巍.阿是穴主治病证及镇痛作用概述[J].山东中医杂志，2011，30（8）：589–591.

题创新团队项目（2008T120）提出阿是穴的主治病症多为痛症，其镇痛作用的主要机理是针灸该穴可疏通瘀滞、调理气血，经络气血通畅，通则不痛。该类穴在调理气血方面，弥补了十四经穴和经外奇穴的不足。团队成员韩知渊等从内脏绞痛产生的原因、针灸镇痛的机理、经络的作用等方面入手，重点从经络学、神经解剖学角度提出针灸背俞穴疏通经络止痛、调节脏腑气血，直达病所缓解内脏绞痛的机理。

另外，王毅等[1]通过和针刺麻醉机制研究相比较，分析了经络实质研究中存在的问题，认为循经感传的研究无法揭示经络的实质，经络显示研究缺乏科学依据，目前还不具备进行经络显示研究的条件，王氏等认为只有像针灸镇痛的机理研究可以确定联系经穴和内脏器官的途径，才能使经络理论为现代医学所接受。

对于针灸镇痛的相关机制，团队沿着针刺穴位到镇痛效应途径开展相关工作，更加趋向于用现代解剖生理学的理论去解释作用机理研究。中国农业大学动物医学院团队[2]在已有的古典经络理论和床经验中，采用脉冲电流法、叩听高音法在羊、猪等 7 种动物 139 头（只），体表进行经穴循经特性测定，测出了沿着传统经穴体表循行路线同时具有低电阻和叩听高音的特性，证明动物经络的客观存在。该项成果对针刺麻醉研究、经络实质探讨及临床治病循经选穴等，均具有

---

［1］ 王毅，蒋大宗，刘洪．当前经络实质研究中存在的问题——从针刺麻醉机制的研究来看当前经络实质的研究［J］．陕西中医学院学报，2000，23（6）：1–3.

［2］ 家畜经穴循经特性的研究．中国农业大学动物医学院，2000.

理论意义和实际应用价值。

在现代创新理论方面，中国中医研究院北京针灸骨伤学院王佩等于1998年提出根据神经节段支配理论探讨针灸取穴规律。[1]以中西医结合针灸学结合解剖生理学为手段的方法，被认为较好地解决了继承与创新的关系，是对传统针灸理论创新的一次成功尝试。由此得出的多元化配穴规律及所制定常见病症的针刺配穴首选常规方案，对广大基层针灸临床有较大的推广应用价值。温州医学院附属第二医院蒋松鹤[2]课题组从古典经脉理论、部分腧穴中所隐含的规律及现代文献检索三方面，归纳出经络“对称律”理论。课题组提出临床针刺若干规律：对称对应规律、节段支配规律、中枢中轴规律、远肢优势规律、末梢促醒规律、外周促通规律、局部反馈规律和特殊反馈规律等刺激点选择规律，及不同层次的针刺规律。并认为其机制可能与脑的双侧支配性、脊神经传入纤维在脊髓的汇聚及脊髓的节段性相关；疏通经气则是在此基础上出现的与针灸临床疗效相关的一种信息传导。课题组并从解剖学角度提供了形态学实验基础与之对应。有关研究结果使古典经络理论和大量临床经验以非模糊性概念得到归纳，简化了针灸学科复杂的理论体系。归纳出与针刺规律密切相关的古典针灸学理论的重要术语。

2. 针刺镇痛效应与经络传导作用

20世纪70年代以来，循经感传现象的发现及经络客观存在的证实，使人们相信针刺镇痛效应可能与经络的传导作用也有关系。

---

[1] 王佩，王少荣．根据神经节段支配理论探讨针灸取穴规律［J］．针刺研究，1998（3）：163-167.

[2] 蒋松鹤．临床针刺规律的发掘和中西医结合研究．温州医学院附属第二医院，2007.

团队们展开了从神经系统和体液因素入手对针刺镇痛机理的相关工作，研究成果表明，针刺镇痛效应的产生，有赖于神经系统结构和功能的完整，并与体液中诸多神经介质有密切关系。

上海中医药大学吴焕淦[1]认为经筋理论可为针刺麻醉的理论基础。经筋行于体表，向内进入胸腹腔，向上到达头面部，在躯干部多联系督脉脊柱，在分布上与神经有极大的相似性与广泛性。经筋的病症特点主要是疼痛，其与针刺麻醉的镇痛密切相关。再次，经筋与人体皮肤、肌肉、肌腱和各种筋膜的关系，可以阐释针刺麻醉临床应用中的局限性镇痛不全、肌松不够、不能克服牵拉反应的“三关”缺陷。吴氏认为从经筋理论出发，能较完善阐释针刺麻醉的优势与弱势。从经筋理论来看，每一部位特定经筋和周围的经筋相互联系，甚至交错重叠，在针刺麻醉选穴时若能充分考虑手术部位器官所属经筋间的相互关系，也许会克服针刺麻醉镇痛不全、肌松不够的弊端，在配穴时可选用进入体腔的经筋上的穴位以克服手术时的牵拉反应。

上海中医药大学附属曙光医院沈卫东等[2]于2007—2011年间以中医经络理论为指导，以针刺复合麻醉肺切除术为切入点，提出“中医症状、体质－针刺麻醉效应相关理论”“经穴、刺激参数－针刺麻醉效应相关”“针刺麻醉－脏器保护相

[1]　吴焕淦．针灸疗效与穴位［J］．中国中西医结合杂志，2012，32（11）：1452–1457.

[2]　沈卫东．肺切除术针刺复合麻醉规范化方案及机制研究．上海中医药大学附属曙光医院，2011.

关”三个假说。团队从针刺麻醉的效应出发，通过对肺切除术前针刺麻醉适宜人群的评定，术中针刺麻醉镇痛，术中、术后脏器保护等关键问题深入的机理研究，明确中医脏腑—经络相关、中医辨证与证候的科学内涵，并建立可向国内外临床推广应用的肺切除术针刺复合麻醉的操作规范，有关技术作为国家领先的应用技术 2012 年通过验收。

陕西中医药大学曹雪[1]依托陕西省科技厅计划项目（2014JM4082）、陕西省教育厅项目（12JK0700）、陕西省中医药管理局课题（LE10）运用中医经络皮部、标本理论，结合整体局部全息律以及现代医学之神经、递质、局部力学效应研究成果加以阐述。结果显示尺胫部局部与其所属经脉系统整体全息相关，针刺刺激尺胫部皮部后，通过相应络脉、经脉及上下对应标本而达通经活络之作用，针刺影响其感觉神经传导、化学递质、改变病变局部生物力学等发挥镇痛效应。课题组认为尺胫针疗法治疗痛症的机理是应用中医经络理论结合全息论以及针刺对神经系统及递质的影响等而起到镇痛之目的。

3. 针刺麻醉“得气”研究

中医理论认为，疼痛多为气血运行失常，气机扰乱造成的。上海中医研究所生理组[2]从经络气化理论探讨针刺麻醉的作用机理，提出以针灸“调气”作用的实质可能是调整人体的能量活动过程。经脉的“气化”功能可能是供能物质。基于“肺朝百脉”的中医理

[1] 曹雪. 尺胫针疗法治疗痛症机理探析［J］. 陕西中医，2015，36（7）：893–894.

[2] 从经络气化理论探讨针麻原理［J］. 新医药学杂志，1975（8）：28–31.

论，课题组从“经络气化”理论提出了“疼痛－呼吸－肺气（肺经功能）”之间有一个内在的紧密联系。“经气”是其物质基础，从肺经功能（肺气）入手研究经络“气化”功能来探讨针刺麻醉原理是一个值得尝试的途径。

关于针刺镇痛和麻醉的作用特点，可进一步深化经络学说的相关理论，1975 年上海中医研究所[1]生理组对 47 例胃部手术及 100 例多种手术的术前预测的研究结果显示痛阈、耐痛能力、耐针能力、针刺调整作用对预测临床针刺麻醉效果具有较好的参考价值。其中以针刺调整作用尤为重要。由于在针刺麻醉实践中观察到呼吸运动反应的特点与手术中的疼痛程度存在着某种定性和定量的关系，呼吸运动的特点可作为反映人体疼痛过程中的经络“气血”活动状态的一个客观指标。由于疼痛可引起血管活动的舒缩反应，选用指端血管容积脉搏波作为反应经脉气血活动的生理指标。通过随息放松功作为针刺麻醉辅助措施，通过调整呼吸运动也可提高针刺麻醉效果。结果显示针灸调气与气功的调息作用对于提高机体的抗痛能力具有共同的生理过程。结果并显示针刺麻醉受试者存在明显的个体差异性，针刺调整作用好者，可使呼吸频率由快转慢，幅度均匀，血管容积趋于稳定，针刺麻醉效果提高。呼吸频率在 17 次 / 分以下者，多数属于中医虚证，临床针刺麻醉效果好。

---

［1］ 上海中医研究所 . 从经络气化理论探讨针麻原理［J］. 新医药学杂志，1975（8）：28–31.

重庆医科大学杨晓光[1]对 9 种不同中医体质人群针刺足三里穴时的“得气”现象进行观察，比较各时间点针刺镇痛效应的差异，评价中医体质对针刺“得气”现象及镇痛作用的影响。研究结果显示“得气”现象观察中所有受试者报告的各类型针感中“胀”感出现率最高，其次是“酸”。“循经感传”在平和质人群中的出现率较气虚质、阳虚质、血瘀质、气郁质中出现率高（$P < 0.05$）。各针感强度比较结果显示“酸”感强度在 9 种体质类型间的差异具有统计学意义（$P < 0.05$），平和质受试者体会到的“酸”感较气虚质、阳虚质、阴虚质、痰湿质、湿热质、气郁质受试者体会到的“酸”感强度大（$P < 0.05$）；“胀”感强度仅在平和质人群和阳虚质人群中的差异具有统计学意义（$P < 0.05$）。压痛阈结果分析显示研究并发现针刺足三里穴所获镇痛效应其作用强度及其维持的时间随体质的不同而不同，显示体质为影响针刺效应的重要因素。团队发现针刺足三里穴时，酸、麻、重、胀、钝痛 5 种针感在 9 种不同体质人群中无选择性，循经感传在各体质人群中的出现率有所不同。平和质受试者体会到的“酸”感更强烈可能是平和质人群针刺时获得更优的镇痛作用的原因，有关结果提示“针感”在一定程度上可为针灸临床治疗有效性评价的考量指标。

近半个世纪以来围绕着神经系统所做的针刺研究实际上更多研究的是被动治神，因此也导致“西方针灸不讲穴位，其主要理论是局部轴突反射、背跟反射、同节段和跨节段的神经调节以及神经系

[1] 杨晓光 . 不同中医体质人群 "得气" 现象观察及针刺镇痛效应差异的比较［D］. 重庆：重庆医科大学，2016.

统的调节效应等”的认识[1]。当代针灸家朱琏认为只要针刺接触到神经必然会出现针感，医者按不同的疾病采取不同的手法，从而控制神经刺激的强弱[2]。单纯留针而不加捻针或电刺激，并不能产生镇痛效应[3]。现代神经生物学提供了多种假说，解释刺激特定部位产生不同生理效应，但没有一种可以满意解释针刺镇痛现象。有研究者[4]认为《内经》是在发现了经络的同时对神经也有相当的认识，而两者是有本质区别的，提示了在科研上以神经学揭示经络的本质是否可行，以及两者的区别和联系为是需要讨论的重要问题。王峰等[5]认为《内经》通过医者特殊的治神以意行气来完成对患者气的精确补泻，这种把医者心理效应直接转化为患者生物效用的模式为脑科学及现代针灸研究提出了新问题、新思路。尽管古今针灸大家和许多针灸书籍都强调要凝神于针，但手法的研究恰恰忽视了医者意识的治神在补泻中的作用。临床上一味强刺激也导致部分患者惧怕针感而放弃针灸治疗，而如何把手法无意治神转成有意识地利用最轻、最合适的刺激获

---

[1] 何伟，朱兵，喻晓春，等.西方针灸和中国针灸的比较启示［J］中国针灸，2015，35（2）：105–108.

[2] 韦立富，潘小霞，刘兵，等.朱琏针灸临床特色与经验［J］.中国针灸，2015，35（1）：74–77.

[3] 韩济生.针刺镇痛：共识与质疑［J］.中国疼痛医学杂志，2011，17（1）：9–14.

[4] 秦玉革.《内经》经筋的实质是神经［J］.中国针灸，2006，26（2）：147–150.

[5] 王峰，秦玉革，秦玉恒，等.《内经》意气针灸疗法和提插捻转治神的联系［J］.中国针灸，2016，36（3）：274–278.

得最大的治神和生理效应，是一个很有价值的科研课题。

（四）临床治疗优势病种与疗效分析

针刺镇痛因其可靠的止痛作用受到了国内外广泛关注，针刺镇痛相关机制和原理的研究成果为经络学说的研究树立了正向的榜样，[1] 也为应用现代科学方法研究经络提供了一条新路径。1997 年 11 月 3—5 日，韩济生等在 NIH 召开“关于针灸发展认证”会议中，就针刺镇痛原理做了题为《针刺激活内源性镇痛系统的报告》。大会专家委员会并提出了一份长达 16 页的报告说明，其内容“针灸疗法对于手术后发生的或化学疗法引起的恶心呕吐、手术疼痛、月经痛、网球肘、肌膜疼痛和下腰被疼痛有显著疗效”标志着针刺镇痛疗效在某些疾病的治疗方面得到了国际认可。另一方面，在针灸镇痛和针刺麻醉的可靠效果基础上开展的机制和原理研究获得了毋庸置疑的成果。2010 年 8 月在加拿大蒙特利尔召开的第 13 届世界疼痛大会上，韩济生教授应邀作针刺镇痛大会报告，这是国际疼痛学会（IASP）成立 35 年来首次以针刺镇痛为题进行大会报告，“针刺辅助麻醉”或“针药复合麻醉”已成为某些特定手术的首选麻醉技术。由于开展针刺麻醉镇痛研究而掀起的科研浪潮既促进了针刺疗法在全世界的应用，也推动了针灸疗法本身和神经科学的发展。

针灸镇痛、针刺麻醉临床具有使用安全，生理干扰少，术后恢复快，并发症少，术后伤口疼痛轻等优点，同时也存在镇痛不全，肌肉松弛不够满意等问题[2]。目前，在针灸镇痛、针刺麻醉

---

［1］ 王台．东西方古代医学气血运行学说的剖析与比较［J］．中国中西医结合杂志，2014，34（9）：1035–1041.

［2］ 侯中伟．“针刺麻醉”发展的历史浅探［A］．中国针灸学会.2011 中国针灸学会年会论文集（摘要）［C］．中国针灸学会.2011.

的功能及优势研究目前主要集中在辅助镇痛、减少麻醉药用量，病人苏醒迅速、机体可保持动态平衡，自我稳定，促进肾上腺皮质功能，使患者处于应激状态，有利于提高手术过程中脑部的供血和供氧，减少脑部功能的损伤，有利于对于脑的保护。在相关研究最为鼎盛的20世纪六七十年代，其在外科领域的应用几乎遍及各科手术。其中，上海曙光医院在临床和实验研究方面均表现突出。该院自1986年针刺麻醉研究室成立，至2008年"针刺麻醉"获国家中医药管理局"重点专病"建设项目，2012年中西医结合外科群成为国家中医药管理局"十二五"重点专科，并分别于2007年、2013年成为"973""针刺麻醉"项目课题组长单位，2007—2012年开展各类手术的针刺麻醉呈逐年上升势头，共完成3925例，主攻针刺复合麻醉下胆囊切除术、心脏直视术、肺切除术，同时还开展了脑、甲状腺、乳腺、鼻腔镜术等各专业大中型手术中的针刺复合麻醉，都取得良好疗效，且麻醉药使用量可减少40%以上。

通过中国知网等检索平台发现，就全国针刺麻醉研究资料而言，针刺麻醉在诸如输卵管结扎术、子宫全切术、甲状腺手术、胃大部切除术、阑尾切除术、前列腺切除术等术前麻醉中应用较为集中。以"针刺麻醉"为主题词在中国知网上的成果查询中可找到9项相关成果，其中7项成果类别为"应用技术"。在2000年提交的一项电针合谷穴、三阴交穴得气后15分钟行体外冲击波碎石术，60例患者中针刺麻醉效果达到85%～90%；复旦大学附属华山医院在脑深部及功能区新生物手术中，采用耳针与体针联合并且配合针刺麻醉增效药灭吐灵，获得了良好的手术麻醉效果，成功率高达98%；河北医科大学中医院的研究则发现，应用氟芬合剂配合针刺麻醉以及前5分钟应用穴位电刺激均可有效预防或降低人流患者的人流综合征的发生率；长春中医药大学对于针刺白环俞为主在肛门病病人术中、术后的镇痛效果进行了系列研究，发现电针白环俞穴、承山穴、秩边穴辅助静脉药物麻醉组镇痛时间大于对照组，麻醉药用量低于对照组。

（五）针刺镇痛、针刺麻醉穴位的选择与特异性研究

应用经络学说的基本原理筛选针刺镇痛与针刺麻醉穴位，探讨针刺作用的特点，被认为有力地推动了针刺麻醉的发展，选择合适的针刺点被认为是针刺镇痛技术的关键环节。因针刺麻醉不全或效果不恒定等因素，针刺镇痛以针刺某些特定穴位达到镇痛效果，根据中医经络理论局部取穴和远端取穴相结合，通过对穴位的重新选择、配伍来提高针刺麻醉效果。取穴分为体针循经取穴法、耳针麻醉取穴法和支配术部的神经通路取穴法。三种方法可单用也可选两种方法组成综合组穴，以达到麻醉镇痛目的[1]。针刺辅助麻醉在临床上较针刺麻醉应用日益广泛，准确合理地选穴在一定程度上能够提高针刺麻醉或辅助麻醉的疗效。对于全身各部手术中针刺麻醉和针刺辅助麻醉的选穴特点和规律进一步总结显得尤为重要。

河北省沧州中西医结合医院于2013—2015年期间开展了“贺氏针灸三通法对腰椎间盘突出症镇痛效应的临床研究”。研究选择腰椎间盘突出症的患者采用微通法、温通法、强通法，毫针、火针、三棱针、刺络拔罐等针具针法综合应用，分别于治疗前后进行McGill

[1] 王贵波，国程，丁明星，等.针刺麻醉机制研究［J］.畜牧与兽医，2011，43（10）：90–93.

疼痛问卷简表及 Barthel 指数评估，并评定临床疗效。采用随机化和盲法等科研方法。研究结果表明，贺氏针灸三通法治疗腰椎间盘突出症的镇痛效应明显优于常规针刺法，三种针法有效结合，可以显著改善腰椎间盘突出症患者的疼痛症状，提高患者生活质量。课题组并初步形成治疗腰椎间盘突出症的诊疗方案，该项目已作为应用技术成果通过 2015 年通过鉴定。该项目相关技术被认为可在各基层医疗单位广泛推广应用。针具简单，但是针法较为复杂，具体应用时需要有严格的操作规范，如进针方向，补泻手法量化标准，火针、刺络放血等操作手法必须经过严格培训方可掌握其精髓。本项研究方案临床疗效可靠，可以显著降低患者的治疗费用，减缩短疗程，对于腰椎间盘突出症的治疗及预防有着较好的应用前景和推广价值[1]。

针刺辅助麻醉的选穴原则是在传统针灸“近部选穴、远部选穴和辨证对症选穴原则上发展而来。针刺辅助麻醉的取穴方法还可按现代神经解剖学、生理学理论选穴，包括同神经取穴、近节段取穴和远节段取穴。北京积水潭医院、北京中医药大学刘莉莉所在团队依托国家 973 计划（2007CB512503），开展了针刺辅助麻醉用于颅脑外科手术选穴分析的文献梳理工作，对 20 部针灸著作及 1989 年 1 月至 2010 年 12 月中国期刊全文数据库 CNKI，中国科技期刊全文数据库 VIP，美国国立生物医学中心 Pubmed，针刺麻醉或针

[1] 卢智．贺氏针灸三通法对腰椎间盘突出症镇痛效应的临床研究．河北省沧州中西医结合医院，2015.

药复合麻醉应用于颅脑外科手术的文献在穴位应用频次、穴位选用情况及经络使用的文献研究结果发现：颅脑外科手术针刺麻醉使用频数排名前10位的体穴由高到低依次是：风池、安眠、鱼腰、攒竹、率谷、颔厌、金门、太冲、上星、颧髎；穴位选用以近端取穴、循经远端取穴、耳穴为主；经络以选用督脉、足少阳胆经、足太阳膀胱经及手少阳三焦经为主，团队认为颅脑外科针刺麻醉手术采用手术部位近端局部与远端循经或在神经节段远端配合可以最大限度增强开颅针刺麻醉效果，并符合针刺麻醉神经生理学基础[1]。

四川省中医药研究院针灸经络研究所周建伟等[2]研究人员对1980—2003年相关文献进行评价，显示太阳穴是治疗偏头痛的最常用穴位，其刺激方法多采用毫针和电针。采用多中心随机对照研究方法RCT，对电针太阳穴治疗偏头痛的有效性、安全性和卫生经济学进行评价，显示电针太阳穴治疗偏头痛肝阳上亢证，具有肯定的即时镇痛效应和明确的控制发作效应，该方法比目前常规西药治疗直接成本更低，正性效应更高，且无常规西药治疗的负性效应不良反应。团队通过对电针太阳穴治疗偏头痛操作技术的规范研究，确定了太阳穴的电针刺激方法，明确了该技术的适应证、禁忌证和操作步骤，明确了该技术的关键技术环节，形成了该技术的操作规范文本，有关工作通过了相关鉴定。

上海中医药大学附属龙华医院王兵等[3]依托《中华人民共和国

---

[1] 刘莉莉，赵百孝．针刺辅助麻醉用于颅脑外科手术选穴分析［J］．中医杂志，2012，53（9）：1681-1683.

[2] 周建伟．电针太阳穴治疗偏头痛肝阳上亢证的临床研究．四川省中医药研究院针灸经络研究所，2009.

[3] 王兵．针刺合谷穴治疗牙痛的临床研究．上海中医药大学附属龙华医院，2006.

针灸穴典》专项临床研究的子课题，首次应用循证医学的研究方法对针刺合谷穴治疗牙痛于2003—2005年进行临床研究，对治疗牙痛的相关穴位进行试验研究，以确定不同类型牙痛的最佳穴位配伍，研究结果显示针刺合谷穴治疗牙痛有效，可为不适合进行牙科治疗及常规麻醉的牙痛病例提供较好的镇痛。该项目已验收达到国际领先水平，有关研究结果为《穴典》提供了临床依据，为针刺治疗牙痛成为牙科镇痛的替代疗法提供了循证证据。

针刺麻醉用于颈部手术，以甲状腺切除手术居多。天津中医药大学、内蒙古医科大学郭义等[1]合作团队依托国家重点基础研究发展计划（2014CB543201）开展了针刺麻醉的文献学研究。该团队搜索和整理近了50年来在针刺麻醉甲状腺手术中的临床随机对照研究以及非随机同期对照研究的文献，研究结果显示针刺麻醉在甲状腺手术中的取穴主要取合谷、内关、扶突，穴位以原穴、络穴等特定穴为主要研究类型；经络主要以手阳明大肠经、手厥阴心包经、足阳明胃经为主。贾擎所在团队[2]引用针刺麻醉的理论原理，并对针刺麻醉甲状腺手术近10年的相关文献进行分析研究，结果显示针刺复合麻醉可减少围术期并发症，是一种安全可靠的麻醉方法，应得到更多重视及更广泛的使用。

在取穴方面，上海针灸经络研究所筛选出12位甲状腺切

［1］马昕婷，翟伟，刘延祥，等．针刺麻醉在甲状腺手术中的取穴规律文献研究［J］．辽宁中医杂志，2015，42（2）：2401-2403.

［2］贾擎，时金华，高寅秋．近10年针刺麻醉甲状腺手术的研究［J］．针灸临床杂志，2011，27（3）：59-61.

除手术患者，由于手术操作可能损伤喉上神经及喉返神经，所以大多数情况下手术时需要患者保持清醒，并发音合作，以便判断是否有神经损伤情况发生，这种情况下针刺麻醉就显示了独特的优势，针药复合麻醉至今仍用于甲状腺切除手术中。而其取穴原则可分为远端取穴、近端取穴、经验取穴和耳穴等，远端取穴以循经为主，最常使用合谷配内关穴，近端取穴临床报道均选择扶突穴，以上穴位除针刺外，也有选用韩氏穴位神经刺激仪在术前、术中给予经皮穴位电刺激，均可达到理想的麻醉效果，减少药物麻醉可能出现的麻醉意外；耳穴则以肺、交感、内分泌、颈等穴位为主。在气管插管的针刺麻醉操作中，除了合谷、内关为主穴外，以翳风穴为主穴，配三阳络透郄门或臂臑也可达到同样的临床效果。另外，耳穴注射也用于扁桃体摘除术麻醉，选穴以咽喉、神门为主，有效率可达到 98.9%。

在胸外科手术中，针刺麻醉多为按神经节段性选穴：在棘突旁开一横指肋骨下缘进针，针头触到肋骨后，稍后退并轻压针柄，再使针尖进抵肋骨下缘，针刺深度为 3.5 ～ 4.0cm。针刺部位选取切口所在肋骨及其上下各两个肋间，例如自第 6 肋进胸，即选取第 4、5、6、7、8 肋间进针，另外可加选患侧中府穴。除此之外，按照中医经脉所过和经气所至部位选择四肢输、原、络、郄穴为主而又“得气”较佳的穴位。对经穴（上肢取后溪、支沟、内关、合谷、郄门、鱼际；下肢取束骨、足临泣、太冲、陷谷、太溪、太白）被认为是作为肺切除手术 15 个最佳穴位组；上海市肺科医院也依据此原则根据手术分区所在经脉分布不同而辨证选穴，如甲区是术侧第 5 肋间腋后线小切口，手足太阳经所过，取穴后溪、束骨；乙区是术侧腋中线第七肋间小切口，手足少阳经所过，取穴支沟、足临泣；丙区是术侧第三或第四肋间腋前线小切口，手足厥阴经所过，取穴内关、太冲[1]。

腹部手术中，胃大部切除术的针刺麻醉常用穴位以足三里最为常用，另外可加用上巨虚、三阴交、复溜、太冲、筑宾、公孙、内关、华佗夹脊等。双侧合谷太冲“四关穴”也常被选为腹部手术的针刺麻醉用穴，耳穴针刺麻醉无论在胃大部切除术、子宫全切术及输卵管结扎术中均有应用，子宫全切术中耳穴最常选用外肺、腹透神门、交感透子宫，而输卵管结扎术中则神门、肺、脑点透肺、盆腔透子宫。子宫全切术与输卵管结扎术体针针刺麻醉最常选穴为中脘、横骨、太冲、足三里、三阴交，以及次髎、骶管。而阑尾炎最常选的针刺麻醉穴位则是阑尾穴，肛门病患者针刺麻醉选穴则以白环俞为主。针药复合麻醉和镇痛符合当今麻醉、镇痛时多种技术、多种药物复合应用的潮流趋势，针药复合麻醉既克服了单纯针刺麻醉或单纯药麻的缺点，也符合临床需要，因而具有重要的应用价值。上海中医药大学[2]在以往研究的基础上，纳入176例腹部手术（肠癌，胆石症）患者进行比较观察，研究比较针刺经穴复合药物麻醉、针刺非经非穴复合药物麻醉以及单纯药物麻醉对腹部手术患者围手术期的不同作用实际情况。研究结果表明针刺穴位复合药物麻醉能减少芬太尼、维库溴铵、异丙酚等麻醉药用量，减轻术后疼痛，改善手术应激对机体造成的不利影响、减少术中HR、MAP、

[1] 周红，童稳圃，裘德懋，等．肺切除术中针刺及针麻状态的研究［J］．中国针灸，1998（6）：45-46.

[2] 经穴特异性在腹部针麻手术中的应用和机制研究．上海中医药大学，2012.

CO、SVRI、CI 的波动、从而稳定循环功能，减少术后恶心、呕吐、头晕等不良反应发生率，抑制术后 T 辅助细胞下降从而改善围术期腹部手术病人的免疫功能抑制，加快患者术后清醒及拔管时间，针刺穴位复合药物麻醉能降低患者术后血浆 TNF-α 水平，是针刺发挥术中及术后镇痛效果和减轻免疫抑制的重要机制。

华北煤炭医学院金子环[1]团队于 2008—2009 年采用单盲，随机分组的临床同期对照试验设计，比较接受艾灸三阴交穴干预产、艾灸非穴点干预组、空白对照组产妇宫缩痛及母婴安全性的相关影响。观察临产妇本人所做的宫缩痛 VAS 评分和助产士所作的宫缩痛分级及产程的时间，以及产妇产后出血量、1 分钟内新生儿 Apgar 评分及羊水情况。有关工作为完善三阴交穴功能主治提供依据，探索更加安全、方便的非药物镇痛技术和方法，为孕妇提供一种简捷、安全、有效而易于产妇接受的分娩镇痛服务，最大限度减轻分娩宫缩痛。该应用技术的研究为国内领先并已通过鉴定。

腰奇穴为传统西医骶管麻醉的进针点，位于骶管的下段，其骨性管腔较低而小且是骶 3、骶 4、骶 5 神经必经之路，其骶后孔神经分布于盆底部及臀大肌。腰奇穴麻醉选穴定位容易准确，易于操作，麻醉效果好，按照规范操作安全可靠，对人体生理功能干扰很小，患者术后体位、活动、饮食等均不受限制，近 20 年的临床应用无发生严重不良反应和并发症，被认为是一种比较成熟而又安全的用于肛肠科手术麻醉的麻醉方法。从解剖学而言，其可以选择作为临床麻醉的一个定位点。腰奇穴麻醉是在经络学说和西医解剖、麻醉

---

[1] 金子环，马树祥，张超，等.艾灸三阴交穴对分娩镇痛及母婴安全性研究［Z］.国家科技成果，2009.

学理论指导下产生的一种中西医结合的新麻醉方法，亦属于中医穴位麻醉。四川省中医药研究院中医研究所徐廷翰团队依托四川省中医药管理局科学研究专项经费–专科专病能力建设（200655）研发将适量局部麻醉药物以进针点垂直进针进入骶管裂孔下段注入中医腰奇穴中而达到止痛麻醉的效果。团队同时发现个别骶尾骨畸形显著者应用该法则可能麻醉效果欠佳，该法的麻醉机理有待进一步深入研究探讨[1]。研究同时发现，针刺与穴位注射结合即将中医针刺麻醉和封闭疗法与西医局部阻滞麻醉相结合，提高了麻醉效果，简化操作，减少或避免了不良反应。有关的工作为该穴位麻醉提供了可靠的客观依据。同时还对其选穴位置、麻醉效果和安全性做出客观评价。

癌痛使用止痛药物所产生的副反应为临床常见，长春中医药大学丁庆刚等[2]承担吉林省教育厅科学技术相关研究项目，开展采用针刺天枢穴及支沟穴治疗癌痛吗啡止痛所致便秘的临床研究。该研究探讨针刺天枢穴及支沟穴对癌痛吗啡止痛所致便秘的临床机理，规范其止痛药物所致副作用的治疗方法，同时进一步分析天枢穴及支沟穴治疗便秘的机理，课题研究结束后发表相关论文两篇，培养2名中医内科研究生，在长春中医药大学附属医院省级适宜技术推广中开展吗啡止痛所致便秘的治疗技术培训，向全省推广。该项目将针

---

[1] 徐廷翰．腰奇穴麻醉在肛肠科手术中应用的临床研究．四川省中医药研究院中医研究所，2009.

[2] 丁庆刚，针刺天枢及支沟穴治疗癌痛吗啡止痛所致便秘的临床研究［D］．长春：长春中医药大学，2015.

刺疗法用于癌痛吗啡止痛所致便秘的临床研究，有效地提高了癌痛吗啡止痛所致便秘的治愈率，提高了患者的生活质量。为针刺穴位治疗癌痛吗啡止痛所致便秘的临床研究提供量化指标，为镇痛药物所产生的副反应治疗寻求有效、安全、绿色的中医疗法。在另一方面本课题存在样本量过小，无长期疗效观察，远期疗效不确切，治疗机理偏重于理论研究阶段，今后还应加强扩大样本量，进行 1 年后随访调查，以观察远期疗效。同时应加强实验研究，进一步讨论其治疗机理。项目作为国内技术项目通过验收。

在癌痛的临床针灸治疗中常使用三里、合谷、阿是穴等穴位治疗。通过对足三里、内关两穴针灸治疗癌痛的相关文献的查阅，发现选取足三里、内关两穴来治疗癌痛既具有中医理论支持，也具备西医理论和临床支持。青海大学医学院高原医学研究中心、中国中医科学院、望京医院肿瘤科等多家单位合作，团队成员芦殿香等[1]依托国家自然科学青年基金项目（81603598）开展了针灸治疗癌性疼痛相关的回顾研究。通过检索近年来针灸治疗癌性疼痛的国内文献，团队发现研究质量普遍不高，临床研究方法不甚规范，治疗方案不合乎规范，疗效评价的标准差异大。因此为了使针灸治疗癌性疼痛的疗效评价及其成果更具可靠性，应当在临床试验中采用随机对照研究，疗效评定标准应采用被医界所公认的诊断标准以及疼痛评价方法，可以借助循证医学以及多中心、多角度、大样本、多层次之间的协作研究。

---

[1] 芦殿香，芦殿荣，刘莹莹，等．足三里、内关针灸治疗癌性疼痛的中医基础理论及当代研究概况［J］．世界中西医结合杂志，2017，12（5）：593-597.

迁安市中医医院许艳花等[1]于2006—2010年开展了《辨证针刺治疗腹部术后伤口疼痛的临床研究》科研课题。对腹部手术患者随机分组，针刺组采用辨证定经、循经取穴的方法进行针刺治疗，取穴以伤口附近的阿是穴和与脏腑联系密切的穴位为主穴，然后辨证取配穴，各型主穴与配穴配伍，操作时让针尖斜向腹部，并施以按、叩击、指切等手法；药物组遵医嘱给予强痛定肌肉注射治疗。研究采用视觉模拟评分法VAS对疼痛强度进行评估与分级，了解针刺止痛的效果及此方法应用的安全性。团队通过4年的临床研究结果显示针刺治疗腹部术后伤口疼痛属于中医治法，无药物引起的一些不良反应，具有很好的实用价值，有关工作2011年作为国内领先的应用技术项目通过鉴定。

颅脑手术因病灶血运丰富，手术时往往出血较多，容易诱发循环紊乱。如何预防和减轻开颅手术脑损伤，降低病人伤残致死率，为临床医学亟待解决的难题。如何既有效抑制围拔管期的不良反应，又不影响麻醉的苏醒，为目前临床麻醉的一个研究热点。温州医学院王均炉等[2]依托浙江省卫生厅系列课题（2000C60、2006Z18、2006QN022），历时8年完成了项目“穴位刺激的全麻增效及脑保护作用的研究”。该项目在中医理论指导下，结合针刺麻醉与现代麻醉技术，从血流动力学、组织氧代谢、脑循环和代谢、组织病理以及分子

[1] 许艳花．辨证针刺治疗腹部术后伤口疼痛的临床研究．迁安市中医医院，2010.

[2] 王均炉．穴位刺激的全麻增效及脑保护作用的研究．温州医学院，2008.

生物学等多种临床和实验技术研究穴位刺激的全麻增效及对开颅术的脑保护作用。结果发现穴位刺激对开颅手术行异氟醚控制性降压具有增效减毒效应，可减少麻药用量 31% ～ 42%，降低医疗费用。在作用机理方面，穴位刺激通过降低脑代谢，调控 ET/CGRP 使脑组织微循环得以改善，减少自由基生成和脂质过氧化反应，降低 IL–6 介导的促炎性反应等，对颅脑手术围术期脑损伤起到保护作用。课题组从生化和分子生物学的角度证实针刺对实验动物有神经保护作用。该作用可通过调节患者内环境，减轻麻醉操作的应激反应和药物毒副反应。项目的研究成果相继在国内外核心刊物发表科研论著 18 篇，SCI 收录 1 篇，国家一级期刊 12 篇。经上海市医学科技查新委员会检索，项目的文献被《中国科学引文数据库》等数据库收录，共被引用达 66 次。并通过国际领先的应用技术项目鉴定，获得 2009 年浙江省中医药科学技术创新奖一等奖。在该项目研究成果基础上，于 2008 年举办了国家级中医药继续教育项目“中西医结合麻醉学”（110500005），并以专题讲座将研究成果加以推广。

浙江中医药大学方剑乔[1]依托国家 973 计划课题，基于针刺镇痛和针灸对脏器功能调节的效应，对特定手术需要如开颅手术等，行控制性降压对重要脏器功能影响乃至产生永久性脏器损害的情况，开展针药复合麻醉行控制性降压对脏器的调控保护效应及其机制研究。经皮穴位电刺激 TEAS 复合药物全麻行控制性降压是在手术麻醉期间，采用 TEAS 结合药物全麻使患者暂时处于一种可控制的低血压状态，减少失血和输血，改善术野环境，终止降压后血压可平

---

［1］ 方剑乔，经皮穴位电刺激在全麻行控制性降压中的调控保护作用及其机制研究［D］. 杭州：浙江中医药大学，2012.

稳回复至正常水平，减少重要器官的缺血缺氧损害以及永久性器官损害，从而使手术的安全性增加。结果显示 TEAS 技术系从国外 TENS 技术基础上结合针灸穴位疗法而创立的新技术，比 TENS 的镇痛效应更强、结合穴位刺激发挥较好的内脏功能调节效应，与电针疗法镇痛效应相似、但更容易操作、更易规范参数、更安全、更容易推广。将 TEAS 用于手术麻醉属国内外首创技术和针药复合麻醉新方法。课题组曾将该技术用于颅脑手术的针药复合麻醉，心肺保护作用明确、安全性好。该项技术已应用于温医一院、浙一医院等省级医疗机构，并已开展多中心 RCT 研究，相关研究成果获省科技进步二等奖。

（六）针刺麻醉的预处理与术后良性调节作用研究

研究者预先按一定方式对实验对象进行短时、轻度的刺激，观察其对随后造模或发病抗损伤作用的方法称为“预处理”。“针灸预处理”的概念也在 21 世纪之初应运而生，与其他形式的预处理明显不同的是，针刺预处理表现为一种自调节的、综合的整体效应，根据接下来刺激的性质与强度，表现为不同的效应方向与强度。在手术前应用，则表现为对麻醉药的反应性增强、抗应激能力增强、免疫力增强。针刺麻醉可视为针刺预处理的一种不自觉的临床应用，提高痛阈只是针刺预处理效应的一个方面，而非主要方面。意识到这一点，就能很好地理解针刺麻醉所具有的长诱导期与效应期、明显的抗应激效应、药效的放大效应等特点。

以往针刺麻醉和镇痛主要着重于研究镇痛机理，临床观察也主要倾向于在上焦和中焦的应用，临床结果发现电针白环俞镇痛技术镇痛效果可与强痛定100mg肌注的效果相当，无毒副反应发生。但其镇痛机理研究尚属空白。长春中医药大学王保华等[1]在大量前期研究工作基础上，依托吉林省中医中药管理局科技项目、国家中医药管理局“十一五”重点专科肛肠科平台，多个科室共同合作，在国家中医药管理局《肛门病术后电针白环俞止痛法的规范化整理研究》，国家中医药管理局《电针白环俞止痛法预防肛门病术后疼痛、排尿困难技术》、吉林省中医药管理局《电针白环俞、膀胱俞预防肛门病术后尿潴留》、吉林省中医药管理局《肛门病术后电针白环俞止痛法》、吉林省农村中医药适宜技术推广示范研究项目等研究基础上，临床开展白环俞、承山、秩边双侧腧穴取穴与G6805电针仪（频率40～100Hz）针麻技术研究。该应用技术获省及国家中医药管理局奖项，已在临床一定范围应用，但需要注意针灸操作人员资质、术间与麻醉师的合作以及基层专业培训等方面问题。团队基于吉林省科技厅自然科学基金项目（201015213）开展肛门病术后电针白环俞止痛法针刺镇痛机理相关的研究工作。研究首次从生物化学指标，将神经解剖学与针灸腧穴有机结合用于治疗肛肠疾病；有效阐释了电针白环俞对患者血清PGE2、NO、SOD的影响探讨电针白环俞镇痛机制。该项目获得“电针白环俞预防肛门病术后疼痛的规范化研究”国家中医药管理局课题，现已结题，并获得了吉林省科技进步三等奖，是“十五”国家科技攻关计划吉林省农村中医药适宜技术推广示范研究项目之一，截至目前在临床应用已逾15年，治疗病例超万例，无毒副反应发生，该研究项目已通过

[1] 王保华，针刺麻醉在肛门病病人术中及术后镇痛作用的临床研究［D］.长春：长春中医药大学，2013.

基础理论项目的验收[1]。

针刺镇痛作为针灸临床应用的精华一直备受关注，新世纪以来国内外学者对针刺镇痛机理的研究涉及多个学科，研究层次也从临床实验观察深入到分子研究水平。未来关于针刺镇痛和针刺麻醉的研究工作在于重新评价针刺镇痛效果，从现代分子生物学、神经解剖学、神经生理学和生物全息、心理学、边缘频谱分析等多学科和中医传统理论角度探讨针刺镇痛机理的研究趋势；以便明确研究方向，从而进一步促进针刺镇痛的临床应用[2]。另外，作为渊源于传统中医经络针灸理论的现代针灸技术的拓展，在新的历史时期，再次从中医经络理论渊源、临床研究、理论探讨、机理研究以及新技术、新理论研究等方面重新回顾针刺麻醉的产生、发展与深化历程具有重要的意义。从历史发展角度来看，针灸麻醉与针刺镇痛，作为现代中医学一个独特的学术现象，其出现被认为符合科学发展的基本规律，也有其产生的独特原因，值得我们去继续借鉴琢磨[3]。

（赵燕平、姜雪梅）

---

[1] 周建华.肛门病术后电针白环俞镇痛机理研究［D］.长春：长春中医药大学，2014.

[2] 朱现民，尹连海.新时期针刺镇痛机理的研究趋势［J］.中国中医急症，2012，21（1）：33-35.

[3] 侯中伟.“针刺麻醉”发展的历史浅探［A］.中国针灸学会.2011中国针灸学会年会论文集（摘要）［C］.中国针灸学会，2011.